Springer-Collana di Statistica

a cura di
Michele Cifarelli
Klaus Haagen

Comitato scientifico
Adelchi Azzalini
Francesco Battaglia
Eugenio Regazzini

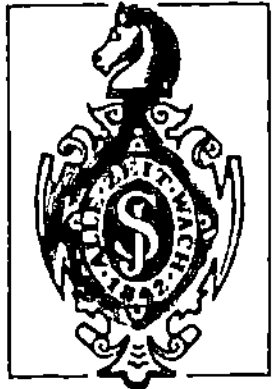

Carla Rossi · Gabriella Serio

La metodologia statistica nelle applicazioni biomediche

con 47 figure

Springer-Verlag
Berlin Heidelberg New York
London Paris Tokyo
Hong Kong Barcelona

Prof. Carla Rossi
Università di Roma »Tor Vergata«
Dipartimento di Matematica
Via Fontanile di Carcaricola
I-00133 Roma, Italia

Prof. Gabriella Serio
Università di Bari
Facoltà di Medicina e Chirugia
Istituto di Igiene, Policlinico
Piazza Giulio Cesare
I-70124 Bari, Italia

ISBN 3-540-52797-4 Springer-Verlag Berlin Heidelberg New York Tokyo
ISBN 0-387-52797-4 Springer-Verlag New York Berlin Heidelberg Tokyo

Stampato: Zechnersche Buchdruckerei GmbH u. Co. KG, D-6720 Speyer
Rilegato: J. Schäffer GmbH & Co. KG, Grünstadt
2142/7130-54321

Ai nostri genitori

*..τὰ δὴ τοιαῦτα ὅταν κατὰ
συμβεβηκὸς γένηται, ἀπὸ τύχης φαμὲν εῖναι..*

ΑΡΙΣΤΟΤΕΛΗΣ, ΦΥΣΙΚΑ ΙΙ. ν.

*... allorchè tali esiti si generano in
modo non necessario, diciamo che avvengono
per caso...*

Aristotele, Fisica, II. v.

PRESENTAZIONE

I metodi statistici sono attualmente utilizzati in quasi tutte le scienze, anche nelle scienze sociali. L'Italia è il luogo di origine di molte importanti idee statistiche, come quelle del Gini. In particolare, la dimostrazione della necessità logica dell'uso delle probabilità personali è dovuta al grande studioso italiano Bruno de Finetti (e, indipendentemente, al filosofo inglese Frank Ramsey). Questa dimostrazione ha capovolto gran parte della nostra visione dei metodi statistici e delle loro basi filosofiche. Carla Rossi è stata allieva di de Finetti. Pertanto è molto gradita la comparsa di un nuovo libro sui metodi statistici in lingua italiana.

Come si può giudicare l'utilità di un nuovo libro, specialmente di statistica, quando già ne esistono tanti altri?

Molti ricercatori non amano la statistica. Per loro costituisce un'esigenza inevitabile, ma di comprensione assai difficile. Questo è un atteggiamento molto deleterio. Pare che ci siano parecchi libri che vogliono insegnare i soliti calcoli statistici, come quelli legati ai tests di significatività, ma danno le ricette senza una spiegazione adeguata dei motivi sottostanti a questi calcoli. La statistica diviene una "scatola nera" nella quale si inseriscono i dati, ed escono le conclusioni. I risultati possono essere assurdi. (Un amico mi ha detto: "Sto imparando i metodi statistici. Sono riuscito a dimostrare che, a un livello di significatività minore di 0.05, l'altezza media degli uomini è maggiore di zero!").

Benchè sia necessario e utile sapere come si effettuano i calcoli statistici, per un uso fecondo dei metodi è molto più importante capire bene le loro motivazioni e i loro scopi. Non voglio dire i dettagli tecnici, che si possono lasciare ai matematici professionisti, ma piuttosto è importante la comprensione dei vantaggi di un trattamento statistico e del significato dei risultati che escono da un tale trattamento. Pertanto un buon libro contiene una spiegazione chiara e fatta con cura dei fondamentali concetti statistici.

Una parte importante di questo libro è il trattamento dell'inferenza statistica secondo i risultati di de Finetti. Mi pare che queste idee diverranno le basi dello sviluppo futuro della statistica.

Il grande statistico americano L.J. Savage ha dimostrato logicamente che si possono generalizzare le idee di de Finetti al problema delle decisioni. La vita comporta una serie di frequenti decisioni, fra cui anche quelle con conseguenze assai gravi. Però soltanto la pubblicazione del libro di Savage, 35 anni fa, ha messo in chiara luce la struttura logica dell'atto di decidere. Pertanto fa piacere vedere che il presente libro contiene un capitolo sulla teoria e sulla pratica delle decisioni.

Gli autori hanno evidentemente scritto questo libro con enfasi sugli interessi particolari dei medici. Anche questo è utile e gradito, perchè non sempre è facile spiegare i concetti statistici ai medici, che spesso hanno paura della matematica. Però una spiegazione chiara fatta con cura potrebbe ridurre questa paura.

I medici e i biologi hanno bisogno dei metodi quantitativi, e si spera che questo libro sarà di giovamento e aiuterà il loro lavoro.

novembre 1989

Cedric A.B. Smith

X

PREFAZIONE

Una delle prime domande che uno studente, o un ricercatore medico, si pone è se sia necessario per un medico avere nozioni di statistica; poi se sia necessario, nella professione, fare ricerca e non semplicemente affidarsi alla pratica e all'esperienza individuale.

Purtroppo, per secoli, la validità di un trattamento è stata affidata ai "razionali fisiopatologici" che ne erano alla base, proposti (talvolta imposti) da "esperti", anzichè derivata da osservazioni documentate e confrontate. Non è pertanto inopportuno citare A. Feinstein: "Therapeutic reports with control have no enthusiasm and reports with enthusiasm have no controls."

Si osservi che qualunque quesito che ci si pone nel trattare un paziente, sia nella fase diagnostica (scelta di un test o di un esame strumentale), sia nella fase terapeutica (tipo di intervento o terapia medica), sia nella valutazione a breve e lungo termine di un trattamento, trova la sua valida risposta in un processo logico che fa ricorso alla quantificazione, eventualmente in modo inconscio, dell'informazione acquisita, mediante tecniche di tipo probabilistico.

Poichè l'intendimento di ogni medico e di ogni ricercatore è il miglioramento, non il semplice cambiamento, dei risultati e delle cure, è necessario programmare ogni ricerca in modo appropriato e valutarne adeguatamente i risultati.

Scrivendo questo testo abbiamo cercato di venire incontro a questa naturale esigenza di quantificazione.

Si è cercato di evitare, in ogni modo, di produrre un testo classificabile nel "cook book approach".

Si vuole invece fornire uno strumento che stimoli l'acquisizione di una mentalità quantitativa non dogmatica, di un linguaggio e di uno spirito critico sufficiente a produrre un utente intelligente di tecniche statistiche.

Caratteristiche tipiche di un individuo siffatto dovrebbero essere le seguenti (v. anche Abraham, Rice, 1989):

1) coscienza di essere UTENTI di metodologie statistiche e di aver quindi bisogno dell'assistenza di esperti in STATISTICA;

2) capacità di tradurre problemi concettuali in opportune rappresentazioni formali procedere a misurazioni e quantificazioni;

3) capacità di identificare, non solo le variabili di interesse, i dati utilizzabili e l'appropriato modello statistico, ma anche giustificare adeguatamente ogni scelta effettuata;

4) coscienza delle assunzioni implicite ed esplicite soggiacenti ad un determinato metodo statistico;

5) capacità di inserimento e manipolazione dei dati in modo da poter accedere al massimo dell'informazione;

6) capacità di interpretazione degli outputs legati ai principali modelli statistici in relazione alle variabili di interesse;

7) capacità di riconoscere la completezza dell'informazione fornita dall'analisi dei dati e di pianificare e implementare, se necessario, ulteriori analisi;

8) capacità di riportare i risultati quantitativi a livello concettuale e di ritornare quindi al livello quantitativo per ulteriori indagini;

9) capacità di integrare informazioni concettuali e quantitative in modo da renderle completamente e facilmente comunicabili;

10) capacità di riconoscere quando chiedere aiuto esterno.

Per procedere in questa direzione si è quindi privilegiata l'analisi di insiemi di dati e problemi reali da diversi punti di vista e sotto diverse angolazioni per mettere in evidenza quanto le varie tecniche statistiche siano utilizzabili, in modo proficuo, in relazione al tipo di problema e agli scopi che ci si prefigge, piuttosto che al tipo di dati disponibili.

Il metodo da usare di volta in volta deve essere suggerito o adottato in base al problema posto e non solo ai dati disponibili. Si deve piuttosto acquisire la capacità di pianificare le osservazioni in base ad uno scopo o ad un'ipotesi di lavoro, piuttosto che cercare a posteriori quale tecnica possa essere utilizzabile per l'analisi (a che scopo?) dei dati disponibili.

La pianificazione di una corretta ricerca richiede inoltre la conoscenza di base delle tecniche di campionamento e del tipo di studi osservazionali e sperimentali per fornire risultati attendibili. Sarà poi il tipo di studio, ben condotto e programmato, a suggerire il metodo statistico più opportuno per elaborare i dati (cap.I).

Una problematica che si è cercato di mettere in luce è quella legata agli aspetti decisionali connessi all'uso della metodologia statistica in campo biomedico, seguendo la "filosofia" che "lo Statistico può e deve fornire la sua competenza sull'uso delle tecniche adatte ai vari problemi che gli vengono prospettati, ma non deve mai suggerire la decisione finale per nessun problema, essendo comunque e sempre questo un compito precipuo del Medico".

Per meglio chiarire l'utilizzo di termini come STATISTICA, CALCOLO DELLE PROBABILITÀ, TEORIA DELLE DECISIONI è opportuno sottolineare che si ritiene la STATISTICA (studio dei fenomeni collettivi, Cap. II) e il CALCOLO DELLE PROBABILITÀ (Capitoli III e IV) come discipline indipendenti, aventi come capitolo comune la STATISTICA MATEMATICA (o inferenza statistica), che utilizza il calcolo delle probabilità per affrontare problemi statistici (Capitoli V-X).

La TEORIA DELLE DECISIONI (Cap.XI) deriva dalla fusione di tecniche probabilistiche e di concetti di natura "economica" (preferibilità, funzioni di perdita associate alle decisioni

*possibili, valore dell'informazione). Rientra nella STATISTICA
solo nella parte in cui considera decisioni basate su esperienze
statistiche (analisi di basi di dati).*

*Non sono stati trattati tutti i metodi statistici, che sono impor-
tanti nella ricerca biomedica. Si è cercato, piuttosto, di presentare
una simbologia e terminologia generali atte a preparare il lettore
ad uno studio autonomo e ad una più agevole comprensione anche
di altri argomenti, decidendo di far riferimento ai numerosi testi,
più o meno disponibili sul mercato e citati in bibliografia.*

*Apprezzeremo molto utili commenti e suggerimenti dei lettori
in relazione a parti poco chiare ed eventuali errori e sviste.*

*Desideriamo ringraziare la signora Simonetta De Nicola per la
preziosa e competente collaborazione alla composizione in TEX
del presente testo.*

*Carla Rossi
professore ordinario di Statistica Matematica
Università di Roma "Tor Vergata"*

*Gabriella Serio
professore associato di Statistica Medica
Università di Bari*

Indice

PARTE QUARTA: DECISIONI CLINICHE

Capitolo XI: decisioni cliniche in condizioni di incertezza.

APPENDICI

Statistica (descrittiva)

Nella prima parte vengono affrontati i problemi legati alla raccolta, descrizione e sintesi dei dati, siano essi provenienti da studi di tipo osservazionale che sperimentale.

Vengono introdotti e utilizzati i concetti di *distribuzione statistica, indice di posizione, indice di dispersione, indice di forma, indice di correlazione*, per evidenziare aspetti particolari dei dati da analizzare.

Le proprietà e i limiti di applicabilità dei diversi indici sono messi in luce attraverso l'analisi statistica di insiemi di dati reali.

Viene anche introdotto il concetto di *relazione statistica* attraverso svariate esemplificazioni. Si fa largo uso di rappresentazioni grafiche.

Le analisi sono state sviluppate con il contributo del package MICRO SPEAKEASY con estensione GRAPHEASY di proprietà della Speakeasy Computing Corporation.

Capitolo I: come programmare una ricerca.

1.1 Le fasi di un'indagine statistica.

Ogni volta che osserva un paziente, il pensiero del medico supera le cognizioni basilari di anatomia, fisiologia, farmacologia, nella decisione di qual è il test diagnostico più opportuno, se eseguire l'intervento A o B, se sottoporre o no il paziente ad intervento chirurgico, se somministrare il farmaco X o quello Y. Tutto questo con la convinzione che la decisione adottata arrechi beneficio e non danneggi il paziente.

L'esatta misura del beneficio e del danno è alla base del progresso nella prevenzione e cura delle malattie.

La scelta di un trattamento, o di un particolare intervento, comunque, non va fatta soltanto sulla base di una personale esperienza, infatti è stato abbondantemente dimostrato che esperienze personali, non controllate, spesso inducono in errore.

Spesso il desiderio del raggiungimento di buoni risultati, sia da parte del medico che del paziente, può indurre a supervalutare l'efficacia di un trattamento. Vi sono casi documentati in cui i pazienti che accettano un particolare trattamento, perchè convinti di un buon esito, mostrano risultati migliori, anche in termini di sopravvivenza, rispetto a pazienti che non accettano il trattamento. Così il clinico si convince che i pazienti che accettano quel trattamento ricevono una terapia efficace.

Si osservi, per esempio, che l'effetto "placebo" può far migliorare anche attacchi di angina pectoris.

Questi errori possono portare alla diffusa applicazione di trattamenti del tutto inefficaci; gli stessi trattamenti, se sperimentati in "doppio cieco" o in "trials randomizzati", non risultano validi.

È necessario pertanto poter rispondere ai problemi clinici e medici in modo chiaro, limitando gli errori di valutazione. Questo lo si può ottenere progettando una ricerca con adeguate tecniche statistiche ed epidemiologiche ed elaborando i risultati in modo adeguato.

La statistica trae i suoi risultati dalla elaborazione dei dati forniti da un insieme di casi osservati o di esperimenti, e fornisce metodi matematici che consentono di fare valide induzioni dall'insieme dei dati osservati, come anche di penetrare più a fondo nel meccanismo e nei fattori che determinano il presentarsi del fenomeno con varie modalità.

Si suole oggi distinguere una statistica descrittiva, tendente ad evidenziare caratteristiche dei dati campionari, e una statistica inferenziale, tendente a giustificare le osservazioni in termini di modelli teorici esplicativi dei fenomeni collettivi.

L'indagine statistica, ossia lo studio di un qualsiasi fenomeno collettivo si può articolare in quattro fasi fondamentali: RILEVAZIONE, ELABORAZIONE, PRESENTAZIONE, ed INTERPRETAZIONE.

La RILEVAZIONE è quel complesso di operazioni attraverso le quali si acquisiscono le informazioni sulle caratteristiche che interessano per ciascun caso del collettivo considerato; è pertanto necessario determinare un piano di rilevazione, o un protocollo di indagine per procedere poi alla raccolta vera e propria del dato. L'informazione può essere acquisita ad esempio sulla base di certificazioni di morte, di statistiche sanitarie correnti (registri tumori, bollettini e annuari ISTAT ecc...), sulla base di cartelle cliniche, o tramite la preparazione di appositi questionari, o effettuando studi sperimentali mirati (confronto dell' effetto di differenti farmaci, di tecniche chirurgiche, analisi dell'influenza di fattori ambientali su una particolare risposta, ecc.). Quando si pianifica e dirige una rilevazione di dati bisogna innanzitutto conoscere lo scopo, l'obiettivo della rilevazione stessa, valutare la fattibilità di uno studio in relazione ai mezzi finanziari e umani di cui si dispone, nonchè alla utilità dello studio stesso.

Bisogna pertanto predisporre la rilevazione nei minimi dettagli in modo che non vi siano ambiguità di nessun genere. Occorre, in particolare, badare attentamente ai seguenti punti:

1) definire con precisione l'unità statistica e l'unità di rilevazione (nell'ambito degli studi clinici i cosiddetti criteri di elegibilità dell'unità campionaria);

2) stabilire i caratteri quantitativi e qualitativi che interessa rilevare per il perseguimento dell'obiettivo dell'indagine;

3) indicare i mezzi tecnici per raccogliere le informazioni su detti caratteri;

4) fissare l'estensione della rilevazione in ordine al territorio, al tempo, allo spazio, alle disponibilità di mezzi tecnici e finanziari.

L'ELABORAZIONE è quell'insieme di operazioni attraverso le quali i dati rilevati (dati originari o grezzi) vengono opportunamente classificati e sintetizzati al fine di ottenere dati derivati di più facile interpretazione, e sui quali applicare appropriate metodologie statistiche.

Una buona fase di programmazione dell'indagine detterà essa stessa le metodologie più opportune da adottare per fornire risposte coerenti ed attendibili.

La PRESENTAZIONE consiste nell'esposizione dei dati opportunamente sintetizzati in indici, grafici, tabelle, funzioni, tests di verifica delle ipotesi formulate.

Infine l'INTERPRETAZIONE consiste nella spiegazione dei risultati dell'indagine alla luce di considerazioni teoriche o alla luce di altre indagini collegate, in modo da poter prendere decisioni riguardanti tutta la popolazione da cui le unità campionarie sono state estratte.

Sembra opportuno infine sottolineare che le suddette fasi costituiscono una semplice schematizzazione del processo di svolgimento di una indagine statistica. I confini tra le varie fasi non sempre sono netti, nè le suddette fasi si susseguono nell'ordine elencato. Spesso invece i vari momenti delle diverse fasi si sovrappongono e si intersecano tra loro.

1.2 Tecniche di campionamento.

Prima di analizzare e discutere i principi generali della metodologia della ricerca, di cui la statistica risulta un elemento fondamentale, è necessario puntualizzare e definire la terminologia relativa agli elementi della ricerca stessa.

Si osservi che le rilevazioni statistiche hanno per oggetto lo studio delle così dette popolazioni. In statistica, contrariamente a quello che avviene nel linguaggio comune, per popolazione si intende qualsiasi insieme di elementi o di unità che soddisfano ad una definizione comune e che costituiscono la collettività oggetto di indagine (pazienti affetti da una particolare patologia, animali su cui si effettuano sperimentazioni in laboratorio, colonie batteriche, cellule di un tessuto, globuli rossi, ecc.).

Una popolazione può essere limitata (finita) o illimitata (infinita). È limitata se comprende un numero determinato di elementi, è illimitata se non è possibile delimitare tale numero. (Il numero di batteri presenti in un volume di acqua di mare può essere considerato finito, il numero di batteri presenti in tutte le acque del mare che circondano la terra può essere considerato una popolazione infinita).

Le rilevazioni statistiche si distinguono in complete e parziali. In genere una rilevazione parziale riguarda solo una parte della popolazione. Un esempio di rilevazione completa è rappresentato dai censimenti (demografici, economici, ecc.) di un certo Paese.

La maggior parte delle rilevazioni statistiche sono effettuate utilizzando una frazione (campione) della popolazione di interesse. Ciò è fatto perchè talvolta è impossibile rilevare tutte le unità, o perchè letale, o perchè troppo costoso. Un esempio è rappresentato dalla quantità di batteri nelle acque del mare, o dal numero di globuli rossi presenti nel sangue di un soggetto; infatti risulta impossibile prelevare tutta l'acqua del mare, e letale estrarre tutto il sangue di un soggetto per effettuare una conta di globuli rossi, o estrarre un intero organo per effettuare una biopsia tissutale.

Poichè non è possibile esaminare tutto l'UNIVERSO o POPOLAZIONE di un particolare oggetto della ricerca, si esamina un "CAMPIONE" relativamente limitato, ma sufficientemente rappresentativo, di unità sperimentali su cui fare inferenza nei riguardi dell'intero universo.

In altri termini, se vogliamo valutare l'effetto di un nuovo farmaco beta bloccante sulla pressione arteriosa, non possiamo esaminare tutti i pazienti ipertesi esistenti nel mondo (universo), ma è necessario valutare gli effetti del farmaco su un campione sufficientemente rappresentativo di pazienti ipertesi; ne deriva che le conclusioni (esito o variabile risposta) sono necessariamente relative al campione esaminato e non all'intero universo.

Quindi, l'osservazione di una "parte" e non del "tutto" è senz'altro comoda e conveniente, ma fino a che punto le informazioni ricavate dalla osservazione del campione possono essere riferite all'intero universo o popolazione da cui è tratto?

La metodologia statistica ci viene in aiuto, in questo caso, permettendoci di riferire i risultati (stime del campione) ottenuti all'intero universo con una precisione più o meno grande, cioè con una PROBABILITÀ più o meno grande di ben rappresentare la realtà.

Pertanto la probabilità è il mezzo che consente allo statistico di usare l'informazione contenuta nel campione per descrivere l'universo da cui è stato estratto, fare previsioni, prendere decisioni, riguardanti l'intera popolazione, con un certo rischio di errore, mediante, per esempio, tests di "verifica delle ipotesi".

In generale un campione non è altro che un sottoinsieme di una popolazione, opportunamente scelto per raccogliere delle informazioni su certe caratteristiche (variabili) della popolazione stessa.

Tra i vari tipi di campionamento ricordiamo i: *campionamenti probabilistici* e *campionamenti non probabilistici*.

I campioni probabilistici hanno la proprietà che di ogni elemento della popolazione si conosce la probabilità di estrazione.

I tipi più comuni di campioni probabilistici sono: campione causale semplice o con ripetizione, campione in blocco, campione stratificato, campione sistematico, campione per area, campione a grappoli.

1.2.1 Campione casuale semplice.

Un campione si dice estratto a caso (randomizzazione) quando a ciascuna unità della popolazione corrisponde una probabilità nota, non nulla, di entrare a far parte del campione e ciascuna unità è scelta in modo indipendente.

Lo scopo del campionamento a caso è quello di escludere la possibilità che la scelta del campione risulti viziata dalla condotta del ricercatore.

Una scelta viziata darebbe origine ad un campione viziato o distorto, cioè ad un campione affetto da "errore sistematico" (bias).

Scelte viziate potrebbero impedire corrette conclusioni relativamente alla popolazione di riferimento da cui il campione è stato estratto .

Il metodo di assegnazione casuale garantisce che variabili non note siano equamente distribuite nei gruppi considerati; tale metodo assicura inoltre una uguale distribuzione di eventuali errori sistematici nei diversi gruppi aumentando l'efficienza dei tests statistici.

Talvolta è facile individuare in quale aspetto un campionamento non casuale risulti viziato.

Ad esempio uno sperimentatore che, per provare un farmaco sedativo, estrae le prime 20 cavie da una cassetta contenente 100 animali, credendo con ciò di campionare a caso, si ritroverà a sperimentare con le cavie più docili, le più vivaci si sottraggono alla presa, nascondendosi in posti più difficilmente accessibili. Sulle cavie così estratte il farmaco manifesterà un effetto assai più marcato di quello che potrebbe esercitare su un campione scelto davvero a caso e con una tecnica corretta, per esempio distribuendo le cavie in gabbiette singole, numerate e sorteggiando i 20 animali su cui sperimentare.

Altre volte è meno facile riconoscere le sorgenti di un errore sistematico, ma una larga esperienza dimostra che un "bias" prima insospettato emerge spesso al momento della valutazione dei risultati, compromettendone la validità.

L'effetto favorevole delle trasfusioni sulla sopravvivenza nei trapianti di rene è ben documentato e sembra correlato al numero di trasfusioni stesse. Il meccanismo di azione è di tipo immunitario e l'effetto sembra specifico perchè non altera la risposta alle infezioni.

Nel 1981 Gantt ha per primo suggerito che l'effetto immunomodulante delle trasfusioni nei trapianti potesse, con lo stesso meccanismo, favorire la sopravvivenza delle cellule neoplastiche e ha proposto l'uso di globuli rossi lavati o surgelati negli interventi per tumori maligni. Lo studio di Gantt ha suscitato immediatamente l'interesse di molti chirurghi e negli anni seguenti sono comparsi numerosi articoli che segnalavano un effetto sfavorevole delle trasfusioni perioperatorie sulla sopravvivenza e sulla incidenza delle recidive di tumori maligni del colon-retto, del polmone, del collo dell'utero, della prostata e della mammella.

Gli studi condotti sono stati di tipo retrospettivo e pertanto soggetti al bias di selezione. Altri studi, alcuni dei quali prospettici, negano l'effetto nocivo delle trasfusioni sulla prognosi dei tumori. Va rilevato comunque che anche gli studi prospettici effettuati, a favore e contro l'ipotesi dell'effetto nocivo delle trasfusioni, sono stati osservazionali e non randomizzati.

L'obiezione principale sugli studi non randomizzati è che i pazienti trasfusi hanno quasi sempre un tumore più avanzato e questo sarebbe il primo responsabile della peggiore prognosi a distanza.

La semplice randomizzazione dei pazienti in due gruppi (trasfusi e non trasfusi) presenta comunque notevole difficoltà, ed è in pratica inattuabile. Infatti l'orientamento attuale è quello di evitare, quando è possibile, la trasfusione di sangue, che comporta il rischio di trasmettere varie malattie (AIDS, epatite non A e non B, ecc...), e ricorrere al massimo alla auto-trasfusione con sangue prelevato 30' prima dell'intervento o nei giorni precedenti.

Per motivi etici tuttavia non si può non ricorrere alla trasfusione di sangue se nel corso dell'intervento il sangue autologo non è sufficiente, così come non si può rinunciare alla trasfusione preoperatoria se l'ematocrito e il tasso di emoglobina sono inferiori ai limiti di sicurezza.

Una randomizzazione che non tiene conto di queste possibilità espone al rischio di numerose uscite dal protocollo, che sono sempre dannose ai fini della valutazione dei risultati.

Per questo motivo un protocollo di ricerca dovrebbe prevedere tre gruppi di pazienti: il controllo (pazienti non trasfusi o trasfusi con sangue autologo), due gruppi di trattati: uno di pazienti trasfusi con sangue intero, l'altro di pazienti trasfusi con sangue filtrato.

La randomizzazione è limitata ai gruppi dei trattati e scatta nel momento in cui si decide di trasfondere sangue eterologo, prima, durante o dopo l'intervento, in questo modo possono essere ridotti i bias di interpretazione.

La randomizzazione può assicurare che il giudizio personale ed anche i pregiudizi del ricercatore e del paziente, non influenzino l'assegnazione al trattamento.

Ad esempio nella valutazione di un nuovo trattamento chirurgico, l'estrazione casuale tende a proteggere contro il fatto che il gruppo sottoposto al nuovo trattamento chirurgico sia arrichito da pazienti con un minor rischio operativo rispetto al gruppo trattato col metodo tradizionale. Il nuovo trattamento potrebbe risultare migliore di quello tradizionale solo perchè i pazienti trattati erano in migliore stato di salute.

Si dimostra che quando un campione si sceglie in modo casuale il divario tra le informazioni date dal campione e quelle dell'universo è dovuto solo al caso, sicchè detto divario diminuisce con l'aumentare dell'ampiezza del campione.

Il procedimento più usuale di scelta delle unità che andranno a costituire il campione è quello casuale semplice, che è sostanzialmente simile allo schema di estrazione da un'urna attuato, ad esempio, nel gioco del lotto.

Disponendo di una lista completa delle unità della popolazione, cioè di un elenco in cui ogni unità è univocamente identificata da un numero d'ordine, si procede alla loro estrazione casuale, utilizzando generalmente le tavole dei numeri casuali.

Per formare dunque un campione casuale semplice di n elementi basta numerare tutti gli N elementi dell'universo ed estrarre da un'urna, dove sono stati imbussolati tutti i numeri corrispondenti a quegli elementi, n numeri con l'accortezza, però, di rimettere di volta in volta nell'urna il numero estratto: *questo tipo di campionamento si chiama campionamento casuale semplice o bernoulliano o con ripetizione.* Invero, se non si rimettesse il numero nell'urna, la probabilità di estrazione dei numeri successivi non sarebbe più la stessa perchè verrebbe ad essere alterata la composizione dell'urna. In questo secondo caso si parla di *estrazione senza ripetizione o in blocco.*

Solitamente per scegliere le unità con il metodo casuale ci si serve delle tavole di numeri casuali.

1.2.2 Tavole casuali.

Le tavole dei numeri casuali, costruite in maniera da essere libere da vizi sistematici, forniscono serie di numeri disposti a caso tra lo 0 e il 9, aventi ciascuno la stessa frequenza (distribuzione rettangolare). Esse possono essere utilizzate per estrarre a caso numeri di una o più cifre. (Per esempio desiderando numeri di tre cifre è sufficiente leggere i primi tre numeri di una riga come un unico numero). Nello scegliere i numeri casuali il criterio da seguire può essere qualsivoglia (leggere i numeri dall'alto in basso, in senso orizzontale, in senso verticale, obliquo o ad intervalli) purchè esso sia specificato inequivocabilmente prima di cominciare a impiegare la tavola.

Quando si deve ricorrere ripetutamente ad una tavola di numeri casuali è opportuno avere a disposizione una di grandi dimensioni.

In qualsiasi tipo di campionamento il rapporto fra il numero di unità estratte (dimensione del campione) ed il numero delle unità dell'intera popolazione prende il nome di frazione di campionamento.

1.2.3 Campione sistematico.

Una procedura alternativa di selezione delle unità campionarie è quella rappresentata dalla "scelta sistematica" nella quale si procede alla estrazione di unità ad intervalli regolari nella lista.

La scelta sistematica viene praticamente assimilata alla scelta casuale se la lista è formata casualmente, cioè se non vi è alcuna relazione tra la grandezza statistica da rilevare e l'ordine in cui si succedono gli elementi della lista stessa.

I diversi campioni sistematici che possono essere formati sono tanti quanti sono i diversi modi di scegliere le prime unità della serie.

Per effettuare un campionamento sistematico si procede come segue: si considerano gli N elementi dell'universo, e si fissa la dimensione n del campione da estrarre. Posto $R = N/n$ (quoziente intero) si include nel campione un elemento ogni R partendo dall'unità $s < R$ dove s è un numero scelto a caso.

Ad esempio dovendo scegliere 50 elementi da una lista numerata di 1000 soggetti poichè $R = 1000/50 = 20$ si procede così:

a) si sceglie a caso, ad esempio da un'urna, un numero s compreso tra 1 e 20, supponiamo $s = 15$;

b) si includono nel campione gli elementi numero 15,35,55, ecc..

Se l'elenco degli elementi di tutta la popolazione è fatto in modo casuale anche il campione estratto è casuale.

Se l'elenco non è casuale rispetto alla variabile che si vuole studiare (età decrescente o altro) il campione estratto può essere distorto.

Senza dubbio il campionamento sistematico offre vantaggi di facilità di esecuzione e di maggiore precisione. Va tuttavia richiamata l'attenzione sul fatto che il suo impiego acritico può portare con facilità a campioni affetti da errori sistematici, un rischio che il campionamento casuale non comporta.

In generale si può affermare che i risultati di un campionamento sistematico dipendono in larghissima misura dalle caratteristiche dell'indagine che si vuole effettuare e della popolazione da cui si campiona.

Riportiamo alcuni esempi per chiarire i vantaggi e gli svantaggi.

1) Nel selezionare un campione di soggetti da una lista in ordine alfabetico nominativo, quando il carattere considerato non ha relazione col nome di battesimo del soggetto, il campionamento sistematico è essenzialmente equivalente nei risultati a quello casuale, col vantaggio di una più spedita esecuzione.

2) Volendo effettuare una indagine sulle abitudini alimentari di una popolazione di 100.000 studenti scegliendone 3000, possiamo prendere i nati in un dato giorno del mese di un particolare anno. Se però volessimo utilizzare lo stesso campione per effettuare uno studio sul quoziente intellettivo di una popolazione in età scolare, questo tipo di campionamento presenterebbe un notevole bias in quanto è influenzato dall'età, così come la variabile quoziente intellettivo che si vuole analizzare.

3) Nel caso di una popolazione rappresentabile da un trend periodico, come una funzione sinusoidale semplice, l'intervallo di campionamento gioca un ruolo determinante nelle misure di posizione e dispersione del campione. Basta osservare la figura 1.1 per comprendere che scegliere l'intervallo di campionamento A o B porta a risultati assai diversi.

Si pensi di voler studiare l'inquinamento atmosferico in una città per un certo periodo di tempo (un anno). Se si effettuano i prelievi alle ore 8, 12, 16, 20, di ogni giorno, si potrà avere una idea distorta (sovrastima) dell'inquinamento giornaliero, in quanto le ore selezionate rappresentano le ore di maggior traffico, di maggior attività industriale, commerciale, ecc., Pertanto i livelli di inquinamento risulteranno maggiori di quelli che si avrebbero se si effettuassero prelievi

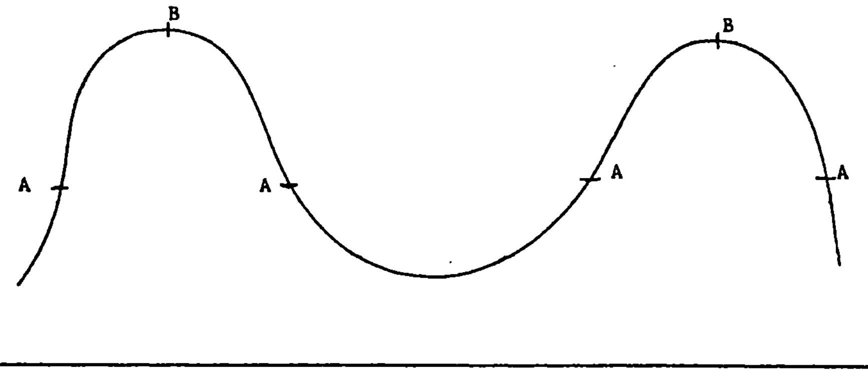

Figura 1.1. Possibili campionamenti da un insieme di misure con trend periodico.

anche in altre ore della giornata.

La scelta casuale (semplice o sistematica) presenta degli inconvenienti, quando l'indagine campionaria sia di vasta mole.

In questo caso può risultare infatti difficile disporre di una lista completa delle unità della popolazione oppure può accadere che le unità campionarie risultino troppo disperse, in modo da richiedere un eccessivo costo di rilevazione.

Un modo per ovviare agli inconvenienti su elencati è quello di far ricorso al "campionamento a grappolo" oppure al campionamento a più "stadi".

1.2.4 Campionamento a più stadi.

Se vogliamo estrarre un campione di famiglie italiane conviene prima estrarre a caso un campione di province (I stadio) e le province saranno chiamate *unità primarie*; nell'ambito di ciascuna provincia estratta, si campiona poi un certo numero di comuni (II stadio) e i comuni saranno le *unità del II stadio*; ed infine nell'ambito di ciascun comune sceglieremo a caso un certo numero di famiglie (III stadio) e le famiglie si chiameranno *unità finali.*

Queste unità finali possono anche essere diverse dalle unità elementari che sono le unità più piccole a cui si riferisce l'indagine.

Questo tipo di campionamento è utile anche quando non si ha un unico elenco degli elementi.

1.2.5 Campione a grappoli.

Nel campionamento a grappolo le unità della popolazione vengono raggruppate in diversi sottoinsiemi (grappoli).

Si procede poi all'estrazione casuale di un certo numero di grappoli, le cui unità vengono tutte incluse nel campione.

Supponiamo di dividere la città in 100 quartieri, scegliamo 20 quartieri e campioniamo tutti gli abitanti (grappolo). Si ha così un *campionamento a grappolo ad uno stadio.*

Se invece nell'ambito di ciascun quartiere si sceglie un numero di isolati per campionare poi tutti gli abitanti dell'isolato, si ha un *campionamento a grappolo a due stadi.*

Quanto poi all'efficienza del campionamento a grappoli rispetto a quello casuale semplice, a parità di dimensioni si può dire che in genere, quello a grappoli è tanto meno efficiente quanto più è bassa la variabilità esistente fra gli elementi, cioè quanto più omogenei sono gli elementi appartenenti allo stesso grappolo e quanto più grandi sono le differenze esistenti fra i vari grappoli.

Al limite dunque, se gli elementi di uno stesso grappolo sono sufficientemente eterogenei, basta un solo grappolo, abbastanza numeroso, per avere dei buoni risultati di campionamento.

1.2.6 Campionamento stratificato.

Una delle più famose e più usate procedure campionarie, che si discosta da quella casuale, è rappresentata dalla stratificazione, che consiste nel dividere la popolazione in gruppi "omogenei" detti strati e nell'estrarre un campione casuale indipendentemente da ciascuno strato.

Il ricorso alla stratificazione presuppone che si abbiano le conoscenze sulla popolazione oggetto di indagine, in modo da poterla appunto suddividere in strati (classi di età, classi di reddito, ecc.).

In genere si ricorre alla stratificazione quando è possibile ottenere delle sotto-popolazioni con una variazione più piccola di quella della popolazione originaria considerata.

La stratificazione consente generalmente di aumentare la precisione delle stime, senza comportare un aumento del numero totale di unità campionarie e questo è il motivo principale per cui vi si fa ricorso.

La bontà dei risultati che le rilevazioni campionarie forniscono dipende essenzialmente da due fattori: da un lato la dimensione del campione, dall'altro la eterogeneità o variabilità del fenomeno in esame, essendo evidente che se tutti gli elementi presentano la stessa modalità basta rilevare uno solo di essi. Ne consegue che per aumentare la precisione dei risultati ottenibili mediante una indagine campionaria si può agire incrementando il numero delle unità da includere nella rilevazione, ciò comporta evidentemente un aumento delle spese di indagine.

Ponendo dunque il vincolo di una determinata numerosità campionaria, l'unica possibilità che si offre al ricercatore per aumentare la significatività dei risultati della rilevazione è quella di utilizzare una opportuna procedura di campionamento come appunto la "stratificazione".

Un esempio può essere quello relativo all'accertamento dell'incidenza di una particolare condizione morbosa che sappiamo essere influenzata dall'età, in un gruppo di N individui. Mediante un campionamento casuale semplice di n unità, può accadere che il campione risulti prevalentemente rappresentato da individui giovani oppure anziani.

Se anzichè applicare il campionamento casuale semplice all'intera popolazione, si procede invece ad una preliminare stratificazione degli individui secondo tre grandi classi di età (giovani, adulti, anziani), attuando poi un campionamento casuale semplice nell'ambito di ciascuna classe, si ha la certezza che tutte e tre le categorie di individui entreranno a far parte del campione.

È importante precisare che il procedimento qui accennato, consistente nella individuazione di opportuni sottogruppi del collettivo sotto osservazione, è di natura ragionata; ciò comunque non influenza in alcun modo la natura casuale dell'operazione di campionamento in quanto essa consiste nella scelta probabilistica di k campioni casuali semplici, uno da ciascuno dei k strati individuati.

Naturalmente la realizzazione di un campione stratificato presuppone la precisazione della numerosità dei singoli strati, cioè la conoscenza del numero di unità per strato e la possibilità di estrarre un campione da ciascuno di questi strati.

Ci sono diversi modi per stabilire l'ampiezza del campione in ogni strato.

a) Campione stratificato uniforme.

Sia n l'ampiezza del campione e s il numero degli strati ogni strato avrà dimensione s/n.

b) Campione stratificato proporzionale alle unità della popolazione in ogni strato.

Supponiamo che $N_1, N_2, \ldots N_s$ siano le unità contenute negli s strati ($N_1 + N_2 + \cdots + N_s = N$) sia K la frazione di campionamento, le unità da campionare in ogni strato sono date da:

$$n_1 = KN_1 \qquad n_2 = KN_2 \ldots n_s = KN_s$$

con $K = n/N$

c) Campione stratificato proporzionale alla variabilità dello strato.

Con questo tipo di campionamento la numerosità di ogni strato sarà tanto più piccola quanto più bassa è la variabilità esistente fra gli elementi dello strato, rispetto ad un certo carattere che si vuole rilevare (al limite se la variabilità è nulla basta un solo elemento per rappresentare lo strato).

Sia σ la variabilità di tutta la popolazione e σ_i la variabilità della popolazione dello strato i si ha:

$$n_1 \sim \frac{\sigma_1}{\sigma}N, \ n_2 \sim \frac{\sigma_2}{\sigma}N, \ldots, n_s \sim \frac{\sigma_s}{\sigma}N$$

d) Campione stratificato con ripartizione ottimale

In questo caso, imponendo che sia minima la varianza delle medie di tutti
i possibili campioni, si dimostra che la dimensione ottimale degli strati è data
da:

$$n_1 = \frac{N_i \sigma_i}{\sum_i N_i \sigma_i} \cdot n$$

bisogna però conoscere i σ_i dei singoli strati. Se ciò è possibile, con questo tipo
di campionamento si stimano le caratteristiche di una popolazione in modo più
preciso.

Si osservi però che spesso la rilevazione è fatta rispetto a più caratteri e
gli elementi degli strati possono avere variabilità σ_i diverse per ogni carattere,
pertanto questo metodo può non risultare completamente idoneo.

1.3 Alcune osservazioni sui vari tipi di studi.

L'estensione delle conoscenze in campo biomedico, dovute anche ai progressi
della tecnologia applicata alla medicina, ha comportato un notevole cambiamento nell'approccio che il medico deve avere nell'esercizio della sua professione
e della ricerca.

È possibile individuare almeno due grandi settori di analisi a cui è interessato
un medico sia in qualità di medico di base che di ricercatore: un primo settore,
che potremo definire come indagine e intervento sulla popolazione, e un secondo
settore, che è possibile qualificare come approccio di tipo clinico-sperimentale.

Ciascuno dei due settori presenta una complessità di approccio tale da richiedere necessariamente metodologie sofisticate per la rilevazione, il controllo e
l'analisi delle procedure e dei dati.

Le metodologie proprie dell'epidemiologia e della statistica mettono in luce
gli aspetti quantitativi e la necessità di una formalizzazione matematica.

Sebbene l'epidemiologia sia sorta per lo studio di malattie contagiose, oggi il termine è stato esteso allo studio di tutte le malattie che interessano una popolazione.

Pertanto potremo dire che "l'epidemiologia ha come oggetto lo studio della distribuzione delle malattie in una popolazione umana e dei fattori che le influenzano".

L'interesse primario del ricercatore consiste quindi nel valutare relazioni di tipo temporale: "quando le malattie insorgono", di tipo spaziale: "dove le malattie insorgono", mettendo in luce le Caratteristiche degli individui affetti: di tipo demografico (età, sesso, razza, ecc.), biologico (anticorpi, sostanze chimiche, ecc.), socio-economico (ceto sociale, scolarità, professione, ecc.), individuale (abitudini particolari quali fumo, dieta, uso di farmaci, ecc.), genetico.

Gli scopi degli studi epidemiologici sono di fornire informazioni circa l'etiologia di una specifica malattia o di un gruppo di malattie, integrando le conoscenze con informazioni derivate dalla genetica, biochimica, microbiologia, valutare la congruenza di dati epidemiologici con ipotesi eziologiche formulate sia clinicamente che sperimentalmente (ad esempio in laboratorio), fornire elementi per la realizzazione e valutazione di programmi di prevenzione e controllo.

Nell'ambito degli studi epidemiologici possiamo distinguere tra studi osservazionali e studi sperimentali.

In uno studio osservazionale il ricercatore, il medico, non può controllare direttamente le condizioni sotto cui avviene lo studio, assegnando ad esempio casualmente i pazienti ai diversi gruppi da confrontare.

Se si vuole, ad esempio, effettuare una indagine per verificare l'effetto che il fumo di tabacco ha nello sviluppo di tumori dell'apparato respiratorio ci si può solo limitare ad osservare fumatori e non fumatori presenti nella popolazione e contare quanti sviluppano la patologia tumorale nei due gruppi.

In un contesto sperimentale invece, è possibile specificare le condizioni sotto cui lo studio sarà condotto e pertanto è possibile assegnare casualmente i soggetti ai diversi gruppi.

Così ad esempio, se si vuole verificare l'efficacia di un nuovo farmaco confrontandolo con uno tradizionalmente usato, il medico potrà decidere quali pazienti sottoporre al nuovo trattamento e quali al vecchio, rispettando comunque tutti i problemi di ordine etico.

Nell'ambito delle diverse ricerche possiamo distinguere tra RICERCHE DESCRITTIVE, atte a fornire la distribuzione delle malattie in una popolazione e i fattori ad essa associati, la storia naturale di una specifica malattia, la distribuzione delle risorse devolute all'assistenza sanitaria, la domanda soddisfatta dal sistema sanitario, ecc.; RICERCHE PER LA VALUTAZIONE DI IPOTESI che nascono da studi descrittivi, da osservazioni cliniche dirette, da studi effettuati in laboratorio; RICERCHE SPERIMENTALI che sono studi pianificati con controlli adeguati; tali studi, modificando l'esposizione a fattori etiologici o introducendo forme di prevenzione o modificando trattamenti, permettono di quantificare l'effetto delle modifiche introdotte.

Nell'ambito degli studi osservazionali possiamo riconoscere tre tipi di studi:

1) STUDI TRASVERSALI: in cui il campionamento dei soggetti viene fatto rispetto alla presenza o assenza della malattia (cioè l'effetto).

I dati per questo tipo di studi vengono raccolti in un momento specifico, mediante questionario, esame clinico, indagine. I risultati possono essere usati a scopo descrittivo, e, molto limitatamente, per formulare delle ipotesi da verificare poi con altri studi.

Questi studi sono anche detti di PREVALENZA (dove per prevalenza si intende il numero di casi di malattia in una popolazione a rischio in un particolare intervallo di tempo).

2) STUDI RETROSPETTIVI (o anche detti studi: caso-controllo): in cui il campionamento è ancora effettuato rispetto all'effetto (malattia) e si cerca di verificare delle ipotesi relative all'associazione tra fattori di rischio e malattie.

In questi studi si raccolgono i dati dai soggetti dello studio anche su eventi passati.

3) STUDI PROSPETTICI (talvolta detti di coorte): studi che caratterizzano un campione di persone seguito successivamente, per un certo periodo di tempo, al fine di riconoscere al suo interno, ad esempio, l'INCIDENZA (dove per incidenza si intende il numero di nuovi casi di malattia in una popolazione a rischio in un particolare intervallo di tempo) di una o più malattie.

In questi studi il campionamento viene effettuato sulla base del fattore di esposizione (fattore di rischio o causa) per analizzare la dipendenza tra l'incidenza e le variazioni del fattore. I dati necessari per accertare la comparsa della malattia si possono ottenere anche mediante esame periodico di ogni individuo del campione (studi di follow-up).

Talvolta i gruppi seguiti sono selezionati sulla base di una o più caratteristiche comuni: anno di nascita, luogo di lavoro, ecc. (coorte).

Per gli STUDI SPERIMENTALI la validità risiede nel controllo diretto da parte del ricercatore sull'assegnazione dei soggetti ai gruppi di studio (randomizzazione).

Nell'ambito degli studi sperimentali possiamo distinguere tra sperimentazioni cliniche, e sperimentazioni su comunità (umane o animali).

Tra le sperimentazioni cliniche ritroviamo:

1) Sperimentazioni Terapeutiche: nelle quali un agente o una procedura terapeutica, clinica o chirurgica, vengono somministrate nel tentativo di alleviare i sintomi e/o migliorare la sopravvivenza di coloro che presentano la malattia;

2) Sperimentazioni di Intervento: dove il ricercatore interviene prima che la malattia si sia sviluppata su quegli individui con caratteristiche tali da aumentare il rischio di sviluppare la malattia stessa (somministrazione di farmaci antipertensivi per ridurre il rischio di sviluppare un ictus);

3) Sperimentazioni Preventive: in cui si tenta di determinare l'efficacia di un agente o di una procedura preventiva (ad esempio somministrazione di un vaccino oppure bonifica dell'ambiente, ecc.). Queste sperimentazioni sono spesso dette di PROFILASSI.

Analizziamo in dettaglio le caratteristiche di uno studio sperimentale (trial).

In uno studio clinico sperimentale, l'esperimento pianificato coinvolge dei pazienti ed è progettato per valutare l'efficacia di un trattamento. Questo può essere rappresentato dalla somministrazione di un farmaco ad una certa dose, o di un intervento chirurgico o da una cura dietetica o da un tipo di sondini, ecc..

Il trial rappresenta il principale metodo per il progresso reale della conoscenza scientifica, attraverso il confronto tra due o più possibili scelte. Questo metodo di studio è stato introdotto in campo medico clinico dalle scienze di base ove lo sperimentatore verifica in laboratorio una ipotesi attraverso una simulazione della realtà, a mezzo di un campione, controllando le variabili di interesse.

La caratteristica del metodo sperimentale, che lo distingue dagli altri studi, è che il ricercatore, come già detto, può intervenire determinando il trattamento da applicare ad un gruppo di n pazienti, ne osserva gli esiti, e li confronta con quelli di un altro gruppo di pazienti che hanno ricevuto un altro trattamento oppure niente (placebo). Problemi etici sorgono in quest'ultimo caso e tale studio va distinto dagli studi osservazionali, ove il ricercatore si limita ad osservare le conseguenze di un trattamento terapeutico avvenuto prima ed al di fuori e, comunque, non determinato nello studio.

Oggetto di studio in un trial è la verifica, non solo di un trattamento terapeutico o profilattico, ma anche una misura di sanità pubblica o più semplicemente di una maniera di praticare la stessa terapia (per esempio ambulatoriale vs. in ospedale; in anestesia generale vs. in anestesia locale, ecc.).

In ogni caso si effettua un confronto fra due gruppi di pazienti, di cui uno trattato nella maniera di cui si vuole saggiare l'efficacia e l'altro secondo la pratica tradizionale.

Il primo gruppo viene detto Gruppo Sperimentale o Trattato, l'altro viene denominato Gruppo di Controllo.

La validità del confronto è basata sull'assunzione che i pazienti che costituiscono entrambi i gruppi siano il più possibile omogenei fra loro e si differenzino soltanto per il trattamento oggetto di studio.

Nella selezione dei pazienti, lo sperimentatore non fa altro che scegliere dei pazienti con le caratteristiche dell'universo o popolazione che si vuole studiare (es. i pazienti con carcinoma del retto) fissando dei criteri di accettazione (es. neoplasia accertata, età, sesso, stadio, ecc.) e dei criteri di esclusione (es. età oltre gli 80 anni, precedenti interventi, ecc.).

Tutti i pazienti che presentano le caratteristiche stabilite vengono definiti elegibili per lo studio ed entrano nel trial.

In questa maniera lo sperimentatore può garantirsi un campione rappresentativo della popolazione che vuole studiare.

La scelta di tale popolazione dipende dallo scopo e dagli obiettivi dello studio.

Il reclutamento dei pazienti può avvenire durante lo studio stesso (accrual) o prima di cominciare lo studio stesso (non-accrual); esso deve avvenire in un intervallo di tempo ragionevolmente breve, secondo le caratteristiche di selezione e lo scopo della ricerca.

La numerosità dei gruppi da porre a confronto dipende da tre fattori:

1) dalla differenza che si vuole mettere in evidenza o si suppone esista tra i trattamenti;

2) dal rischio di errore, che si accetta di commettere, di trovare una differenza significativa tra i campioni quando questa non esiste nella realtà;

3) dal rischio di errore, che si accetta di commettere, di non trovare una differenza fra campioni quando questa esiste realmente .

Dipende inoltre dal numero di eventi che si possono verificare e ai quali lo sperimentatore è interessato (es: il numero di morti in un trial che vuole saggiare la differenza di mortalità di un trattamento rispetto ad un altro).

Come già osservato l'assegnazione dei pazienti elegibili ad uno dei due gruppi deve avvenire in maniera tale che i pazienti di un gruppo siano uguali in tutto e per tutto a quelli dell'altro gruppo. La casualità dell'attribuzione ai gruppi può essere ottenuta con tecniche di scelta dei numeri casuali. La randomizzazione è lo strumento, come già osservato altrove, con il quale il ricercatore evita di introdurre distorsioni consce ed inconscie nel processo di assegnazione degli individui, rendendo confrontabili i due gruppi.

Si può procedere anche ad un campionamento casuale stratificato, dopo aver suddiviso i pazienti secondo alcune caratteristiche importanti per l'oggetto dello studio (es. stadio della neoplasia, età, diametro del tumore, altri fattori).

Si osservi che la conoscenza da parte del paziente e/o del medico del trattamento impiegato, può condizionare, anche inconsapevolmente, la valutazione dei risultati, nonchè il risultato stesso.

Quando l'assegnazione al trattamento non è nota al paziente si parla di cecità semplice; quando anche il medico ignora il trattamento assegnato si parla di doppia cecità (o doppio cieco); infine quando anche chi analizza i risultati non conosce nè quali pazienti, nè quali trattamenti sono interessati nel trial, si parla di triplo cieco.

La cecità elimina i bias presenti nella risposta del paziente, nella valutazione del medico e nelle cure accessorie.

Dovrebbe sempre essere adottata quando possibile e quando compatibile con la migliore cura del paziente.

Alcune volte la cecità è impossibile come nei trials che confrontano una terapia chirurgica vs. una terapia medica.

I trials si distinguono in trials a gruppi indipendenti con o senza randomizzazione, e di tipo cross-over.

Tra i trial non randomizzati possiamo distinguere quelli con "controllo storico", cioè quelli in cui il gruppo di controllo è costituito da pazienti già precedentemente trattati con la terapia presa a confronto.

I gruppi, pertanto, non sono contemporanei e i pazienti del gruppo controllo possono differire sensibilmente da quelli del gruppo in studio; come differenti possono essere i metodi di valutare la malattia, il risultato finale, le terapie sussidiarie, ecc..

L'uso di un gruppo di controllo storico è sconsigliabile. Tuttavia, in talune circostanze, può essere non etico utilizzare un gruppo di controllo contemporaneo, quando ad esempio il trattamento tradizionale è pessimo; il confronto è allora possibile con una serie di pazienti precedentemente trattati.

Le condizioni per accettare un controllo storico sono state fissate da Pocock.

In generale la mancata randomizzazione può introdurre diversità tra i gruppi di pazienti.

Il paziente e/o lo sperimentatore possono preferire l'uno o l'altro dei trattamenti.

La tendenza è quella di assegnare il paziente che sta meglio al trattamento preferito.

Nei trials non randomizzati, anche se i pazienti sono stati assegnati secondo fattori prognostici conosciuti, è tuttavia presente il rischio di una assegnazione sbilanciata. Il vantaggio della non randomizzazione è rappresentato dalla ridotta necessità di grandi campioni e dai ridotti problemi etici.

Lo studio randomizzato e controllato rappresenta il miglior metodo nella ricerca scientifica. La randomizzazione consente la confrontabilità dei gruppi dei pazienti. Uno schema che si può seguire nella randomizzazione di studi clinici può essere quello riportato in figura 1.2.

Infine in uno studio cross-over, un gruppo di pazienti può costituire contemporaneamente il gruppo controllo e quello trattato; ciascun paziente infatti, passa da un trattamento all'altro dei due a confronto.

Tale tipo di trial è possibile quando si analizzano pazienti affetti da malattie di lunga durata e quando i trattamenti sono tra loro compatibili.

Tale tipo di trial ha il vantaggio di migliorare molto la confrontabilità dei soggetti e di ridurre il numero dei pazienti richiesto per lo studio.

Tuttavia, ad una minore variabilità tra individui, si sostituisce una variabilità entro lo stesso soggetto; è possibile, in corso di terapie farmacologiche, che ci sia interazione tra i farmaci in studio.

Inoltre, lungo il decorso della malattia, lo stesso soggetto può presentare condizioni differenti, che possono spiegare una eventuale differenza nei risultati.

In fase di randomizzazione i pazienti si suddividono in quelli che cominciano con un trattamento passando poi all'altro, e quelli che cominciano con quest'ultimo e passano al primo.

In fase di analisi dei risultati bisogna tener conto del rapporto temporale dei due trattamenti, cioè dell'ordine con cui sono stati somministrati.

Quando non vi è incrocio tra i due trattamenti, ma ogni soggetto riceve solo un trattamento e si verifica la possibilità tra un cambio di risposta prima e dopo il trattamento, lo studio è detto self-control, o con appaiamento.

Nei capitoli successivi tratteremo le varie metodologie statistiche atte ad analizzare i dati che derivano dai vari tipi di studi, sulla base delle varie tecniche di campionamento.

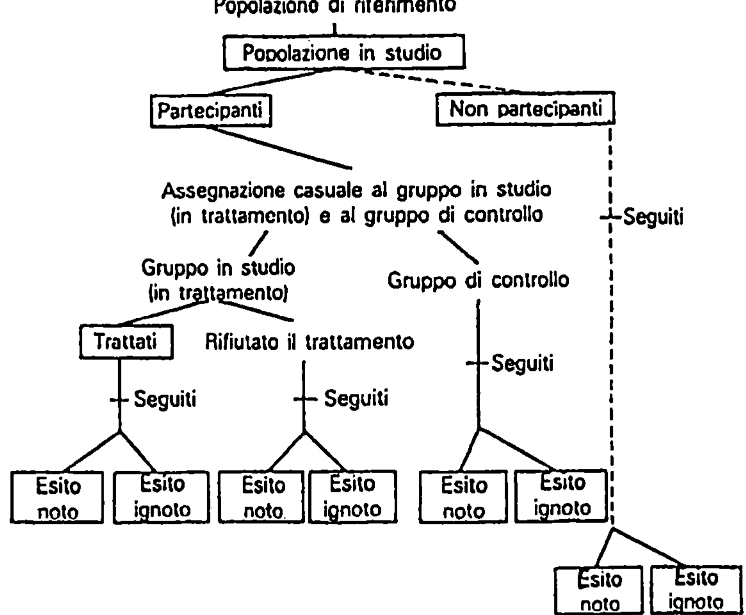

Figura 1.2.Schema di un clinical trial randomizzato.
fonte: A. M. Lilienfeld - D. E. Lilienfeld "Fondamenti di Epidemiologia" ed. Piccin, 1986.

Capitolo II : guardare i dati.

2.1 La matrice dei dati.

2.1.1 Codifica dei dati.

Le osservazioni rilevate su "unità" statistiche per lo studio di uno specifico problema generalmente si presentano, una volta codificate opportunamente, sotto forma di una *MATRICE DI DATI*. Consideriamo per esempio la seguente situazione in cui le osservazioni sono riferite a 192 pazienti affetti da tumori gliali (dati rilevati presso l'Ospedale di Bordeaux), di cui sono note alcune caratteristiche come età, sintomatologia, stato di salute, localizzazione del tumore, diametro del tumore, presenza di neovascolarizzazione, durata del periodo di osservazione, esito. Una caratteristica può assumere valori diversi in differenti persone, oggetti, posti ecc., pertanto viene usualmente indicata come *VARIABILE*.

Tra le variabili distinguiamo:

a) *VARIABILI QUANTITATIVE* cioè quelle caratteristiche che possono essere misurate in una scala (continua) di valori come: diametro del tumore, età, peso, altezza ecc.;

b) *VARIABILI QUALITATIVE* cioè quelle caratteristiche che servono a individuare una particolare condizione ad esempio diagnosi clinica, gruppo sanguigno, sesso, ecc..

Nella tabella 2.1 sono riportate le informazioni relative ai primi 14 pazienti, l'insieme dei dati è identificato dal nome "GLR". [1]

---

[1] I dati cui si fa riferimento sono un sottoinsieme di quelli analizzati da Commenges e Dartigues e da Rossi, i cui contributi compaiono nel volume degli atti del Convegno "Fourth International Symposium on Applied Stochastic Models and Data Analysis", tenutosi a Nancy dal 7 al 9 dicembre 1988, pubblicati dall'INRIA.

I dati si riferiscono alle seguenti informazioni codificate per ognuno dei 192 pazienti osservati, cui corrisponde una riga della matrice:

Tabella 2.1.Matrice dei dati (primi 14 records) relativa a pazienti affetti da tumori gliali; nella prima colonna è riportato il codice che identifica il paziente, i codici delle altre colonne sono descritti nel testo.

colonna	informazione	codice
1	il paziente e' morto	1
1	il paziente e' in vita	0
2	tempo (in mesi) dalla diagnosi al termine dell'osservazione, per morte o uscita dal trial	intero
3	eta' (in anni) alla diagnosi	intero
4	primo sintomo=crisi epilettica	0
4	primo sintomo=altro	1
5	indice funzionale di salute (punteggio)	(1-4)
6	localizzazione superficiale	0
6	localizzazione profonda	1
7	diametro del tumore (in mm.)	intero
8	assenza di neovascolarizzazione	0
8	presenza di neovascolarizzazione	1

cod.id.	esito	tempo oss.	eta'	sint.	ind.F.	loc.	diam.	neov.	stato
001	1	30	70	1	2	0	20	0	4.43
002	0	17	30	1	2	1	20	0	2.07
003	0	35	30	0	1	1	30	0	0.07
004	1	34	40	0	1	0	99	0	0.66
005	0	35	30	0	1	0	55	0	0.07
006	0	60	20	0	1	0	60	0	-0.52
007	0	18	40	0	1	0	40	1	0.66
008	1	2	50	1	2	0	60	1	3.25
009	1	48	30	0	1	0	35	0	0.07
010	1	14	70	1	2	0	99	1	4.43
011	1	2	70	1	2	0	55	1	4.43
012	1	14	50	1	1	0	55	1	2.85
013	1	24	40	0	1	0	25	1	0.66
014	1	8	60	1	2	0	70	1	3.84

I codici utilizzati sono di diversa natura.

In colonna 1, 4, 6, 8 si utilizza un codice dicotomico (v. qualitativa).

In colonna 2, 3, 7 si ha come codice il valore della misura rilevata (v. quantitativa).

Il codice di colonna 5 esprime un tipo di informazione di tipo ordinale, data sotto forma di punteggio. Un paziente che ha un codice di colonna 5 pari a i si trova in uno stato di salute migliore di un paziente con codice j se $i < j$. Un codice di questo tipo identifica una variabile "rango". Tale tipo di variabile può essere valutata sia qualitativamente che quantitativamente.

La colonna 9 è ottenuta sommando i valori della colonna 3 (standardizzata), della colonna 4 e della colonna 5; il suo valore quindi fornisce un'informazione generale sullo stato del paziente, la variabile è stata quindi identificata con il nome *STATO* ed è una variabile quantitativa.

L'informazione contenuta nella matrice dei dati è suscettibile di descrizioni e sintesi che mettano in luce aspetti particolari.

Se ad esempio si vuole studiare l'insieme delle osservazioni rispetto all'età dei pazienti, per identificare eventualmente classi di età maggiormente "a rischio", si può prendere in considerazione la terza colonna della matrice dei dati ed effettuare un'analisi di tipo descrittivo.

Una prima sintesi, in questo caso, consiste nell'evitare di considerare distintamente tutti i valori comuni nella terza colonna. Si ottiene così una rappresentazione più compatta dei dati, sotto forma di "distribuzione statistica".

L'informazione contenuta nella distribuzione statistica può essere fornita attraverso la distribuzione di frequenze assolute sintetizzate mediante i valori distinti osservati e la frequenza (numero di osservazioni) corrispondente a ciascun valore. La stessa informazione si ottiene mediante le frequenze relative (frequenze assolute rapportate al totale delle osservazioni) o anche attraverso la funzione cumulata delle frequenze assolute (frequenza assoluta dei valori osservati $\leq$ di un certo valore) o relative (funzione di ripartizione empirica $=$ funzione cumulata/numero totale di osservazioni).

Nella tabella 2.2 sono riportate le distribuzioni di frequenze assolute (NUM), relative (P), la distribuzione cumulata (C) e la funzione di ripartizione empirica per la variabile età (terza colonna della matrice dei dati). Nella figura 2.1 è riportata la rappresentazione grafica della distribuzione mediante istogramma. Non risulta possibile, in base alla distribuzione, riconoscere età "a rischio", ma è comunque evidente che si tratta di un tumore che colpisce prevalentemente adulti in età non giovanissime, pur riscontrandosi alcuni casi tra le età infantili.

Nella tabella 2.3 e figura 2.2 sono riportate le stesse informazioni per quanto riguarda il diametro del tumore.

Tabella 2.2. Distribuzione (frequenze assolute = NUM, frequenze relative = P) distribuzione cumulata (C) e funzione di ripartizione empirica (F) per la variabile età

ETA	NUM	C	P	F	ETA	NUM	C	P	F
***	***	***	********	*********	***	***	***	********	*********
5	1	1	.0052083	.0052083	43	3	87	.015625	.45313
6	1	2	.0052083	.010417	44	5	92	.026042	.47917
8	1	3	.0052083	.015625	45	4	96	.020833	.5
9	1	4	.0052083	.020833	46	3	99	.015625	.51563
11	1	5	.0052083	.026042	48	4	103	.020833	.53646
12	1	6	.0052083	.03125	49	3	106	.015625	.55208
13	2	8	.010417	.041667	50	4	110	.020833	.57292
14	4	12	.020833	.0625	51	3	113	.015625	.58854
15	1	13	.0052083	.067708	52	3	116	.015625	.60417
16	2	15	.010417	.078125	53	2	118	.010417	.61458
17	1	16	.0052083	.083333	54	3	121	.015625	.63021
20	1	17	.0052083	.088542	55	4	125	.020833	.65104
23	1	18	.0052083	.09375	56	3	128	.015625	.66667
24	2	20	.010417	.10417	57	6	134	.03125	.69792
25	1	21	.0052083	.10938	58	8	142	.041667	.73958
26	2	23	.010417	.11979	59	4	146	.020833	.76042
27	5	28	.026042	.14583	60	3	149	.015625	.77604
28	1	29	.0052083	.15104	61	1	150	.0052083	.78125
29	3	32	.015625	.16667	62	4	154	.020833	.80208
30	4	36	.020833	.1875	63	4	158	.020833	.82292
31	5	41	.026042	.21354	64	1	159	.0052083	.82813
32	2	43	.010417	.22396	65	3	162	.015625	.84375
33	2	45	.010417	.23438	66	3	165	.015625	.85938
34	3	48	.015625	.25	67	7	172	.036458	.89583
35	5	53	.026042	.27604	68	7	179	.036458	.93229
36	7	60	.036458	.3125	69	2	181	.010417	.94271
37	4	64	.020833	.33333	70	4	185	.020833	.96354
38	3	67	.015625	.34896	71	3	188	.015625	.97917
39	4	71	.020833	.36779	72	1	189	.0052083	.98438
40	3	74	.015625	.38542	73	1	190	.0052083	.98958
41	2	76	.010417	.39583	74	1	191	.0052083	.99479
42	8	84	.041667	.4375	77	1	192	.0052083	1

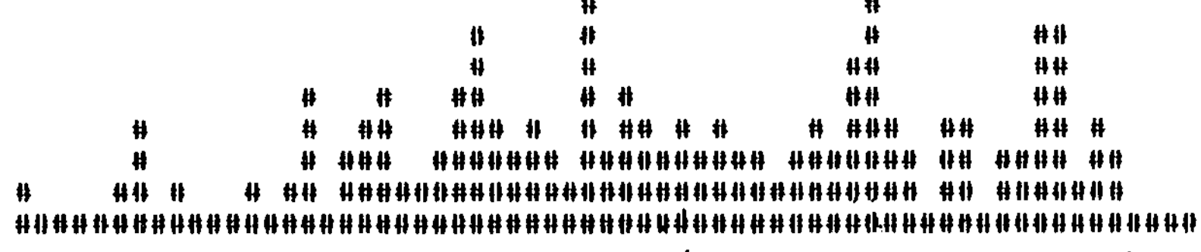

Figura 2.1. Istogramma relativo alla distribuzione dell'età.

2.1.2 Scale di Misura.

a) Scala Nominale.

Come abbiamo già visto nella matrice dei dati, le informazioni più semplici consistono in osservazioni non ordinate dicotomiche del tipo "il paziente è morto", " il paziente è vivo", "esiste neovascolarizzazione", "non esiste neovascolarizzazione", "il primo sintomo non è crisi epilettica", "il primo sintomo è crisi epilettica", cioè il soggetto presenta o non presenta un particolare attributo.

Tabella 2.3. Distribuzione (frequenze assolute = NUM, frequenze relative = P) distri-buzione cumulata (C) e funzione di ripartizione empirica (F) per la variabile diametro.

DIAMETRO	NUM	C	P	F
12	2	2	.010417	.010417
15	4	6	.020833	.03125
16	1	7	.0052083	.036458
20	9	16	.046875	.083333
24	2	18	.010417	.09375
25	2	20	.010417	.10417
30	20	40	.10417	.20833
35	12	52	.0625	.27083
36	1	53	.0052083	.27604
37	1	54	.0052083	.28125
38	1	55	.0052083	.28646
40	25	80	.13021	.41667
42	1	81	.0052083	.42188
45	5	86	.026042	.44792
50	20	106	.10417	.55208
55	14	120	.072917	.625
56	1	121	.0052083	.63021
57	1	122	.0052083	.63542
58	2	124	.010417	.64583
60	24	148	.125	.77083
65	2	150	.010417	.78125
70	21	171	.10938	.89063
71	1	172	.0052083	.89583
80	8	180	.041667	.9375
90	8	188	.041667	.97917
99	4	192	.020833	1

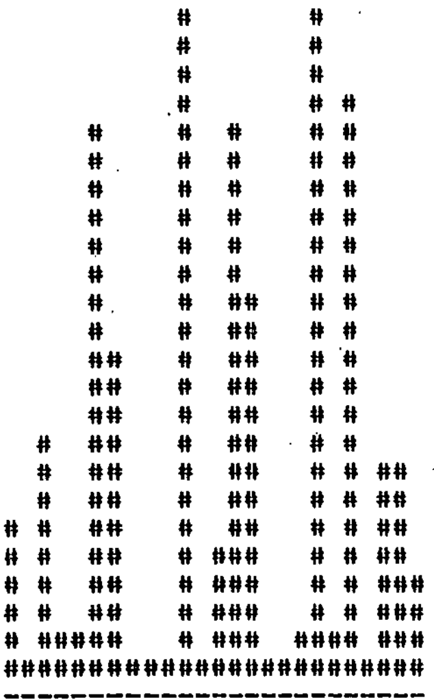

Figura 2.2. Istogramma relativo alla distribuzione del diametro.

Tali dati vengono spesso definiti come tutto o nulla, vero o falso, e, da un punto di vista matematico, si fa riferimento a questa dicotomia come ad una scala del tipo 0-1.

Per dati espressi per mezzo di una scala nominale la più intuitiva misura di descrizione sintetica è rappresentata dalla proporzione o percentuale dei soggetti che presentano oppure non presentano quel particolare attributo.

Nell'esempio presentato se consideriamo la variabile qualitativa "primo sintomo" (crisi epilettica) abbiamo che il 43.75% dei soggetti presenta la crisi epilettica come primo sintomo e il 56.25% non la presenta.

Non necessariamente una Scala Nominale deve essere dicotomica, spesso ci sono più di due alternative o criteri di classificazione. Ad esempio per i 192 pazienti considerati sono stati, tra l'altro, determinati i gruppi sanguigni. La variabile Gruppo Sanguigno illustra una scala policotomica non ordinata; non vi è infatti nessun ordinamento tra i quattro diversi tipi di gruppo: 0 (zero) A, B, AB, per cui essi possono essere posti in una sequenza qualsiasi.

b) Scala Ordinale.

A differenza della situazione precedente in questo caso esiste un ordine predeterminato per classificare le risposte. Esempi di variabili che possono essere misurate su una scala ordinale sono: "indice funzionale di salute", "stato di salute".

Si noti comunque che in questo caso, come in tutti quelli ad esso assimilabili (valutazione dello stato di un paziente: Considerevole miglioramento, Lieve miglioramento, Nessuna variazione apprezzabile, Lieve peggioramento, Considerevole peggioramento), non è necessario assumere uguale distanza tra le modalità.

c) Scala a Ranghi.

La scala a rango pieno è quella in cui si ordinano gli elementi di un gruppo dal maggiore al minore in accordo alla grandezza delle osservazioni, si assegnano i numeri d'ordine corrispondenti alla posizione occupata (Rango) e si trascurano le distanze fra gli elementi ordinati.

Un esempio immediato è rappresentato dalla graduatoria di gare sportive in cui viene assegnata la posizione di arrivo dell'atleta, sulla base del tempo in cui è stato tagliato il traguardo, senza però tener conto della distanza esistente tra i differenti tempi d'arrivo.

Per i nostri dati una scala a ranghi è quella relativa all'indice funzionale di salute, rappresentata dai valori 1,2,3,4.

Si osservi che la scala ordinale è di tipo qualitativo, mentre la scala a ranghi è quantitativa, pur potendo, in alcuni casi, esprimere lo stesso tipo di informazione.

d) Scala Numerica Discreta.

I dati numerici discreti si hanno, generalmente, quando le osservazioni sono numeri interi, solitamente ottenuti mediante una operazione di conteggio.

Ne sono un esempio il numero di crisi epilettiche che il paziente può presentare durante un periodo di osservazione, il numero di globuli rossi nel sangue, il numero di battiti cardiaci in un intervallo di tempo, il numero di colonie batteriche, ecc..

e) Scala Numerica Continua.

Questa scala è quella che presenta il più alto grado di quantificazione.

Teoricamente ciascuna osservazione cade in un certo punto lungo un asse continuo.

Molte misure fisiche o cliniche come ad esempio la pressione sanguigna, il livello di colesterolo serico, il peso, l'età, il diametro di un tumore si rilevano, in linea di principio, per mezzo di una scala di misura continua.

Nella pratica comune, tuttavia, la misura di una variabile continua viene generalmente resa discreta per approssimazione numerica. Nel nostro esempio l'età è misurata in anni senza tener conto dei mesi, dei giorni ecc., il diametro è misurato in millimetri trascurando i decimi, i centesimi di millimetro.

2.2 Sintesi dei dati (caso univariato).

2.2.1 Dati raggruppati.

Per alcuni scopi non è necessario distinguere tra tutti i valori possibili di una certa misura, ma può essere sufficiente conoscere se il valore osservato appartiene ad una classe particolare rispetto ad una "griglia" fissata a priori. Se, ad esempio, si vuole valutare la possibilità che il tumore gliale possa essere un tumore "infantile" sarà sufficiente considerare la proporzione di pazienti con età non superiore a 10 (12) anni, senza altra distinzione tra le diverse età.

Pertanto, fissata una griglia opportuna $(a_1, a_2, ..., a_k)$, si ottiene la distribuzione statistica dei dati raggruppati $(n_j)(j = 1, 2, .., k - 1)$, dove n_j =numero di osservazioni tali che $a_j \leq x < a_{j+1}$.

Talvolta, se non si hanno informazioni su come scegliere le classi e la loro ampiezza, può essere utilizzata la formula suggerita da Sturges che fornisce una indicazione iniziale sia sul numero che sull'ampiezza delle classi da considerare.

Secondo Sturges il numero "ottimale" delle classi, detto K, è dato da:

$$K = 1 + 3.322 \log_{10}(n)$$

dove n rappresenta il numero delle osservazioni; inoltre l'ampiezza della classe w, è data da:

$$w = R/K$$

dove R rappresenta l'intervallo di variazione o range delle misure [R= Massimo valore osservato - Minimo valore osservato].

Se consideriamo il nostro insieme di dati "GLR" e fissiamo una griglia A per la variabile età e B per la variabile diametro, otteniamo le distribuzioni di frequenza per i dati raggruppati. Un esempio è riportato nella tabella 2.4, i relativi istogrammi nella figura 2.3. L'istogramma dei dati raggruppati, relativi alla variabile "età" risulta più regolare di quello ottenuto per i dati non

Tabella 2.4. Distribuzione dei dati (raggruppati) relativi all'età e al diametro del tumore.

classi di eta'	frequenza	classi di diametro	frequenza
5-9	4	10-19	16
10-14	9	20-29	24
15-19	4	30-39	40
20-24	4	40-49	26
25-29	15	50-59	42
30-34	17	60-69	23
35-39	21	70-79	9
40-44	22	80-89	8
45-49	14	90-99	4
50-54	15		
55-59	24		
60-64	13		
65-69	23		
70-74	6		
75-79	1		

raggruppati e mette in luce, con il suo andamento, quanto già osservato in precedenza in merito all'identificazione di possibili età "a rischio".

La griglia A è stata scelta a priori in quanto eravamo interessati ad una informazione sull'età piuttosto dettagliata (15 classi di ampiezza 5) per la griglia B è stata utilizzata la precedente formula che ha consentito di individuare 9 classi di ampiezza 10.

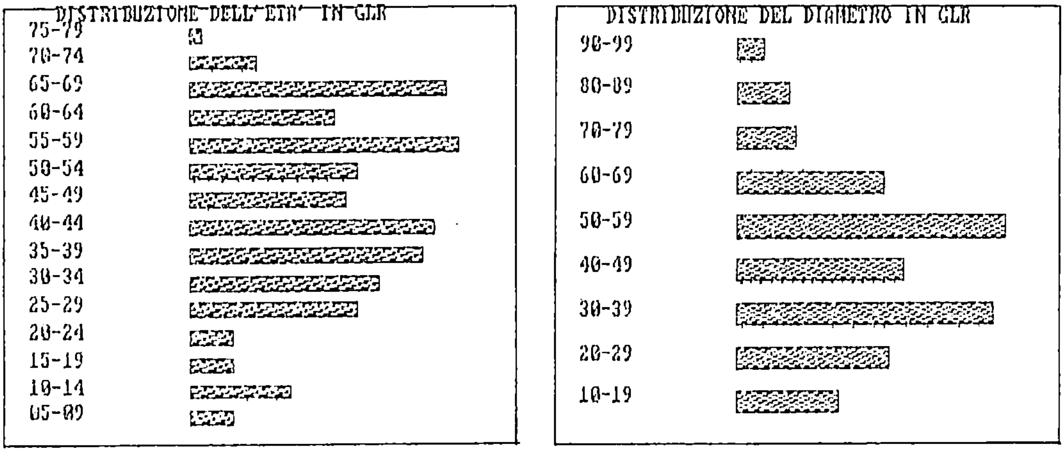

Figura 2.3. Istogrammi relativi alla variabile età e alla variabile diametro nei dati raggruppati.

2.2.2 Indici sintetici univariati.

È possibile e, in alcuni casi, opportuno operare ulteriori sintesi sui dati a disposizione con lo scopo di mettere meglio in luce particolari caratteristiche,

che si abbia interesse a descrivere. In tali casi si utilizzano gli indici sintetici univariati. Un indice sintetico univariato è una trasformazione dall'insieme dei dati all'insieme dei numeri reali: $g : (x_1, x_2, ..., x_n) \to R$, cioè una funzione che ad ogni insieme di dati associa un valore reale: $a = g(x_1, x_2, .., x_n)$.

Relativamente alle finalità della descrizione è ragionevole richiedere che gli indici utilizzati godano di particolari proprietà. Si distingueranno pertanto le seguenti categorie di indici (rispetto alle proprietà generali):

a) INDICI TRASLATIVI

un indice si dice traslativo se un cambiamento dell'origine dell'asse su cui sono riportate le misure introduce uno stesso cambiamento nell'indice:

$$\text{se } g(x_1, x_2, .., x_n) = a \to g(k + x_1, k + x_2, ..., k + x_n) = k + a \text{ per ogni } k \in R$$

b) INDICI OMOGENEI

un indice si dice omogeneo se un cambiamento della scala delle misure a cui si riferisce introduce lo stesso cambiamento di scala nell'indice:

$$\text{se } g(x_1, x_2, .., x_n) = a \to g(kx_1, kx_2, ..., kx_n) = ka \text{ per ogni } k \in R;$$

c) INDICI INVARIANTI PER TRASLAZIONE

un indice si dice invariante per traslazione se un cambiamento dell'origine dell'asse su cui sono riportate le misure non introduce alcun cambiamento nell'indice:

$$\text{se } g(x_1, x_2, .., x_n) = a \to g(k + x_1, k + x_2, ..., k + x_n) = a \text{ per ogni } k \in R;$$

d) INDICI INVARIANTI PER CAMBIAMENTO DI SCALA

un indice si dice invariante per cambiamento di scala se un cambiamento della scala delle misure non introduce alcun cambiamento nell'indice:

$$\text{se } g(x_1, x_2, .., x_n) = a \to g(kx_1, kx_2, ..., kx_n) = a \text{ per ogni } k \in R.$$

Generalmente le caratteristiche sintetiche di una distribuzione statistica che interessa studiare servono a dare un'idea di "intorno a dove" la distribuzione si addensi, "in quale misura" ciò avvenga, se siano presenti asimmetrie o particolarità nella forma.

A tale scopo si possono utilizzare indici di localizzazione, di dispersione, di forma.

a) Le *MISURE DI LOCALIZZAZIONE* appartengono alla categoria di indici omogenei e traslativi.

a1) La *MEDIA* delle quantità $(x_1, x_2, .., x_n)$, denotata con $\bar{x}$, fornisce una indicazione approssimativa in merito alla "posizione" della distribuzione statistica relativa. Quando si parla di media, senza altre specificazioni, ci si riferisce sempre quantità:

$$\bar{x} = \frac{1}{n} \sum_{i=1}^{n} x_i$$

ovvero alla *MEDIA ARITMETICA* delle osservazioni. È possibile però estendere il concetto di media a funzioni diverse, secondo la seguente definizione, dovuta ad O. Chisini: "Si dice che x è la media di n numeri $x_1, x_2, .., x_n$ agli effetti di un problema in cui interessa una loro funzione $f(x_1, x_2, ..., x_n)$ se essa (funzione) ha lo stesso valore che se tutti gli x_i avessero il medesimo valore $x : f(x_1, x_2, .., x_n) = f(x, x, ..., x)$".

Si ottiene allora la media aritmetica se $f(x_1, x_2, .., x_n) = x_1 + x_2 + ... + x_n$,

la *MEDIA GEOMETRICA* $x* = (x_1 x_2 ..., x_n)^{1/n}$ se $f(x_1, x_2, .., x_n) = x_1 x_2 ... x_n$,

la *MEDIA ARMONICA* $x** = n/(\frac{1}{x_1} + \frac{1}{x_2} + \cdots + \frac{1}{x_n})$ se $f(x_1, x_2, ... x_n) = (1/x_1) + (1/x_2) + .. + (1/x_n)$...

a2) La *MODA* di un insieme di misure è quella (o quelle) misura $x(M)$ cui corrisponde la massima frequenza: la moda di una distribuzione statistica, pertanto, indentifica quel valore, o quei valori, che si presentano con maggior frequenza. Nella tabella 2.2 è possibile rilevare tre valori modali (36, 67, 68).

a3) Data una distribuzione statistica $F(x)$ la *MEDIANA* è quel valore x_M che divide la distribuzione in due parti uguali, nel senso che il numero di osservazioni a sinistra di x_M è uguale al numero di osservazioni che sono a destra $(x_M = F^{-1}(1/2))$. Osserviamo che, qualora il numero delle osservazioni sia dispari $x_1 \leq x_2 \leq \cdots \leq x_n (n = 2k + 1)$ la mediana coincide con x_{k+1}. Se invece n è pari ($n = 2k$) la mediana può assumere qualunque valore compreso tra x_k e x_{k+1}.

Con riferimento alla tabella 2.3, si ha $45 \leq x_M \leq 46$. In particolare si può assumere per convenzione $x_M = 45.5$. Per la tabella 2.4 si ha invece $50 \leq x_M \leq 50$ e quindi $x_M = 50$.

Si può estendere il concetto e definire il p-QUANTILE ($0 < p < 1$) come quel valore x_p che divide la distribuzione in due parti, lasciando una proporzione p di osservazioni a sinistra, e $1 - p$ a destra ($x_p = F^{-1}(p)$). Se si prende, per esempio, $p = \frac{1}{10}$ si ha per la tabella 2.2: $x_p = 24$ e per la tabella 2.3: $x_p = 25$.

b) Gli *INDICI DI DISPERSIONE* sono utilizzati per sintetizzare quanto la distribuzione statistica sia addensata attorno ad una misura di posizione e sono, in generale, indici omogenei e invarianti per traslazione (assumono come origine intrinseca il rispettivo indice di localizzazione).

Un primo possibile indice che fornisce un'indicazione sulla dispersione è la VARIANZA:

$$s^2 = \frac{\sum_{i=1}^{n}(x_i - \bar{x})^2}{n}.$$

Si assume la formula per il calcolo della varianza che ha come denominatore la numerosità delle osservazioni. Occorre notare però che nella letteratura e nei pacchetti informatici più diffusi si considera come valore del denominatore $n - 1$ (gradi di libertà). Le motivazioni che portano alle due scelte saranno esaminate nel capitolo V. C'è comunque da notare che per n grande la differenza è irrilevante.

Osserviamo che un cambiamento della scala delle misure che trasforma x_i in kx_i trasforma s^2 in $k^2 s^2$.

Pertanto la varianza non è un indice omogeneo. Data l'opportunità di utilizzare indici di dispersione omogenei si fa quindi uso della radice quadrata della varianza.

b1) Lo *SCARTO STANDARD* (Deviazione standard, Scarto quadratico medio): s è l'indice di dispersione relativo alla media aritmetica ed è ottenuto dalla radice quadrata della varianza:

$$s = \sqrt{\left(\frac{\sum(x_i - \bar{x})^2}{n}\right)} = \sqrt{s^2}$$

b2) Lo *SCARTO ASSOLUTO*: S è un indice relativo alla media: $S = \sum_{i=1}^{n} \frac{|x_i - \bar{x}|}{n}$, o alla mediana: $S_M = \sum_{i=1}^{n} \frac{|x_i - x_M|}{n}$.

b3) Gli scarti inter p-*QUANTILI*: $s_p = |x_p - x_{1-p}|$ fanno riferimento ai quantili della distribuzione, tutti sono omogenei e invarianti per traslazione.

c) Gli *INDICI DI FORMA* che vengono più comunemente utilizzati si riferiscono a misure di asimmetria della distribuzione statistica, oppure misure relative al peso delle "code" della distribuzione rispetto alla parte centrale (a parità di dispersione). Sono indici invarianti per traslazione e cambiamento di scala: la forma di una distribuzione non dipende infatti dal sistema di riferimento.

c1) L'indice di *ASIMMETRIA* (in breve SKEW), definito come segue:

$$SKEW = \frac{\sum_{i=1}^{n}(x_i - \bar{x})^3}{\left(\sum_{i=1}^{n}(x_i - \bar{x})^2\right)^{3/2}}$$

è una misura dell'asimmetria della distribuzione ripetto al valor medio.

Un valore negativo dell'indice di asimmetria indica la presenza di maggior contributo di osservazioni minori del valor medio e viceversa. Le distribuzioni simmetriche hanno indice di asimmetria nullo.

c2) L'indice di *CURTOSI* (in breve KURT) è una misura del peso relativo delle code della distribuzione rispetto alla parte centrale ed è definito come segue:

$$KURT = \frac{\sum_{i=1}^{n}(x_i - \bar{x})^4}{n} \Bigg/ \left(\sum_{i=1}^{n}(x_i - \bar{x})^2\right)^2$$

L'utilizzo di questo indice avviene mediante il confronto con il valore relativo alla distribuzione di una misura gaussiana (errori casuali di misura), che verrà più ampiamente trattata nei capitoli III e IV.

Dato che l'indice di curtosi in tal caso è pari a 3 e l'indice stesso è tanto maggiore quanto più grande è il peso delle code rispetto alla parte centrale, si distinguono i tre casi:

- distribuzione leptocurtica (appuntita) se $KURT < 3$ (code leggere)

- distribuzione a "forma" gaussiana (circa) se KURT=3 (code/centro circa normale)

- distribuzione platicurtica (piatta) se $KURT > 3$ (code pesanti).

Nella tabella 2.5 sono riportati i valori dei vari indici per i dati GLR. Ad ogni colonna della tabella 2.1 corrisponde una riga nella tabella 2.5 (la colonna 9 non è stata analizzata).

Tabella 2.5. Indici sintetici relativi ai dati GLR. Ogni riga della tabella riporta i valori degli indici relativi alla rispettiva colonna della matrice dei dati.

MEDIE	MEDIANE	SIGMA	SKEW	KURT
0.5885	1	6.4434	-0.3589	1.1236
22.427	14	20.875	1.0188	3.0265
45.771	45.5	16.913	-0.3264	2.3108
0.5625	1	0.4974	-0.3264	1.058
1.8281	2	0.7904	0.5673	2.528
0.2604	0	0.44	1.089	2.1807
50.219	50	19.868	0.3319	2.6252
0.4688	0	0.5003	0.1249	1.0104

Esaminando i valori degli indici di ogni riga è possibile fare alcune considerazioni sull'andamento delle misure della corrispondente colonna della matrice dei dati.

La riga 1 si riferisce all'informazione relativa all'esito, che è codificata con il valore 1 se il paziente è morto e zero se è uscito in vita dall'osservazione. Il valore della media di un tale indicatore non è altro che la frequenza relativa di valori "1", quindi la frequenza di morti osservate (circa il 59% dei pazienti risulta essere morto durante il periodo di osservazione); quest'ultima informazione è deducibile anche dai valori della mediana e dell'asimmetria. In questo caso però l'informazione data dalla media ci dice anche di quanto sono sbilanciati i due insiemi di esiti. I valori di s (SIGMA) e dell'indice di curtosi non sono significativi nel trattamento di informazioni dicotomiche come questa, dato che tali valori sono comunque ricavabili dalla media (in particolare $s = \sqrt{\bar{x}(1 - \bar{x})}$).

Sulla seconda riga sono riportati gli indici relativi alla misura del periodo (in mesi) di durata dell'osservazione. In questo caso il confronto tra la media e la mediana consente di concludere che, anche se la media del periodo di osservazione è piuttosto alta, la metà dei pazienti viene osservata per non più di 14 mesi. Se si considera poi anche il valore dello scarto standard e dell'indice di asimmetria si può concludere che nell'insieme di dati sono presenti un notevole numero di pazienti con periodo di osservazione breve e un numero minore di pazienti con un tempo di osservazione notevolmente più lungo (la distribuzione presenta una notevole dispersione), l'indice di curtosi indica comunque un rapporto circa "normale" tra il peso delle code e della parte centrale della distribuzione.

L'andamento dell'età è sintetizzato nella terza riga. In questo caso i valori della media e della mediana sono quasi identici. La media quindi è un valore veramente "centrale" della distribuzione. Il valore dello scarto indica inoltre una concentrazione maggiore rispetto alla distribuzione della seconda riga. Questo risulta ancora più evidente se si confrontano i coefficienti di variazione (CV=scarto standard/media) che risultano CV(tempo di osservazione)=0.931 e CV(età)=0.37.L'indice di asimmetria conferma quanto già si rileva dal confronto tra media e mediana e cioè la presenza di un numero maggiore di età più alte della media rispetto a quelle inferiori. Analoghe considerazioni si potrebbero basare sull'analisi dei quartili della distribuzione (34, 45, 59), che indicano

che il 25% dei pazienti ha età comprese tra 5 e 34 (30 valori possibili) 25% tra
35 e 45 (11 valori possibili), 25% tra 46 e 58 (13 valori possibili) e 25% tra 59
e 77 (19 valori possibili).

L'indice di curtosi, se confrontato con quello della riga precedente, indica di
nuovo una maggiore concentrazione delle osservazioni nella parte centrale della
distribuzione rispetto alle "code". Sulle righe 4, 6, 8 sono riportate informazioni
analoghe a quelle della riga 1; sulla riga 7 analoghe a quelle della riga 3, mentre
qualche parola in più merita la riga 5.

Anche in questo caso si ha la media più piccola della mediana ad indicare
un maggior numero di osservazioni più alte della media, mentre gli altri indici
non sono molto significativi, dato che si tratta di una misura con soli 4 valori
possibili. Si può solo osservare che, in questo caso, la tabella 2.5 fornisce informazioni sufficienti a ricostruire per intero la distribuzione statistica, mediante
semplici trasformazioni degli indici.

2.3 Sintesi dei dati (caso multivariato).

Spesso è necessario prendere in considerazione due o più misure congiuntamente. È possibile infatti che ci sia una perdita di informazione notevole
nel considerarle separatamente. Qualora, ad esempio, si voglia analizzare lo
sviluppo "armonico" degli adolescenti sarebbe assolutamente inadeguato prendere in considerazione separatamente le misure relative all'altezza e al peso,
che devono necessariamente essere "guardate" congiuntamente.

Accanto alle sintesi univariate, viste in precedenza, si possono pertanto utilizzare le analoghe multivariate. Si prenderanno in considerazione, in particolare,
quelle bivariate, essendo l'estensione ad un numero maggiore di dimensioni del
tutto ovvia.

2.3.1 Dati raggruppati.

Le distribuzioni statistiche bivariate per dati raggruppati sono generalmente riportate in forma tabulare. Nelle matrici che si ottengono in tal modo l'indice di riga si riferisce alla classificazione della prima misura e l'indice di colonna alla seconda. I margini contengono le rispettive distribuzioni univariate:

Tavola   1

i \ k	1	2	. . .	s	$n_{i.}$
1	n_{11}	n_{12}	. . .	n_{1s}	$n_{1.}$
2	n_{21}	n_{22}		n_{2s}	$n_{2.}$
.	.	.	. . .	.	.
.	.	.	. . .	.	.
.	.	.	. . .	.	.
r	n_{r1}	n_{r2}		n_{rs}	$n_{r.}$
$n_{.k}$	$n_{.1}$	$n_{.2}$	. . .	$n_{.s}$	n

Distribuzione statistica bivariata (frequenze assolute)

n_{ij} è il numero di osservazioni nella i-esima classe della prima variabile e j-esima della seconda; $n_{i.}$ il numero di osservazioni nella i-esima classe della prima variabile e $n_{.j}$ il numero di osservazioni nella j-esima classe della seconda, n è il totale delle osservazioni.

Nelle tabelle 2.6, 2.7, 2.8 sono riportate le distribuzioni (frequenze assolute) relative alle colonne 2 e 3 (tempo di osservazione, età), 2 e 7 (tempo di osservazione, diametro), 3 e 7 (età, diametro).

Le griglie utilizzate sono le seguenti:

- tempo di osservazione: gli interi da 0 a 85 con passo 5 (mesi);

- età: gli interi da 5 a 80 con passo 5 (anni);

- diametro: gli interi da 10 a 100 con passo 10 (mm.).

All'incrocio della riga di indice "i"($i > 1$) con la colonna di indice "j"($j > 1$) è riportato, in tabella 2.6, il numero di osservazioni tali che "$5(i-1) <$ tempo di osservazione $\leq 5i$" e "$5j <$ età $\leq 5(j+1)$"; mentre se i=1 (o j=1) devono essere conteggiati tutti i casi per cui "$0 \leq$ tempo di osservazione ≤ 5"("$5 \leq$ età ≤ 10"). In modo del tutto analogo sono costruite le tabelle 2.7 e 2.8.

Un'esame della tabella 2.6 mostra che età più elevate tendono ad associarsi a

43

Tabella 2.6. Distribuzione congiunta del tempo di osservazione ed età (dati raggruppati).

Eta'	5/ 10	11/ 15	16/ 20	21/ 25	26/ 30	31/ 35	36/ 40	41/ 45	46/ 50	51/ 55	56/ 60	61/ 65	66/ 70	71/ 75	76/ 80	Dist. marg.
Tempo oss.																
0-5	0	1	0	0	2	1	3	3	2	5	7	5	11	6	0	46
6-10	1	2	0	1	0	2	0	1	3	3	7	3	5	1	0	29
11-15	1	2	0	0	0	1	3	1	3	3	5	3	1	1	0	24
16-20	0	0	0	0	2	2	3	3	2	0	1	0	1	0	0	14
21-25	0	0	1	0	0	1	1	2	0	1	2	0	1	0	1	10
26-30	0	1	0	0	2	1	3	2	0	0	1	0	0	0	0	10
31-35	0	0	0	0	1	1	0	3	0	0	1	1	1	1	0	9
36-40	0	0	0	0	1	2	0	1	0	0	0	1	2	0	0	7
41-45	1	1	1	0	1	3	2	1	0	0	0	0	0	0	0	10
46-50	0	0	0	0	1	1	4	1	0	1	1	0	0	0	0	9
51-55	1	1	0	0	0	1	0	0	0	0	0	0	0	0	0	3
56-60	0	0	0	1	1	0	1	3	1	0	0	0	0	0	0	7
61-65	0	0	0	1	0	0	1	0	0	0	0	0	0	1	0	3
66-70	0	0	0	1	0	0	1	0	1	1	0	0	0	0	0	4
71-75	0	0	1	0	0	0	1	0	1	0	0	0	0	0	0	3
76-80	0	0	1	0	0	0	0	0	1	1	0	0	0	0	0	3
81-85	0	0	0	0	1	0	0	0	0	0	0	0	0	0	0	1
Dist. marg.	4	8	4	4	12	16	23	21	14	15	25	13	22	10	1	192

Tabella 2.7. Distribuzione congiunta del tempo di osservazione e diametro (dati raggruppati).

Diametro	10-20	21-30	31-40	41-50	51-60	61-70	71-80	81-90	91-100	Dist. marg.
Tempo oss.										
0-5	0	2	2	8	15	11	6	2	0	46
6-10	3	1	7	5	5	2	4	0	2	29
11-15	0	1	5	2	6	1	4	1	4	24
16-20	0	2	2	2	3	0	2	1	2	14
21-25	0	2	2	1	2	0	2	1	0	10
26-30	0	0	5	2	0	2	0	0	1	10
31-35	2	1	0	1	3	0	0	1	1	9
36-40	1	2	2	1	1	0	0	0	0	7
41-45	1	1	2	2	1	1	1	1	0	10
46-50	0	0	5	1	0	1	1	0	1	9
51-55	0	0	0	1	0	2	0	0	0	3
56-60	0	0	0	2	2	1	1	1	0	7
61-65	0	0	0	1	0	2	0	0	0	3
66-70	0	0	1	1	0	1	0	0	1	4
71-75	0	0	1	1	0	1	0	0	0	3
76-80	0	0	1	0	0	1	1	0	0	3
81-85	0	1	0	0	0	0	0	0	0	1
Dist. marg.	7	13	35	31	38	26	22	8	12	192

tempi di osservazione più bassi suggerendo l'esistenza di un legame tra prognosi più infauste (le morti osservate sono comunque il 59%) ed età più elevate. La tabella 2.7 non mostra un analogo legame, almeno non così evidente, tra la dimensione del tumore e il tempo di osservazione. Dalla tabella 2.8 non viene suggerita alcuna ipotesi di legame tra le due variabili.

Tabella 2.8. Distribuzione congiunta dell'età e diametro (dati raggruppati)

Diametro Eta'	10-20	21-30	31-40	41-50	51-60	61-70	71-80	81-90	91-100	Dist. marg.
5-10	0	1	1	1	0	1	0	0	0	4
11-15	1	0	1	3	0	1	0	0	2	8
16-20	0	0	1	1	0	1	1	0	0	4
21-25	0	0	1	1	0	1	1	0	0	4
26-30	1	1	2	3	3	0	0	1	1	12
31-35	1	1	6	0	3	3	0	0	2	16
36-40	0	1	5	5	3	4	4	1	0	23
41-45	1	2	2	3	3	2	4	3	1	21
46-50	0	0	2	3	3	3	2	0	1	14
51-55	0	2	3	1	3	2	3	0	1	15
56-60	1	1	5	1	9	2	3	1	2	25
61-65	0	2	2	2	0	2	4	1	0	13
66-70	2	0	4	5	7	2	0	1	1	22
71-75	0	2	0	1	4	2	0	0	1	10
76-80	0	0	0	1	0	0	0	0	0	1
Dist. marg.	7	13	35	31	38	26	22	8	12	192

La rappresentazione grafica delle tre tabelle è ottenuta mediante diagramma di dispersione, rispettivamente nelle figure 2.4, 2.5, 2.6 (il valore della variabile di riga in ordinata e di colonna in ascissa).

Dall'esame dei diagrammi si rileva quanto già osservato mediante esame delle tabelle, ma, in questo caso la rappresentazione grafica aiuta a "vedere" la diversa concentrazione delle tre "nuvole" di punti.

2.3.2 Indici sintetici di correlazione.

Una valutazione numerica del legame tra gli andamenti di due variabili, può essere effettuata mediante l'uso di indici sintetici di correlazione come la covarianza:

$$cov(x,y) = \frac{\sum_{i=1}^{n}(x_i - \bar{x})(y_i - \bar{y})}{n}$$

che non risulta però particolarmente utile, data la dipendenza congiunta dalle unità di misura scelte per le due variabili.

Come nel caso univariato per gli indici di forma, è ragionevole infatti che un buon indice di correlazione sia invariante per traslazione e per cambiamento di scala su entrambi gli assi.

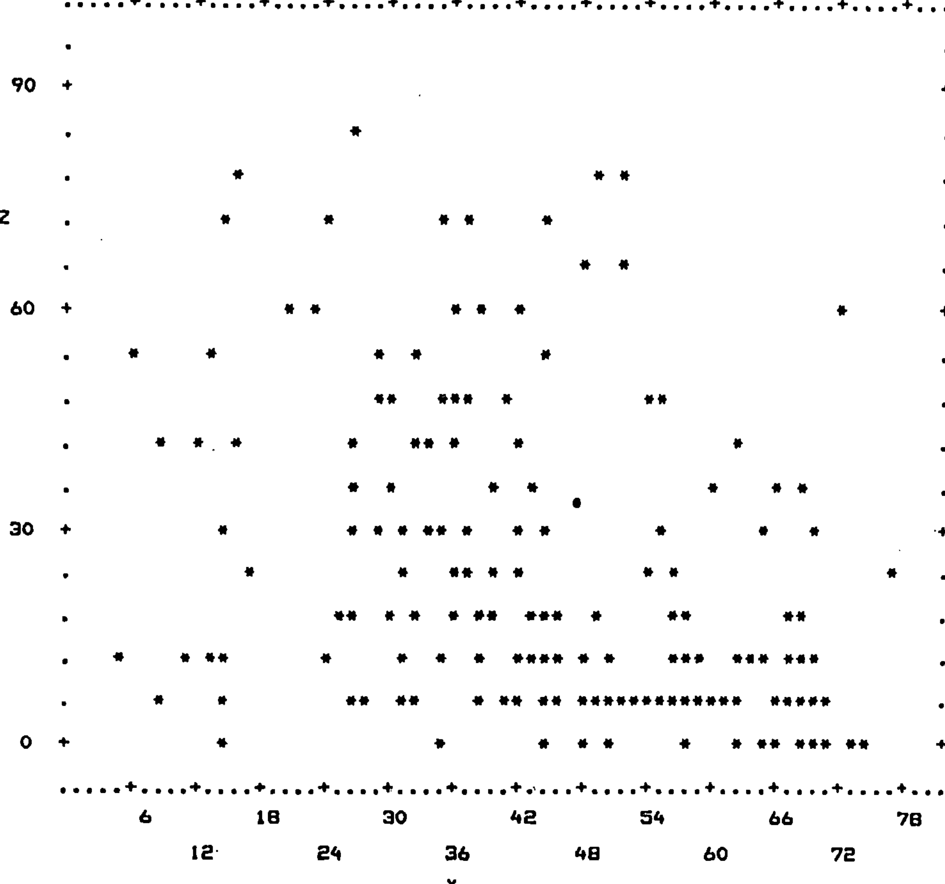

Figura 2.4. Diagramma di dispersione del "tempo di osservazione" in funzione dell'età.

Il coefficiente di correlazione (lineare): $\rho(x,y) = cov(x,y)/s(x)s(y)$ soddisfa questa proprietà e risulta inoltre sempre compreso tra -1 e 1, assumendo tali valori quando le misure giacciono tutte su una retta con coefficiente angolare negativo o positivo rispettivamente, mentre il valore 0 indica l'assenza di un legame tendenzialmente monotono tra le due quantità.

Se le quantità x e y sono variabili rango il coefficiente di correlazione viene denominato "indice di correlazione di Spearman".

Nella tabella 2.9 (matrice di correlazione CORR) sono riportati gli indici di correlazione tra tutte le colonne della matrice dei dati GLR (CORR(i,j)= valore del coefficiente di correlazione tra le colonne i e j della matrice dei dati).

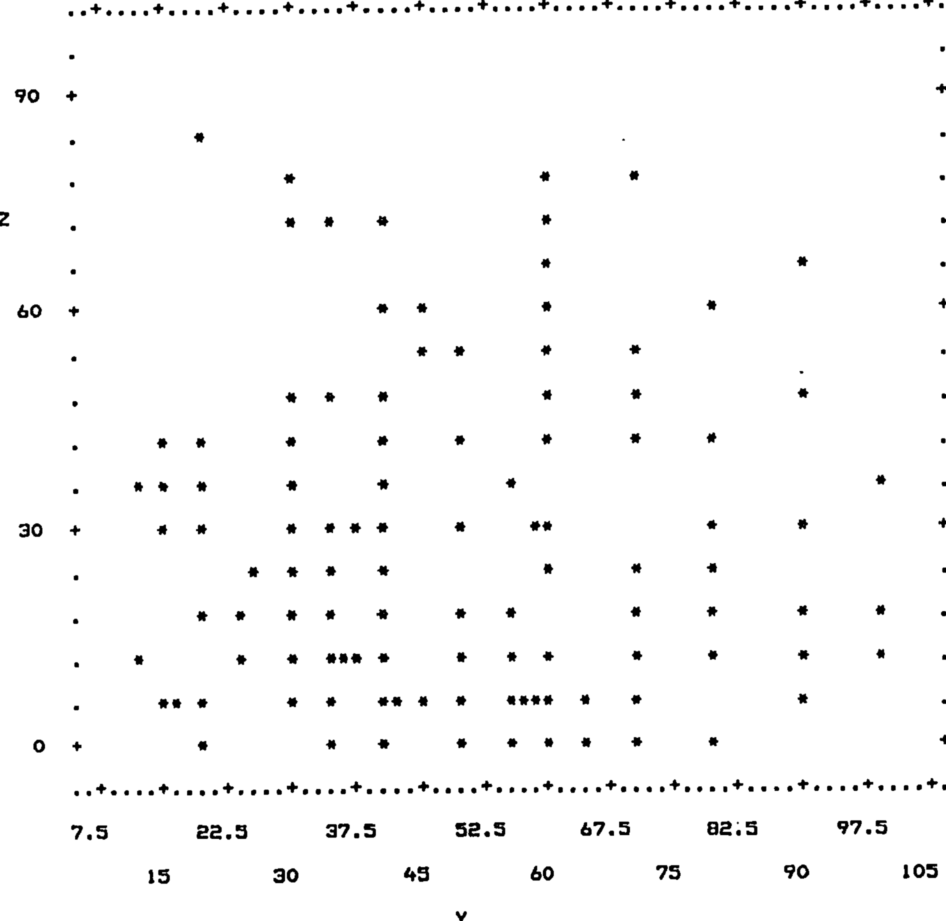

Figura 2.5.Diagramma di dispersione del "tempo di ossetvazione" in funzione del diametro.

Si può notare che, essendo il coefficiente di correlazione una funzione simmetrica dei suoi argomenti, la matrice di correlazione è una matrice simmetrica. Sulla diagonale compaiono tutti valori pari ad 1, essendo i coefficienti di correlazione di ogni variabile con se stessa. La parte veramente informativa della matrice è pertanto solo quella triangolare posta superiormente alla diagonale (o inferiormente). È interessante osservare che la colonna 2 della matrice dei dati è correlata negativamente con tutte le altre, indicando un legame tra valori bassi del tempo di osservazione e alti di tutte le altre informazioni. Se si considera che, nella nostra matrice dei dati, a valori alti delle variabili (esclusa

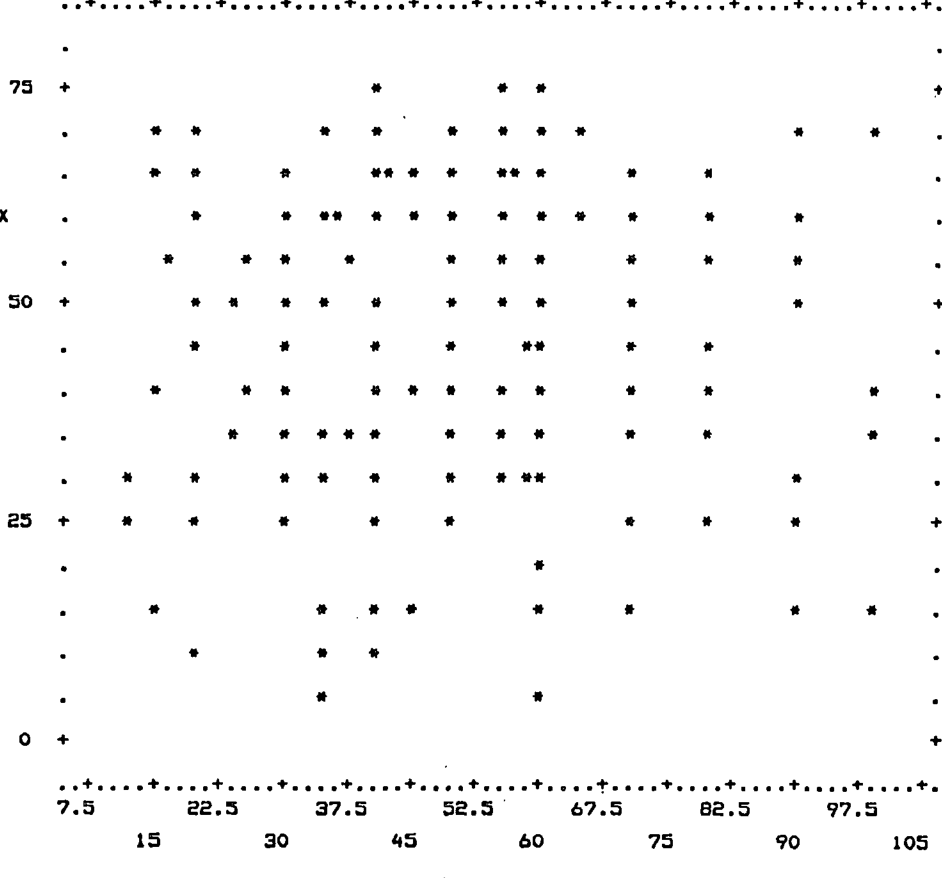

Figura 2.6.Diagramma di dispersione dell'età in funzione del diametro

la seconda colonna) corrisponde uno stato generale del paziente peggiore, tutto diventa perfettamente coerente. Viceversa, se non fossimo a conoscenza di quest'ultimo fatto, potremmo dedurlo dall'analisi della tabella.

Un risultato abbastanza inaspettato è il valore basso dell'indice di correlazione tra la colonna 1 e la colonna 6, l'esito non sembra correlato (monotonamente)con la localizzazione del tumore, mentre i valori positivi dell'indice di correlazione tra l'esito e tutte le altre colonne (esclusa la seconda) confermano l'associazione tra valori alti delle misure (o dei codici) e prognosi infausta. L'alta correlazione tra le colonne 4 e 3, 4 e 5 fa pensare che anche l'età e la sintomatologia concorrano a determinare il punteggio dell'indice funzionale di

Tabella 2.9. Matrice di correlazione relativa ai dati GLR.

```
                          CORR
**********************************************************
 1.000  -.491   .398   .329   .382   .038   .195   .234
 -.491  1.000  -.403  -.447  -.498  -.184  -.093  -.353
  .398  -.403  1.000   .319   .413  -.095   .031   .319
  .329  -.447   .319  1.000   .607   .141   .054   .260
  .382  -.498   .413   .607  1.000   .265   .036   .231
  .038  -.184  -.095   .141   .265  1.000  -.191  -.058
  .195  -.093   .031   .054   .036  -.191  1.000   .084
  .234  -.353   .319   .260   .231  -.058   .084  1.000
```

salute. L'informazione fornita da tutte le tre variabili quindi non dovrebbe essere molto superiore a quella fornita da due o, addirittura, da una soltanto. Si vedrà nel seguito come utilizzare al meglio questa osservazione. Si riporta, per confronto, anche la matrice di covarianza (COV, tabella 2.10). Analogamente al caso precedente $COV(i,j)$ = valore della covarianza relativa alle colonne i e j della matrice dei dati.

Naturalmente in tale matrice sono conservati i segni della matrice di correlazione, mentre gli ordini di grandezza degli elementi nulla possono dire circa una maggiore o minore correlazione tra le corrispondenti colonne di GLR. Come esempio è sufficiente confrontare i valori delle due matrici contenuti nella prima colonna (seconda e terza riga) con quelli contenuti in settima colonna (seconda e terza riga), infatti in entrambi i casi i valori più alti della covarianza sono esclusivamente dovuti all' unità di misura usata e non ad una correlazione più stretta delle corrispondenti misure.

Tabella 2.10. Matrice di covarianza relativa ai dati GLR.

```
                          COV
**********************************************************
   .243    -5.059    3.324    .081    .149    .008   1.912    .058
 -5.059   435.764  -142.184  -4.645  -8.225  -1.693  -38.460  -3.688
  3.324  -142.184   286.052   2.679   5.521   -.710   10.454   2.700
   .081    -4.645     2.679    .247    .239    .031    .531    .065
   .149    -8.225     5.521    .239    .625    .092    .572    .091
   .008    -1.693     -.710    .031    .092    .194   -1.670   -.013
  1.912   -38.460    10.454    .531    .572  -1.670  394.727    .839
   .058    -3.688     2.700    .065    .091   -.013    .839    .250
```

2.3.3 Relazioni statistiche.

Torniamo a considerare il valore del coefficiente di correlazione come indice di associazione "tendenzialmente lineare".

Tabella 2.11.Altezza in pollici di coppie di padri/figli (figli:Y, padri:X) R=residui relativi alla regressione lineare y=a+bx.

Y	R	X	Y	R	X	Y	R	X
****	*********	****	****	*********	****	****	*********	****
63.5	3.0678	64.5	69.5	-1.2869	67.5	70.5	-1.7384	68.5
64.5	2.0678	64.5	70.5	-2.2869	67.5	67.5	1.81	69.5
72.5	-5.3838	65.5	71.5	-3.2869	67.5	67.5	1.01	69.5
65.5	2.1647	66.5	72.5	-4.2869	67.5	68.5	.81003	69.5
66.5	1.1647	66.5	64.5	4.2616	68.5	69.5	-.18997	69.5
67.5	.16469	66.5	65.5	3.2616	68.5	69.5	-.18997	69.5
70.5	-2.8353	66.5	66.5	2.2616	68.5	70.5	-1.17	69.5
65.5	2.7131	67.5	67.5	1.2616	68.5	70.5	-1.19	69.5
66.5	1.7131	67.5	67.5	1.2616	68.5	71.5	-2.19	69.5
66.5	1.7131	67.5	67.5	1.2616	68.5	72.5	-3.19	69.5
66.5	1.7131	67.5	68.5	.26158	68.5	73.5	-4.19	69.5
67.5	.71314	67.5	68.5	.26158	68.5	69.5	.35848	70.5
67.5	.71314	67.5	69.5	-.73842	68.5	67.5	2.9069	71.5
68.5	-.28686	67.5	69.5	-.73842	68.5	70.5	-.093079	71.5
69.5	-1.2869	67.5	70.5	-1.7384	68.5	70.5	-.093079	71.5
69.5	-1.2869	67.5						

Consideriamo alcuni dati relativi alle altezze in pollici di maschi adulti legati dalla relazione padre/figlio (tabella 2.11 : X =altezza del padre, Y = altezza del figlio).

Tali dati sono un sottoinsieme di quelli analizzati da Pearson e Lee (1903), (Biometrika, 2, 415).

Per visualizzare l'aspetto "correlazione" consideriamo il corrispondente diagramma di dispersione (figura 2.7), in cui sulle ascisse sono riportati i valori della x e sulle ordinate quelli della y.

Dal diagramma si può osservare che valori alti della y tendono ad essere associati a valori alti della x (almeno in media).

Il relativo coefficiente di correlazione risulta infatti positivo: $\rho(x,y) = 0.366$. In questa situazione ha senso cercare una relazione esatta che fornisca la media della variabile Y=altezza del figlio in funzione della variabile X=altezza del padre:

$$E(Y/X) = f(X).$$

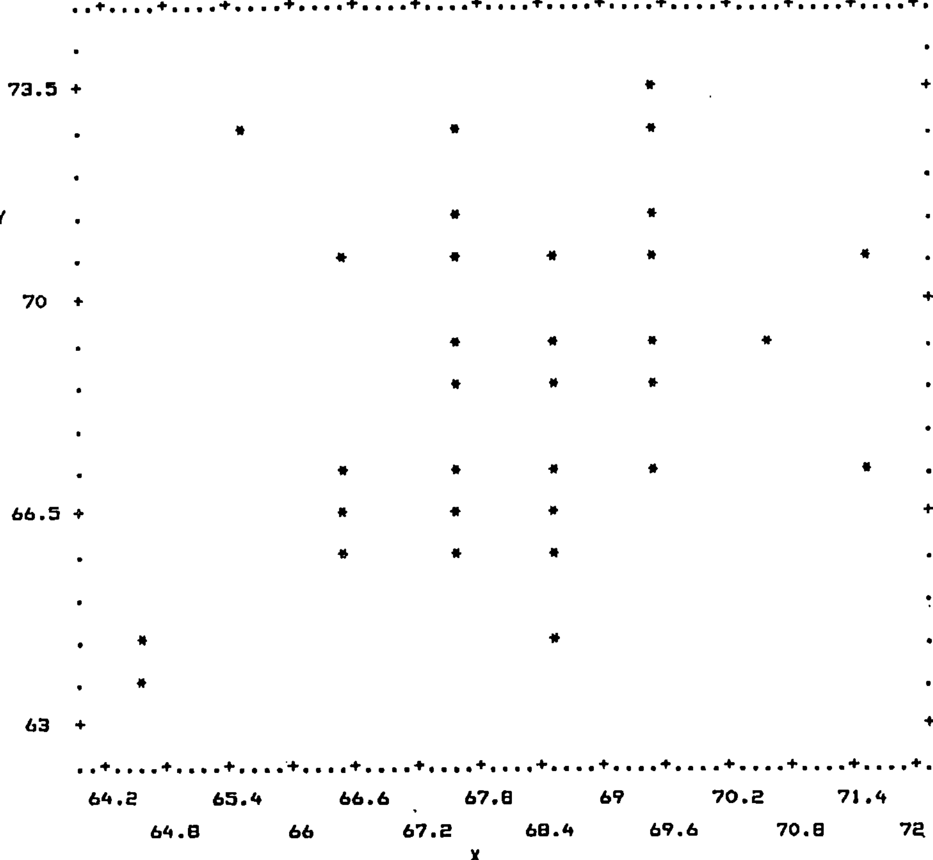

Figura 2.7.Diagramma di dispersione dell'altezza del figlio in funzione dell'altezza del padre.

La funzione f viene chiamata funzione di regressione e il suo grafico curva di regressione.

Per lo studio dell'associazione tra due misure assume particolare interesse il caso in cui sia possibile determinare un'espressione funzionale semplice per la f, che dipenda, eventualmente, da un certo numero di coefficienti incogniti, che vengono denominati "parametri". Anche qualora non sia possibile in modo esatto è comunque interessante cercare di raggiungere un tale obiettivo, almeno in modo approssimato. Quello che si cerca di fare è quindi di determinare un'espressione funzionale dipendente da alcuni parametri, da valutare in modo opportuno, che fornisca una buona approssimazione della funzione f.

Per risolvere il problema occorre quindi proporre un'espressione funzionale e un opportuno criterio di approssimazione in base al quale valutare il valore "migliore" per i parametri.

Se prendiamo in considerazione i dati riportati in figura 2.7, possiamo provare ad utilizzare la funzione f più semplice possibile:

$$f(X) = a + bX$$

e determinare i valori di a e b che rendono minimi gli scostamenti verticali della retta $y = f(X)$ dai punti sperimentali riportati in figura.

In particolare considereremo il seguente indice: $I(a,b) = \sum_{i=1}^{n}(Y_i - a - bX_i)^2$ e sceglieremo per a e b quei valori che rendono minimo l'indice I.

Data l'espressione di I, il metodo che deriva dalla sua minimizzazione è detto metodo dei minimi quadrati.

Derivando l'espressione di I rispetto ad a e b e uguagliando a zero si ottengono per a e b le seguenti espressioni:

$$\hat{a} = \bar{y} - b\bar{x}; \qquad \hat{b} = \frac{\sum_{i=1}^{n}(x_i - \bar{x})(y_i - \bar{y})}{\sum_{i=1}^{n}(x_i - \bar{x})^2}$$

dove $\bar{y}$ e $\bar{x}$ sono le medie aritmetiche delle misure Y e X rispettivamente.

Il parametro b (coefficiente angolare della retta approssimante) è detto coefficiente di regressione. Un valore positivo per $\hat{b}$ indica una tendenza a crescere della variabile dipendente al crescere della variabile indipendente (correlazione positiva) e viceversa; un valore nullo per $\hat{b}$ identifica una retta orizzontale (misure incorrelate).

Nel caso considerato si ottengono per $\hat{a}$ e $\hat{b}$ i seguenti valori:

$$\hat{a} = 31.19 \quad \hat{b} = 0.55$$

la retta è rappresentata in figura 2.8 (retta r).

Nella tabella 2.11 sono riportati i valori osservati della variabile Y, i valori degli scarti verticali dalla retta r (R), i valori della variabile X corrispondente.

Data un'approssimazione della funzione di regressione, come per esempio

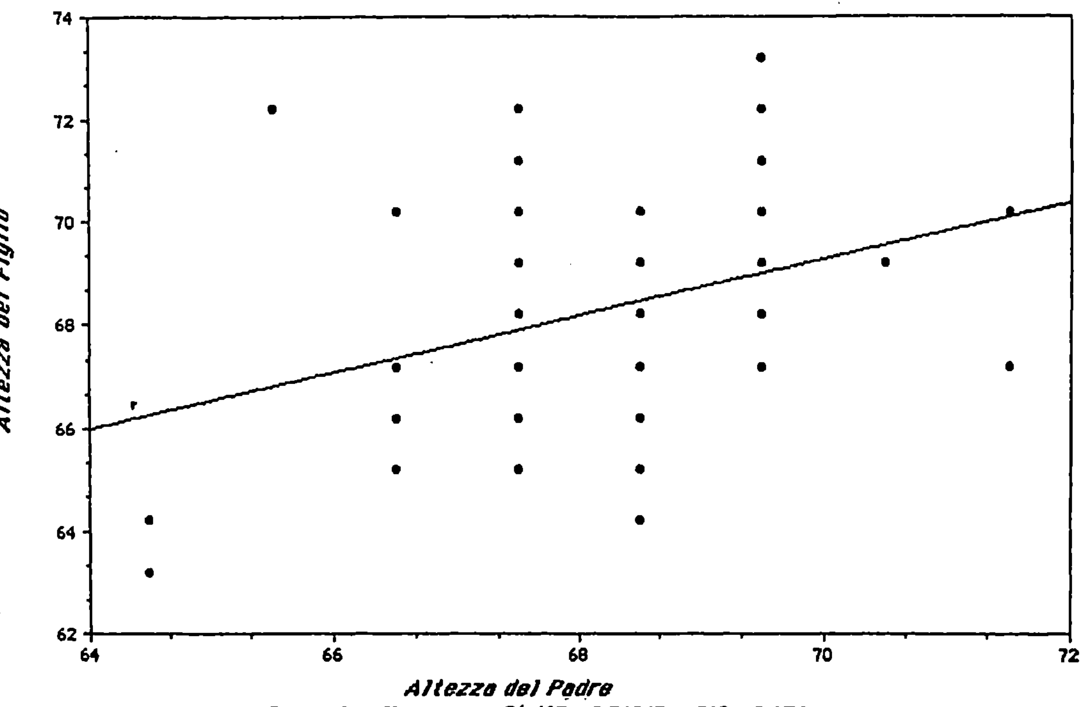

Figura 2.8. Diagramma di dispersione e retta di regressione dell'altezza del figlio in funzione dell'altezza del padre.

quella considerata, occorre valutarne la bontà. Per far questo si utilizza un indice, denotato R^2, la cui espressione è la seguente:

$$R^2 = 1 - \frac{I(a,b)}{\sum (y_i - \bar{y})^2}.$$

È facile verificare che il valore di R^2 varia tra 0 e 1. Il caso in cui risulta $R^2 = 0$ corrisponde alla non correlazione delle misure; mentre, si può facilmente verificare che il caso in cui $R^2 = 1$ corrisponde al perfetto allineamento delle misure sulla retta r utilizzata per l'interpolazione. Valori intermedi vengono interpretati come segue: un valore di $R^2 = p (0 < p < 1)$ indica che il 100p% della variabilità dei dati può essere "spiegato" utilizzando la retta r, ovvero che la variabilità totale dei dati viene ridotta di un 100p% se si considerano gli scostamenti dalla retta di regressione piuttosto che dalla retta orizzontale $y = \bar{y}$. Nel caso analizzato si ottiene $R^2 = 0.134$. È opportuno notare che, nel caso particolare appena analizzato, l'indice R^2 corrisponde al quadrato del coefficiente di correlazione, ma in generale questo non è vero, in particolare, se la funzione f dipende da più di una variabile, come vedremo nel seguito. Consideriamo ora il seguente esempio (tabella 2.12) in cui le 20 misure riportate si riferiscono al peso in grammi della parte destra del fegato (X) e al peso in grammi della parte sinistra (Y) di altrettanti individui.

Tabella 2.12. Peso in grammi della parte destra del fegato (Y) e della parte sinistra (X) in 20 individui esaminati.

X	Y	X	Y
***	***	***	***
105	304	160	382
100	327	85	183
167	332	80	254
83	210	53	152
58	215	137	343
75	165	106	212
118	244	168	380
157	332	76	285
93	185	78	173
125	350	132	338

In questo caso, data la simmetria delle due variabili, ha senso chiedersi se sia possibile prevedere il valor medio di Y in funzione di X, ma anche il valor medio di X in funzione di Y. Nella tabella 2.13 sono riportati i risultati ottenuti approssimando la funzione di regressione di Y data la misura X con la retta:

$$YY = a + bX$$

e la funzione di regressione di X data Y con la retta: $XX = c + dY$ e determinando i valori dei parametri con il criterio dei minimi quadrati.

Nella colonna RR sono riportati gli scostamenti delle misure X dalla retta XX (scostamenti orizzontali), mentre nella colonna R sono riportati gli scostamenti delle misure Y dalla retta YY (scostamenti verticali). In ogni caso quando si parla di tali scostamenti si usa denotarli come "residui" o "vettore dei residui".

Nella figura 2.9 è riportato il diagramma di dispersione delle misure insieme alle due rette appena determinate. Possiamo notare che il punto di intersezione delle rette coincide con il punto che ha come coordinate le medie delle misure $(107.8, 268.3)$.

Tabella 2.13. Peso in grammi della parte destra del fegato (X), peso previsto dalla retta di regressione: XX=c+dY, e relativi residui (RR), peso previsto dalla retta di regressione: YY=a+bX e relativi residui (R).

X	XX	RR	Y	YY	R
105	121.62	16.622	304	263.34	-40.66
100	130.53	30.527	327	254.48	-72.518
167	132.46	-34.537	332	373.17	41.174
83	85.227	2.2274	210	224.37	14.366
58	87.163	29.163	215	180.08	-34.922
75	67.804	-7.1957	165	210.19	45.194
118	98.392	-19.608	244	286.37	42.37
157	132.46	-24.537	332	355.46	23.459
93	75.548	-17.452	185	242.08	57.081
125	139.43	14.433	350	298.77	-51.23
160	151.82	-8.1776	382	360.77	-21.227
85	74.774	-10.226	183	227.91	44.909
80	102.26	22.263	254	219.05	-34.948
53	62.771	9.771	152	171.22	19.221
137	136.72	-.27765	343	320.03	-22.972
106	86.002	-19.998	212	265.11	53.111
168	151.05	-16.952	380	374.95	-5.0543
76	114.27	38.266	285	211.97	-73.034
78	70.902	-7.0983	173	215.51	42.509
132	134.79	2.7865	338	311.17	-26.829

Risulta inoltre $R^2 = 0.6859$ e il coefficiente di correlazione pari a 0.828. Si ottengono inoltre i seguenti valori per i quattro parametri: $\hat{a} = 77.33; \hat{b} = 1.7715; \hat{c} = 3.9196; \hat{d} = 0.3872$. Si può verificare immediatamente che: $R^2 = b * d$, che è equivalente a dire che il coefficiente di correlazione di due misure è pari alla media geometrica dei due coefficienti di regressione. Risulta inoltre che i due coefficienti di regressione hanno sempre lo stesso segno, concorde con quello del coefficiente di correlazione.

Nel caso dei dati di tabella 2.11 si ottengono per $\hat{c}$ e $\hat{d}$ i seguenti valori: $\hat{c} = 51.49 \quad \hat{d} = 0.24$

Rispetto al caso esaminato in precedenza (tabella 2.11), si ottiene, nel caso in esame (2.12), un'approssimazione migliore sia con la previsione di Y in funzione di X che viceversa. Ma è anche evidente che un simile risultato non può sorprendere in quanto, ora, le due misure considerate si riferiscono a parti anatomiche di uno stesso soggetto e quindi necessariamente risultano più correlate delle quantità considerate in precedenza.

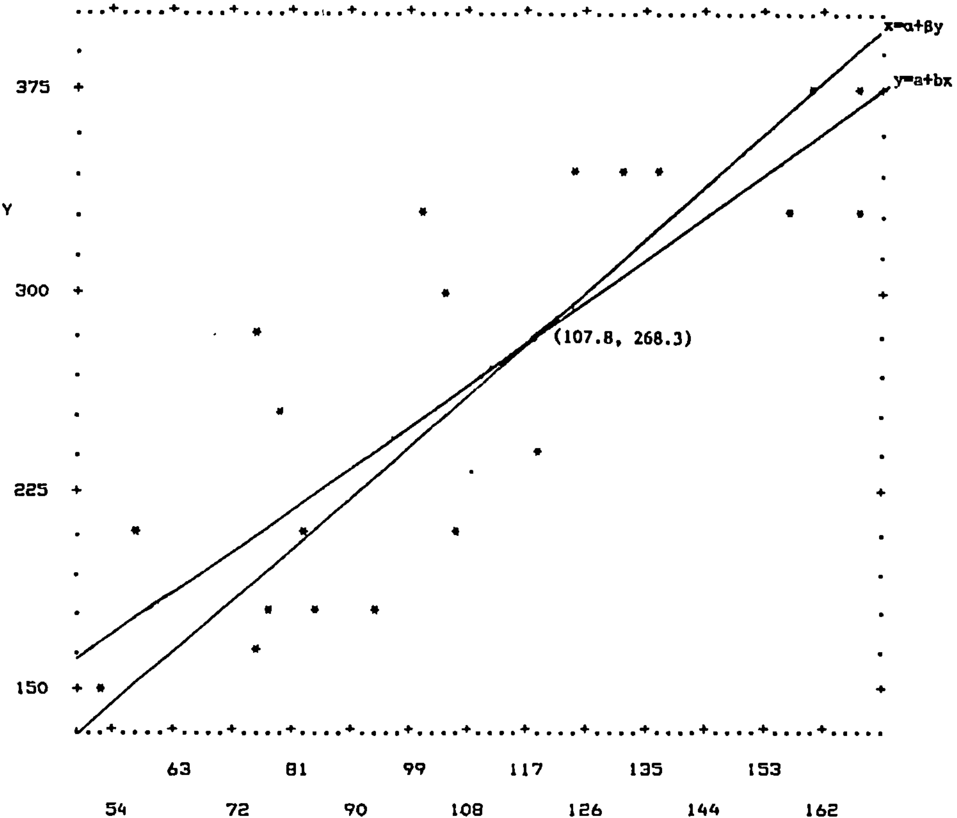

Figura 2.9. Diagramma di dispersione e rette di. regressione relative ai pesi del lobo destro e sinistro del fegato.

La bontà dell'approssimazione ottenuta può essere analizzata graficamente mediante l'analisi del diagramma dei residui in funzione della variabile indipendente. Nella figura 2.10 sono riportati i residui R in funzione di X. Come si può notare essi si dispongono del tutto casualmente in un rettangolo, non mostrando alcuna tendenza a variare in funzione di X, non è quindi ipotizzabile un miglioramento dell'approssimazione ottenuta interpolando ulteriormente i residui con una opportuna funzione di X, non si può pertanto pensare di ottenere un miglioramento dell'approssimazione utilizzando come funzione f una funzione più complicata di X. Un'ulteriore conferma si ha analizzando la figura 2.11, in cui sono riportate le misure X in funzione dei valori XX, ottenuti dalla previsione in funzione di Y. La retta rappresenta la diagonale del primo quadrante. Una previsione perfetta dovrebbe dare tutti i punti sulla retta. Nel nostro caso i punti non sono ovviamente sulla retta, ma non se ne discostano troppo, essendo comunque tutti racchiusi nella figura convessa che ha come "diagonale" la retta stessa. Osserviamo che una analoga figura si sarebbe potuta ottenere per la misura Y.

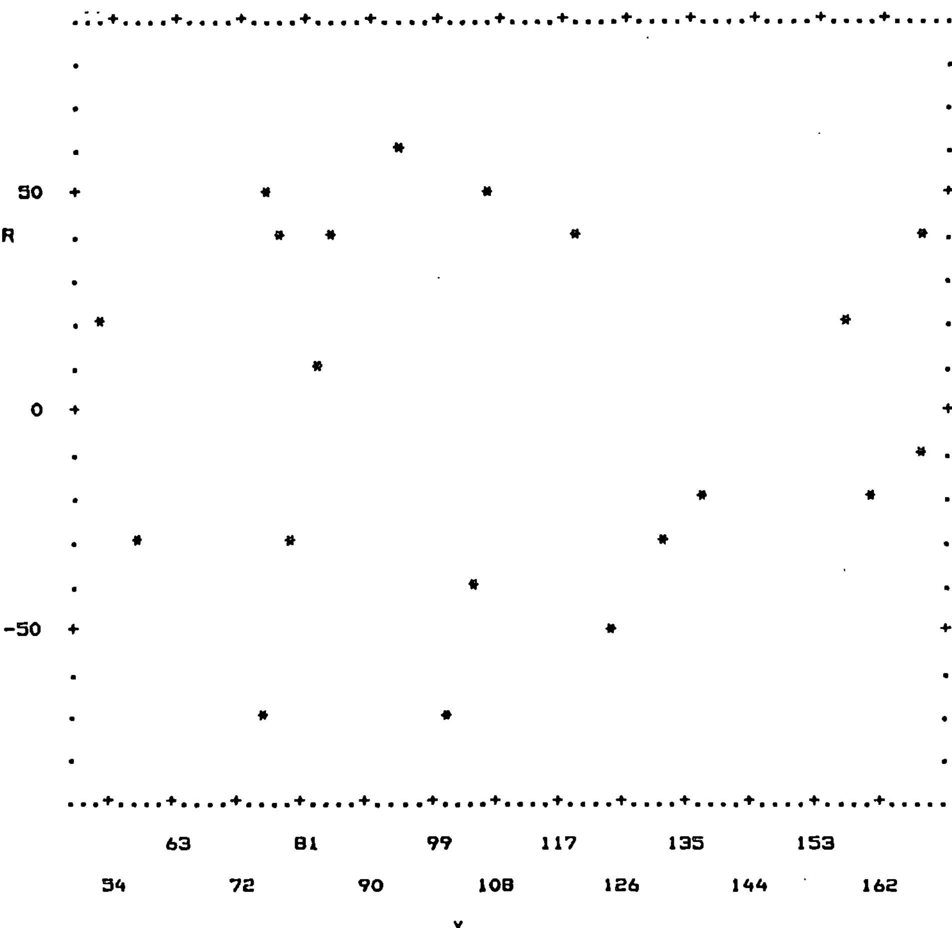

Figura 2.10.Diagramma di dispersione dei residui relativi alla retta: Y=a+bX (lobo sinistro in funzione del lobo destro).

Data l'importanza e la vasta area di applicazione di questo tipo di analisi, consideriamo ancora i dati riportati nella tabella 2.14, dove le colonne dei valori attesi si riferiscono a previsioni ottenute sulla base di un opportuno modello

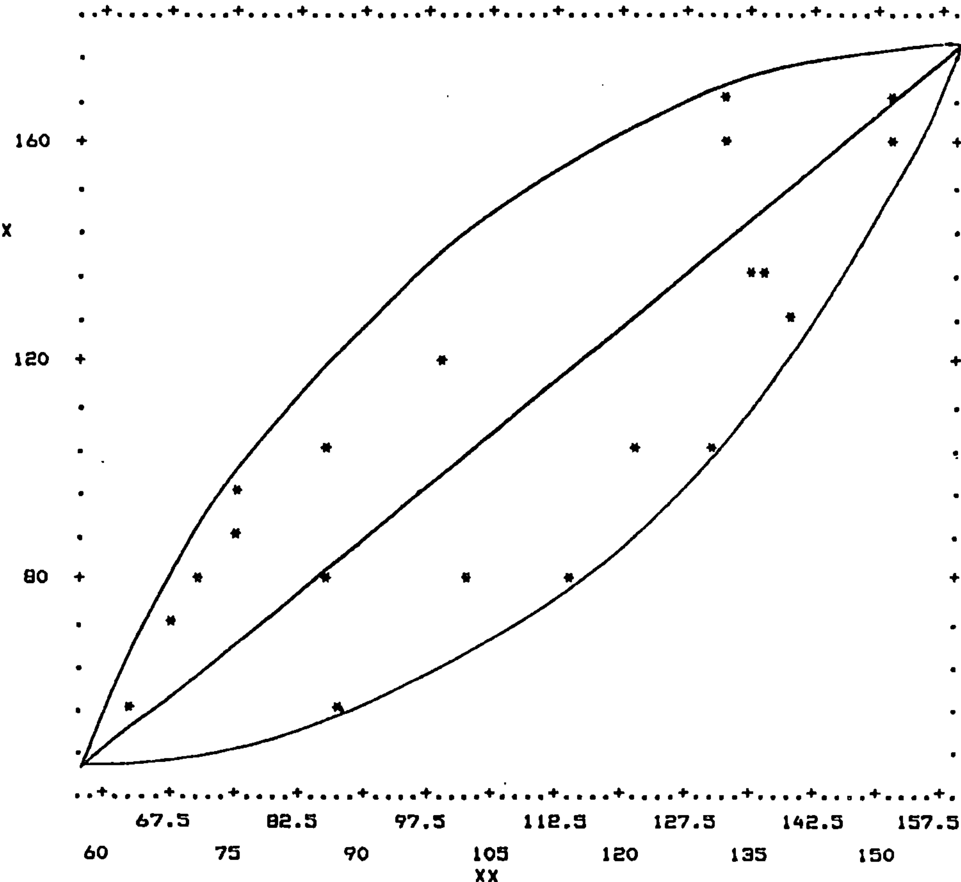

Figura 2.11. Diagramma di dispersione relativo ai valori osservati del peso della parte destra del fegato in funzione dei valori calcolati.

matematico (Arbogast T. e Milner F.A., 1989). Precisamente nella tabella sono riportate le distribuzioni per età (dati raggruppati secondo le classi riportate a margine) della popolazione maschile e femminile degli U.S.A., secondo la rilevazione del censimento del 1980 (II e IV colonna), e le analoghe distribuzioni previste utilizzando un modello matematico studiato nell'articolo citato (I e III colonna).

Prendiamo prima in considerazione la seconda e quarta colonna e il relativo diagramma di dispersione (fig.2.12); è evidente l'andamento circa lineare delle misure Y (distribuzione per età dei maschi) rispetto alle misure X (distribuzione per età delle femmine).

58

Tabella 2.14.Distribuzione per età della popolazione maschile e femminile degli Stati Uniti, previste da modello (I e III colonna) e osservate al censimento 1980 (II e IV colonna), in migliaia di individui.

classi di eta'	MASCHI		FEMMINE	
	previsti	rilevati	previsti	rilevati
0-4	8510	8362	8088	7986
5-9	8964	8539	8537	8161
10-14	8661	9316	8346	8926
15-19	10122	10755	9787	10413
20-24	10467	10663	9997	10655
25-29	9538	9705	9155	9816
30-34	7596	8677	8181	8884
35-39	6417	6862	6748	7104
40-44	5425	5708	5756	5961
45-49	5194	5388	5564	5702
50-54	5419	5621	5915	6089
55-59	5214	5482	5886	6133
60-64	4493	4670	5254	5418
65-69	3667	3903	4576	4880
70-74	2748	2854	3773	3945
75-79	1766	1848	2268	2946
80-84	1030	1019	425	1916
84 e oltre	758	682	426	1559
totali	105989	110053	108682	116493

Se stimiamo la retta di regressione y=a+bx otteniamo i seguenti valori per $\hat{a}$ e $\hat{b}$: $\hat{a} = -13.81, \hat{b} = 1.1586$ con un valore di R^2 : $R^2 = 0.99209$ e di $\hat{d}$ (coefficiente di regressione della retta $x = c + dy$) : $\hat{d} = 0.8563$. Si possono allora fare alcune considerazioni:

- il valore di a negativo (intersezione della retta con l'asse y) suggerisce che nelle classi di età in cui sono presenti valori bassi delle misure X, i valori della Y sono ancora più bassi. Guardando la tabella ci accorgiamo che tali valori bassi sono quelli relativi alle classi di età (80-84) e (85 e oltre), ed è noto che le femmine hanno una vita media più lunga che i maschi, quindi è naturale che nelle classi di età elevata siano presenti un numero maggiore (anche molto) di donne che di uomini. Il coefficiente di regressione maggiore di 1 corrisponde invece all'altro fatto noto che il numero di nascite maschili è leggermente superiore del numero di nascite femminili; nelle classi di età più numerose (quelle giovanili) la retta deve quindi essere superiore alla diagonale del primo quadrante, occorre quindi che abbia un coefficiente angolare (b) superiore a quello della diagonale (1). Il valore di R^2, oltre al diagramma di dispersione dei residui R

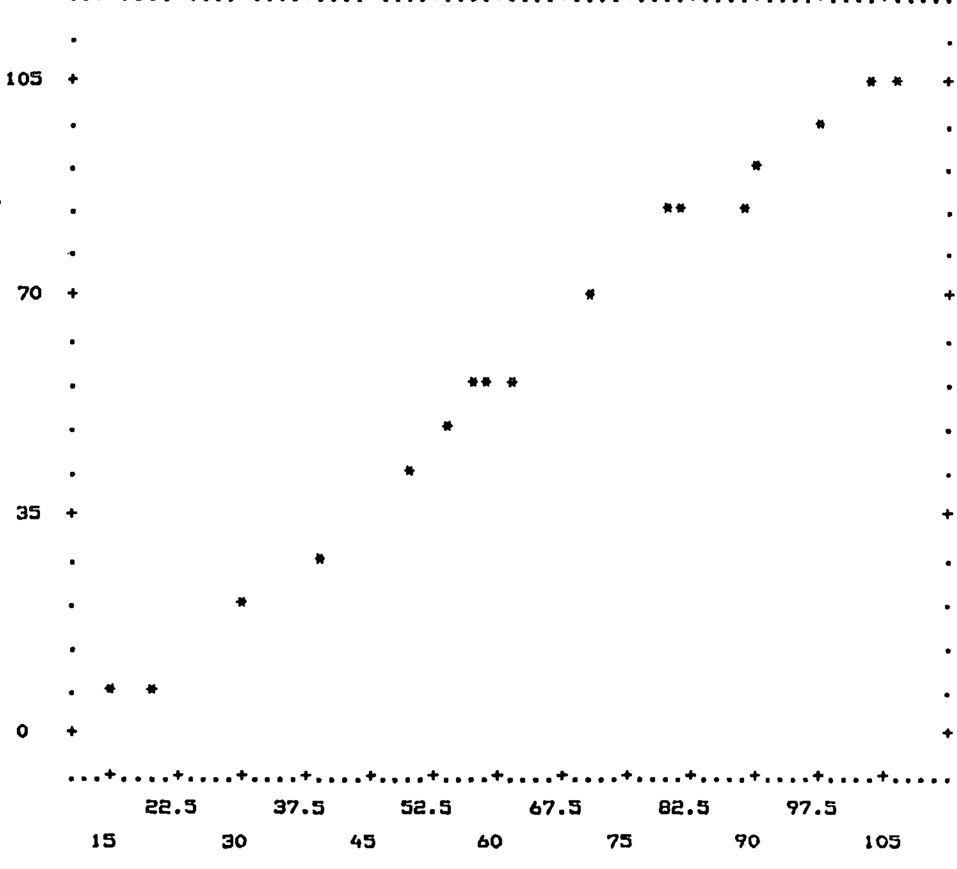

Figura 2.12. Diagramma di dispersione della numerosità delle classi di età maschili in funzione di quelle femminili (U.S.A. 1980).

in funzione di X (fig. 2.13) indica che l'approssimazione ottenuta mediante la retta di regressione è molto soddisfacente.

Per completare l'analisi consideriamo la retta di regressione $y = e + fz$ e la retta $z = g + hy$, dove i valori z sono quelli relativi alle previsioni del modello, riportati nella prima colonna della tabella 2.14.

In questo caso si ottengono i valori dei coefficienti e di R^2 riportati di seguito.

$$\hat{e} = 0.5221, \hat{f} = 1.0295, \hat{g} = 0.0816, \hat{h} = 0.9617, R^2 = 0.9901.$$

Anche in questo caso il valore di R^2 indica un buon adattamento della retta di regressione. Si potrebbe pensare però che tale adattamento sia, se pur

60

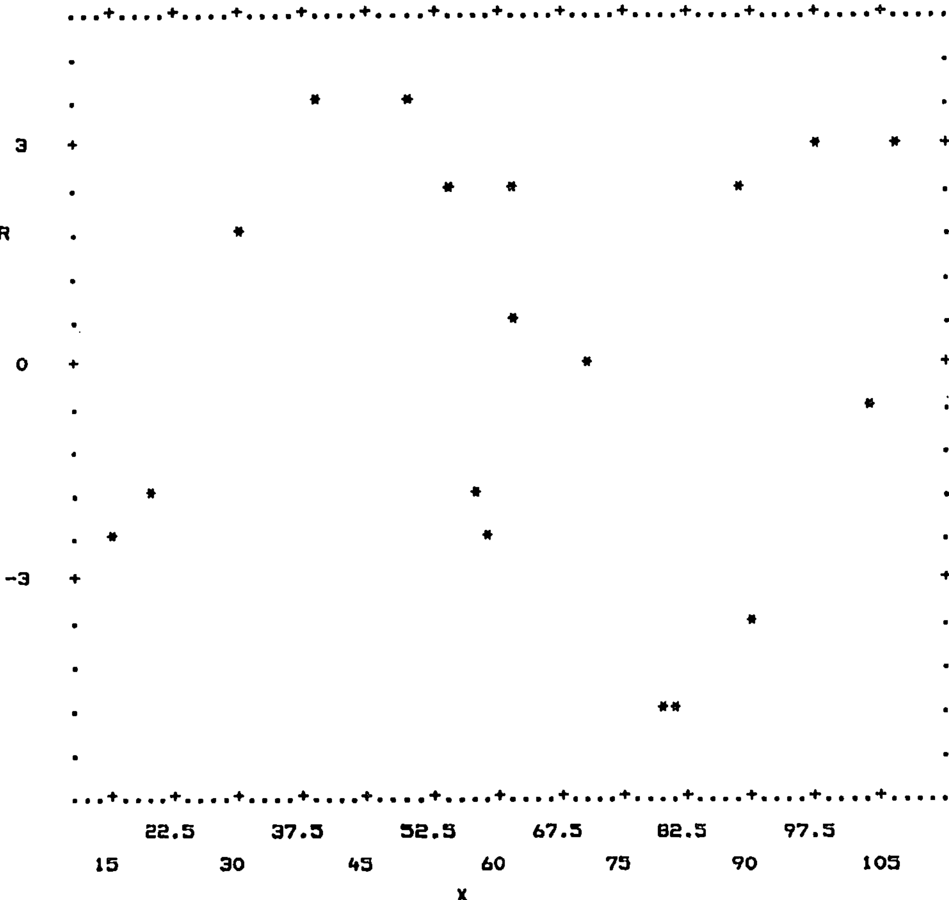

Figura 2.13.Diagramma di dispersione dei residui della regressione della numerosità delle classi di età maschili in funzione di quelle femminili (U.S.A. 1980).

lievemente, peggiore del precedente. Un'analisi più approfondita deve però anche tener conto dei valori dei due coefficienti di regressione che, nel secondo caso sono molto,più vicini tra loro e vicini all'unità. In effetti, anche dall'esame della tabella 2.14 emerge una maggiore somiglianza delle colonne 1 e 2 rispetto alle colonne 2 e 4. Le due rette di regressione di Y su Z e di Z su Y formano tra loro un angolo nettamente minore (circa 2 gradi) delle altre due rette di regressione di Y su X e di X su Y (circa 8 gradi e trenta primi). Si può quindi concludere che, nel secondo caso, si ha comunque una dispersione minore che nel primo quindi, anche una riduzione minore di tale dispersione, ottenuta

Tabella 2.15.Dati simulati da una relazione y=(10-X)X+0.5+e con e errore aleatorio gaussiano con media=0 e varianza=5.

x	y	x	y	x	y	x	y	x	y
2	22.548	2	15.254	2	16.245	2	19.17	2	20.312
3	26.11	3	24.142	3	25.909	3	23.668	3	21.377
4	28.238	4	27.659	4	29.86	4	30.505	4	27.332
5	27.746	5	26.77	5	26.552	5	30.688	5	29.994
6	29.87	6	32.681	6	30.906	6	27.934	6	30.366
7	27.874	7	28.816	7	28.151	7	28.452	7	25.679
8	24.536	8	25.923	8	25.345	8	23.027	8	25.373
9	19.663	9	14.855	9	20.764	9	13.988	9	17.466
10	10.022	10	11.601	10	9.9666	10	9.7876	10	8.801
1	8.4853	1	9.1165	1	7.9616	1	13.892	1	8.623
2	19.724	2	18.292	2	14.285	2	19.854	2	20.546
3	23.67	3	22.507	3	24.532	3	24.176	3	23.048
4	25.289	4	28.788	4	24.499	4	26.119	4	27.973
5	28.026	5	28.077	5	26.652	5	34.681	5	29.957
6	28.432	6	28.956	6	31.11	6	31.817	6	28.503
7	24.763	7	27.86	7	26.779	7	30.594	7	26.598
8	22.35	8	20.769	8	21.565	8	27.608	8	23.556
9	17.284	9	16.618	9	17.243	9	18.783	9	14.828
10	9.2219	10	9.5564	10	10.638	10	8.52	10	7.882
1	6.1569	1	10.914	1	11.886	1	13.729	1	9.101

attraverso l'interpolazione lineare, porta comunque ad un adattamento finale migliore.

Non bisogna confrontare i valori di R^2 relativi a situazioni diverse, ma soltanto nella "stessa" situazione, come si vedrà nel prossimo paragrafo.

Per chiarire ulteriormente il significato del coefficiente di correlazione e, soprattutto, del suo attributo LINEARE, consideriamo i dati relativi a due misure X e Y riportati in tabella 2.15.

Risulta $\rho(x,y) = 0.029$. Dall'esame del diagramma di dispersione delle due misure, riportato in figura 2.14, risulta però evidente l'esistenza di un legame stretto tra le misure, anche se non monotono e lontano da qualunque andamento lineare.

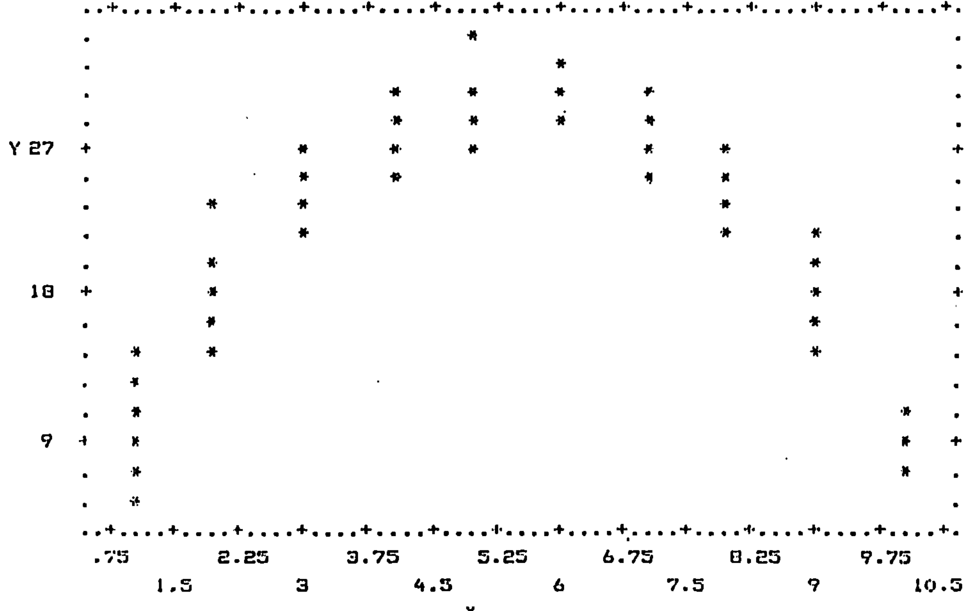

Figura 2.14.Diagramma di dispersione delle misure della Tabella 2.15.

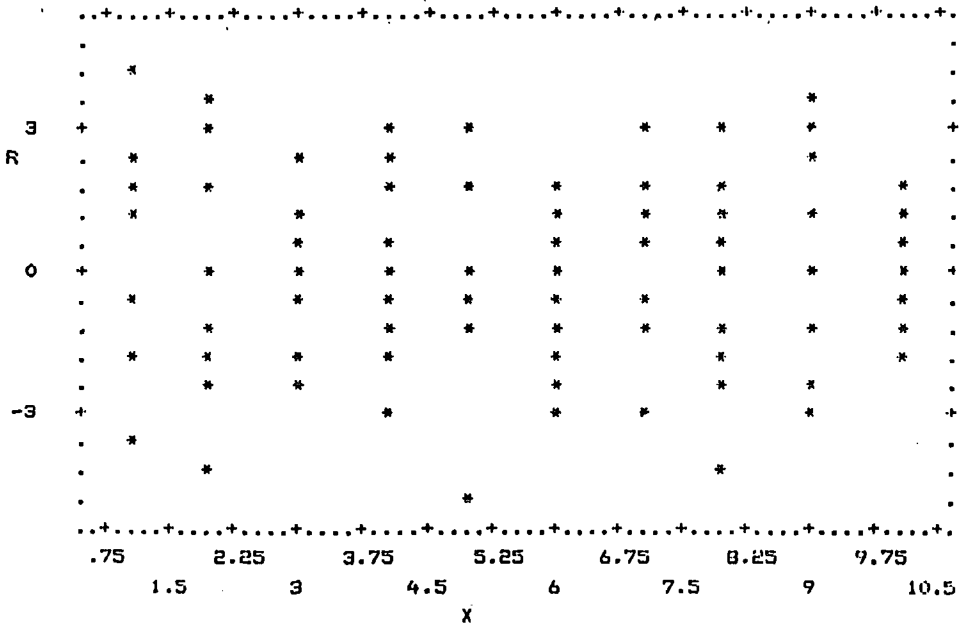

Figura 2.15. Diagramma di dispersione dei residui relativi alla regressione $y=a+bx+cx^2$ dei dati della Tabella 2.15.

Se si tenta di effettuare una previsione sull'andamento medio della Y attraverso una funzione lineare di X si ottengono dei valori di a e b che forniscono una retta circa orizzontale ($\hat{a} = 22.16, \hat{b} = -0.08$) con un valore di $R^2 = 8.5 \times 10^{-4}$.

Mentre utilizzando una regressione del tipo:

$$y = a + bx + cx^2 \quad (\hat{a} = 0.47, \hat{b} = 10.77, \hat{c} = -0.99, R^2 = 0.93)$$

si ottengono risultati molto buoni come mostrato anche dalla figura 2.15 in cui è riportato il diagramma di dispersione dei residui (R) in funzione delle misure X.

Possiamo pertanto ribadire, ancora una volta, che un valore "basso" del coefficiente di correlazione indica solo l'assenza di un andamento tendenzialmente monotono delle due misure, ma non l'assenza di un legame "in media" di qualunque tipo.

2.3.4 Regressione lineare multipla.

Dall'analisi della matrice di correlazione dei dati GLR (Tabella 2.9) si rileva l'esistenza di un andamento tendenzialmente monotono delle quantità:
Y = tempo di permanenza in osservazione, $X1$ = età, $X2$ = diametro del tumore, $X3$ = stato=età standardizzata+epilessia+indice funzionale.

Per approfondire questo aspetto possiamo prendere in considerazione la possibilità di prevedere Y in funzione delle altre informazioni appena elencate:

$$E(Y/x_1, x_2, x_3) = f(x_1, x_2, x_3)$$

e procedere come fatto in precedenza.
Qualora si ponga:

$$f(x_1, x_2, x_3) = a + bx_1 + cx_2 + dx_3$$

si parla di regressione lineare multipla.

I coefficienti si possono determinare utilizzando, per esempio, il criterio dei minimi quadrati, già introdotto in precedenza. La bontà dell'approssimazione può essere valutata utilizzando l'indice R^2, che non coincide più con il quadrato del coefficiente di correlazione, come nel caso semplice visto sopra.

Nell'esempio considerato si ottengono i seguenti valori per i coefficienti e per R^2 :

$$\hat{a} = 35.73, \hat{b} = 0.194, \hat{c} = -0.068, \hat{d} = -7.843, \ R^2 = 0.326.$$

Nella tabella 2.16 sono riportati i valori delle variabili e dei residui.

Osserviamo che il coefficiente della variabile x_2 (diametro del tumore) è molto minore degli altri, facendo supporre che l'influenza di tale informazione sia trascurabile nella determinazione del valore di Y. Possiamo verificare questa supposizione provando la previsione con la funzione:

$$f(x_1, x_3) = a' + b'x_1 + d'x_3.$$

In questo caso i valori dei coefficienti e di R^2 risultano:

$$\hat{a}' = 32.33, \hat{b}' = 0.196, \hat{d}' = -7.892, \ R^2 = 0.321.$$

L'esclusione della variabile x_2 non altera il valore di R^2 e altera molto poco i valori dei coefficienti, si può quindi supporre che effettivamente l'informazione sul diametro del tumore non svolga un ruolo rilevante nella previsione di Y.

Tabella 2.16.Tempi di osservazione (Y), età (X1), diametro (X2), stato (X3) per i dati GLR e residui relativi alla regressione: $y = a + bx_1 + cx_2 + dx_3$.

Y	R	X1	X2	X3	Y	R	X1	X2	X3
**	**********	**	**	**********	**	**********	**	**	**********
30	-16.021	70	20	4.4326	45	-10.114	35	70	.36317
17	6.9681	30	20	2.0675	9	-2.9994	65	30	5.1369
35	3.9704	30	30	.067536	72	-39.127	45	60	.95442
34	-2.4455	40	99	.65879	4	4.6979	55	30	4.5457
35	2.2608	30	55	.067536	29	7.9379	35	40	.36317
60	-20.384	20	60	-.52372	13	15.001	35	56	1.3632
10	17.589	40	40	.65079	5	9.0314	55	55	3.5457
2	13.838	50	60	3.2501	30	-7.2875	65	15	3.1369
48	-9.3716	30	35	.067536	30	.05941	55	50	1.5457
14	-6.2235	70	99	4.4326	3	14.324	45	58	2.9544
2	8.7854	70	55	4.4326	60	-24.7	36	60	.42229
14	10.023	50	55	2.2501	21	3.4562	56	25	2.6040
24	12.615	40	25	.65079	25	10.3	36	60	.42229
8	4.457	60	70	3.8413	6	-2.1155	66	57	5.1961
3	14.206	50	40	3.2501	12	-3.6077	46	70	4.0135
6	9.1923	60	30	3.8413	27	13.049	26	30	-.16897
4	6.1016	70	65	4.4326	79	-38.305	16	60	-.76023
8	0.18	50	55	3.2501	53	-9.6076	6	60	-1.3515
33	-10.648	60	40	2.8413	82	-49.11	26	20	.83103
14	4.0302	51	24	3.3092	49	-11.648	36	30	.42229
9	19.067	11	35	.94414	43	-7.0157	36	50	.42229
12	-2.5651	51	35	4.3092	11	10.379	56	70	2.6048
4	23.873	61	70	1.9004	8	1.3856	56	16	4.6048
3	.014542	71	50	5.4917	48	-10.648	36	30	.42229
2	1.0145	71	50	5.4917	2	-4.796	66	40	6.1961
9	15.245	31	12	2.1267	43	-.93726	16	40	-.76023
7	17.095	51	50	2.3092	44	-17.226	36	70	1.4223
46	-10.601	41	40	.71792	30	-8.7399	66	30	2.1961
8	18.755	31	90	1.1267	18	11.919	36	24	1.4223
8	4.9091	71	20	4.4917	16	9.4439	46	50	2.0135
24	-.9855	31	30	2.1267	8	2.4416	46	40	4.0135
31	-17.743	31	58	3.1267	27	9.6036	37	37	.48142
14	23.333	31	50	.12666	36	3.0957	27	40	-.10984
3	15.608	41	55	2.7179	23	16.673	17	71	-.7011
58	-23.292	42	45	.77705	34	7.0105	27	12	-.10984
59	-26.686	42	80	.77705	25	-8.9905	37	30	3.6639
41	-4.2406	42	15	.77705	15	23.418	27	50	-.10984
20	5.6021	42	60	.77705	24	-2.9458	37	35	2.4814
54	-17.621	32	60	.18579	40	-11.483	27	80	.87016
78	-55.542	52	70	2.3683	74	-37.602	37	40	.48142
26	9.7336	42	30	.77705	3	20.41	27	40	1.8902
4	6.1909	52	20	4.3683	4	10.634	57	50	3.6639
24	.47132	42	80	1.777	46	-10.969	37	60	.48142
44	-5.5691	32	30	.18579	3	.40762	67	60	5.2552
67	-45.91	52	90	2.3683	11	12.298	57	30	2.6639
61	-41.805	72	40	3.5500	3	9.4836	67	42	4.2552
4	13.312	42	70	2.777	14	-2.4054	67	55	4.2552
12	6.3379	42	55	2.777	18	-13.261	57	80	4.6639
44	-16.544	12	40	1.0033	4	.43539	67	45	5.2552
8	3.9175	62	70	3.9596	9	5.6330	57	50	3.6639
12	-0.6074	62	80	4.9596	4	7.9365	67	50	4.2552
1	14.337	62	20	3.9596	22	-4.2337	77	40	3.0465
1	-4.4267	62	65	5.9596	8	5.95	57	60	3.6639
57	-40.355	23	40	2.6537	20	-16.248	67	55	5.2552
4	9.3574	63	45	4.0187	3	24.623	67	50	2.2552
2	-8.0518	73	60	6.6099	18	8.2341	38	70	1.5405
13	1.3031	63	30	4.0107	20	10.05	58	50	1.7231
36	-15.538	43	20	2.8362	0	20.534	8	40	.76677
4	32.11	33	60	.24491	1	6.0507	48	70	4.1318
18	15.443	33	99	.24491	14	14.969	30	30	1.5405
5	27.767	53	30	1.4274	66	-41.779	48	60	2.1318
4	3.1058	53	60	4.4274	12	7.4718	58	70	2.7231
9	.19731	43	70	3.8362	7	-2.4924	68	40	5.3143
37	-23.933	63	20	4.0107	35	-5.2536	68	15	2.3143
1	3.4085	63	60	5.0187	12	2.326	40	90	3.1310
17	.042367	43	70	2.8362	7	26.431	48	40	1.1318
53	-33.999	13	45	2.0624	1	5.521	58	50	4.7231
12	3.3081	13	99	2.0624	1	4.1534	58	70	4.7231
30	-4.0166	44	50	1.8953	2	4.521	58	50	4.7231

Tabella 2.16.

6	14.703	14	15	2.1215	1	13.022	58	55	3.7231
69	-28.411	24	30	-.28722	4	18.114	28	55	1.9493
1	16.705	14	60	2.1215	2	10.351	68	40	4.3143
1	.86343	74	55	5.6691	2	21.233	58	35	2.7231
9	28.053	24	70	-.28722	6	2.9314	68	90	4.3143
48	-31.189	54	30	3.4866	4	7.3249	68	55	4.3143
1	16.456	44	60	2.8953	9	-4.1505	68	35	5.3143
43	-5.1086	34	30	.30404	6	0.706	58	45	3.7231
10	1.378	64	70	4.0778	4	14.391	38	70	2.5405
28	9.5495	34	35	.30404	4	6.983	68	60	4.3143
15	4.508	44	30	2.8953	29	1.7132	29	40	1.0084
14	20.759	14	40	.12152	12	.72668	59	70	3.7822
31	-7.0681	44	80	1.8953	57	-22.507	39	60	.59967
24	-9.9247	54	70	3.4866	42	3.3185	9	20	-1.1741
41	-5.1601	34	60	.30404	7	26.504	47	35	1.1909
3	11.075	54	70	3.4866	76	-49.998	49	30	2.1909
29	10.183	14	90	-.87840	47	-8.1010	29	35	.0084
55	-30.384	44	70	1.8953	3	.554	69	50	5.3734
69	-39.905	35	40	1.3632	56	-10.128	29	50	.0084
19	9.3729	25	90	.77191	9	13.095	59	36	2.7822
10	35.372	5	35	-1.4106	18	15.162	49	40	1.1909
55	-21.443	45	50	.95442	8	5.4105	59	60	3.7822
72	-45.012	15	35	1.1806	11	2.7524	59	55	3.7822
11	21.873	45	60	.95442	11	7.1728	39	40	2.5997
47	-18.876	55	90	1.5457	4	16.173	37	40	2.5997
2	32.202	35	00	.36317	15	-2.5772	69	35	4.3734
1	-6.2617	65	80	6.1367	19	.40898	39	50	2.5997

Tabella 2.17 Distribuzione (frequenze assolute e relative)del numero di osservazioni della matrice dei dati GLR negli strati: GLR1, GLR2, GLR3, GLR4.

Esito	1	O	Distribuzione marginale
Tempo di osserv.	GLR1	GLR3	
<=12	n=73 p=0.3802	n=17 p=0.0885	n=90 p=0.4687
	GLR2	GLR4	
>12	n=40 p=0.2083	n=62 p=0.3230	n=102 p=0.5313
Distribuzione marginale	n=113 p=0.5885	n=79 p=0.4115	n=192 p=1

L'informazione $X3$ risulta invece molto rilevante, dato che il valore di R^2 ottenuto utilizzando la sola variabile x_1 risulta $R^2 = 0.162$. Questo risultato è comunque scontato dato che $X3$ contiene anche l'informazione data da $X1$, oltre alle altre due informazioni rilevanti relative al primo sintomo e all'indice funzionale.

Un'ulteriore conferma della rilevanza di $X3$ si ha considerando la regressione:

$$y = a" + d"x_3$$

che fornisce:

$$\hat{a}" = 37.75, \hat{d}" = -6.41, \ R^2 = 0.313.$$

È utile osservare che nella regressione lineare multipla rientra anche il caso in cui, date due sole misure X e Y, si ponga:

$$f(x) = a + bx + cx^2 + \ldots$$

Infatti basta considerare $x_i = x^i$ per ricondursi al caso precedente:

$$f(x_1, x_2, \ldots) = a + bx_1 + cx_2 + \ldots$$

L'esempio di regressione parabolica considerato nel paragrafo precedente può essere trattato quindi anche come un caso di regressione lineare multipla.

2.4 Stratificazione.

Per approfondire aspetti particolari legati al fenomeno per cui sono stati rilevati i dati può essere utile ripartire la matrice dei dati stessi in sottoinsiemi omogenei, rispetto a particolari caratteristiche. I sottoinsiemi vengono denominati "strati". Consideriamo la matrice dei dati GLR e le informazioni contenute nella prima e seconda colonna, che descrivono la "situazione" finale dei pazienti (morto/vivo, quanto tempo in osservazione). Il valore del coefficiente di correlazione (-0.4911) tra le due colonne indica l'esistenza di un "legame" non trascurabile tra le due, ovvero sembra che i pazienti che hanno un tempo di osservazione più lungo tendano ad avere anche un esito favorevole.

Per approfondire meglio questo aspetto, operiamo la seguente stratificazione dei dati, considerando i sottoinsiemi:

- GLR1= insieme di tutti i pazienti tali che Codice (colonna 1)=1 e Codice (colonna 2)$\leq$ 12 (pazienti morti entro un anno);

- GLR2= insieme di tutti i pazienti tali che Codice (colonna 1)=1 e Codice (colonna 2)$>$ 12 (pazienti morti dopo un anno);

- GLR3= insieme di tutti i pazienti tali che Codice (colonna 1)=0 e Codice (colonna 2)$\leq$ 12 (pazienti in vita entro un anno);

- GLR4= insieme di tutti i pazienti tali che Codice (colonna 1)=0 e Codice (colonna 2)$>$ 12 (pazienti in vita oltre un anno).

Il numero di osservazioni rilevate in ogni strato è riportato nella tabella 2.17, sia sotto forma di frequenze assolute che relative.

Se attribuiamo un codice uguale a uno ai pazienti che hanno un tempo di osservazione $>$ 12 e zero agli altri, possiamo calcolare l'indice di correlazione di Spearman tra il codice della colonna 1 e questo nuovo codice. Tale indice risulta $S = -0.424$, che è un valore molto prossimo al coefficiente di correlazione calcolato in precedenza tra il codice della colonna 1 e la misura originale della colonna 2; questo fa supporre che non ci sia molta perdita di informazione

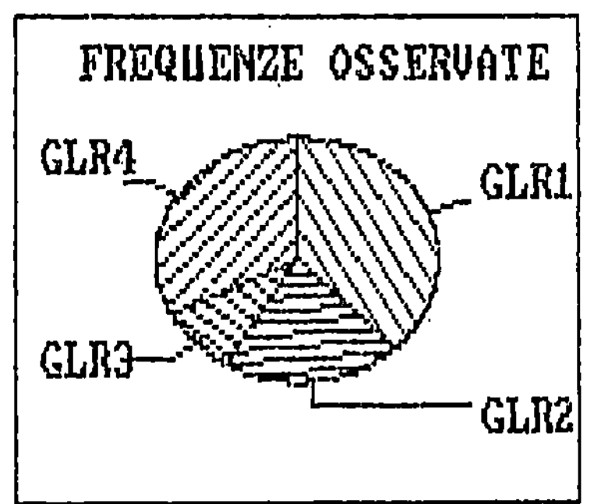

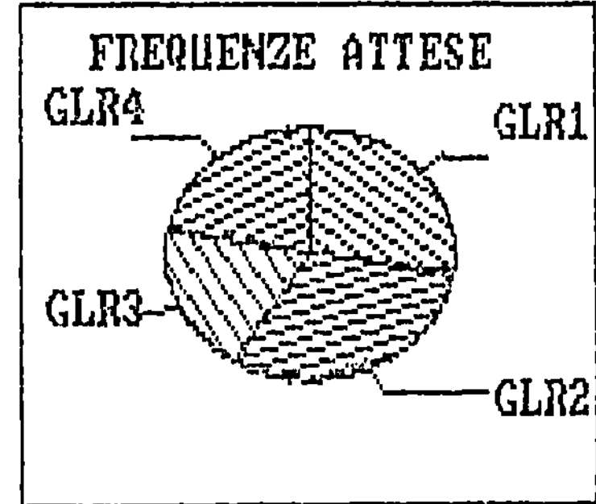

Figura 2.16. Diagrammi circolari delle frequenze attese e osservate degli strati.

ripartendo tutti i tempi di osservazione nelle due sole classi utilizzate per la stratificazione.

Nell'ipotesi che i due nuovi codici non fossero correlati si dovrebbe avere una tabella come la 2.18, cioè la numerosità degli strati dovrebbe comportarsi circa come quanto previsto in quest'ultima tabella.

Tabella 2.18. Distribuzione attesa (frequenze assolute) del numero di osservazioni della matrice dei dati GLR negli strati: GLR1, GLR2, GLR3, GLR4, in assenza di correlazione tra la classificazione delle righe e delle colonne (Diff=differenza tra valori corrispondenti della tabella 2.17 e della tabella 2.18).

Esito	1	0	Distribuzione marginale
Tempo di osserv.	GLR1	GLR3	
<=12	n=52.98 Diff=20.02	n=37.02 Diff=-20.02	n=90
	GLR2	GLR4	
>12	n=60.02 Diff=-20.02	n=41.98 Diff=20.02	n=102
Distribuzione marginale	n=113	n=79	n=192

Il confronto tra le caselle delle due tabelle, ancor di più dell'indice di correlazione, mette in evidenza quanto tempi di osservazione lunghi tendano ad associarsi ad esito favorevole (la rappresentazione grafica è riportata in fig. 2.16).

Nella successiva tabella 2.19 sono riportate le distribuzioni (dati raggruppati) dell'età nei vari strati, nella tabella 2.20 le analoghe distribuzioni per il diametro del tumore, nella figura 2.17 i relativi istogrammi.

Tabella 2.19. Distribuzione dei dati (raggruppati) relativi all'età nei gruppi GLR, GLR1, GLR2, GLR3, GLR4.

classi di eta'	GLR	GLR1	GLR2	GLR3	GLR4
5-9	4	1	0	1	2
10-14	9	3	1	1	4
15-19	4	0	0	0	4
20-24	4	0	1	1	2
25-29	15	1	4	1	9
30-34	17	3	3	1	10
35-39	21	2	8	1	10
40-44	22	5	5	2	10
45-49	14	7	2	2	3
50-54	15	8	4	0	3
55-59	24	16	4	3	1
60-64	13	10	2	0	1
65-69	23	13	5	3	2
70-74	6	4	0	1	1
75-79	1	0	1	0	0

Tabella 2.20. Distribuzione dei dati (raggruppati) relativi al diametro del tumore nei gruppi GLR, GLR1, GLR2, GLR3, GLR4.

classi di diametro	GLR	GLR1	GLR2	GLR3	GLR4
10-19	16	6	2	0	8
20-29	24	3	10	1	10
30-39	40	13	4	5	18
40-49	26	11	5	3	7
50-59	42	17	8	7	10
60-69	23	15	4	1	3
70-79	9	3	3	0	3
80-89	8	4	2	0	2
90-99	4	1	2	0	1

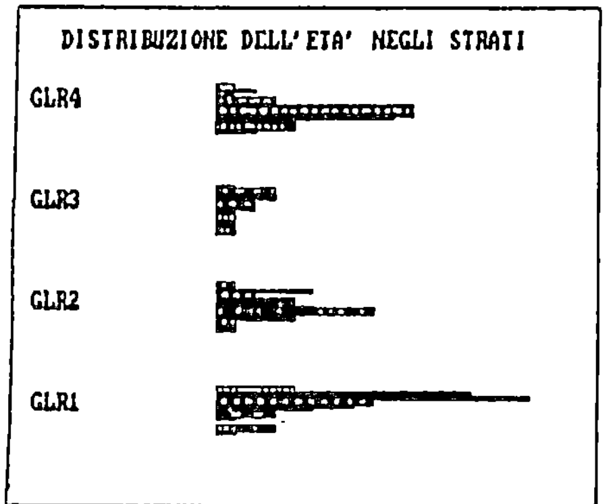

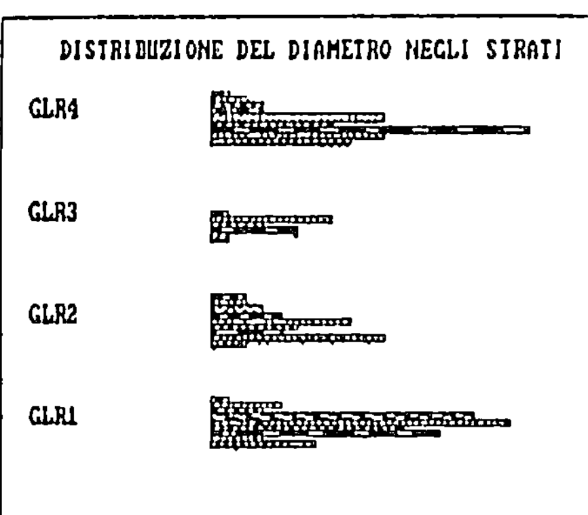

Figura 2.17. Istogrammi relativi alla variabile età e alla variabile diametro negli strati (le classi sono poste nello stesso ordine di quelle della figura 2.3).

Come si rileva dall'analisi delle tabelle e dalla forma degli istogrammi è piuttosto evidente che passando da GLR1 a GLR4 le distribuzioni tendono a spostarsi e a concentrarsi su valori più bassi delle variabili. Questo fa supporre un legame piuttosto marcato tra valori bassi dell'età e del diametro e prognosi più favorevoli. Questa impressione è ulteriormente confermata dal calcolo degli indici sintetici riportati nella tabella 2.21, in cui ogni riga corrisponde ad una colonna della corrispondente matrice dei dati a partire dalla seconda (essendo il primo codice costante in ogni strato).

Per facilitare i confronti si è riportata anche la tabella relativa alla matrice dei dati originali GLR. Si noti, in particolare, l'andamento delle medie, mediane e indici di asimmetria che conferma l'impressione avuta a partire dagli istogrammi e dalle tabelle. Si può osservare che la colonna delle medie dei dati GLR (MEDIE(GLR)) si può ottenere come media ponderata delle colonne delle medie degli strati con pesi pari alla proporzione di pazienti che costituiscono gli strati stessi:

MEDIE $(GLR) = [p_1$ MEDIE $(GLR1) + p_2$ MEDIE $(GLR2) + p_3$ MEDIE $(GLR3) + p_4$ $MEDIE(GLR4)]/192$ con $p_1 = 73$, $p_2 = 40$, $p_3 = 17$, $p_4 = 62$.

Questa proprietà è detta "associatività" della media; le medie che godono di questa proprietà sono dette "medie associative"; anche la media geometrica è una media associativa.

Nella tabella 2.22 sono riportate nello stesso ordine le matrici di correlazione.

Senza soffermarsi ad analizzarle in dettaglio, osserviamo però come, in tutti gli strati, si conservi l'alta correlazione tra indice funzionale e primo sintomo, ad indicare che il medico, al momento di attribuire il punteggio, tiene conto anche dell'informazione relativa al primo sintomo. È anche interessante notare che l'andamento delle correlazioni è piuttosto variabile nei vari strati, in particolare, è abbastanza inaspettato ma non troppo sorprendente, che all'interno del quarto strato non ci sia quasi più correlazione tra il tempo di osservazione e l'età o il primo sintomo, che è invece riscontrabile negli altri strati.

Un discorso a parte merita l'andamento dell'indice funzionale nei diversi strati.

Tabella 2.21.Indici sintetici nei dati GLR e negli strati.

MEDIE	MEDIANE	SIGMA	SKEW	KURT	
*****	*******	*****	****	*****	
22.43	14.0	20.87	1.02	3.026	
45.77	45.5	16.91	-.33	2.311	
.56	1.0	.50	-.25	1.058	GLR
1.83	2.0	.79	.57	2.528	
.26	.0	.44	1.09	2.181	
50.22	50.0	19.87	.33	2.625	
.47	.0	.50	.12	1.010	

MEDIE	MEDIANE	SIGMA	SKEW	KURT	
*****	*******	*****	*****	*****	
5.51	4.0	3.66	.43	1.840	GLR1
54.15	58.0	14.59	-1.34	4.607	
.82	1.0	.39	-1.67	3.780	
2.38	2.0	.74	.09	2.691	
.33	.0	.47	.72	1.510	
54.27	55.0	19.22	-.07	2.674	
.62	1.0	.49	-.48	1.213	

MEDIE	MEDIANE	SIGMA	SKEW	KURT	
*****	*******	*****	****	*****	GLR2
27.15	24.0	16.16	1.11	3.205	
46.35	43.5	14.78	.15	2.242	
.48	.0	.51	.10	.985	
1.53	1.0	.60	.62	2.382	
.18	.0	.38	1.69	3.828	
51.95	50.0	22.74	.39	2.177	
.48	.0	.51	.10	.985	

MEDIE	MEDIANE	SIGMA	SKEW	KURT	
*****	*******	*****	****	*****	
6.59	6.0	3.04	.22	1.686	
45.47	49.0	20.21	-.51	2.129	
.71	1.0	.47	-.88	1.710	
1.88	2.0	.60	.02	2.671	
.35	.0	.49	.60	1.278	
48.00	50.0	11.40	.05	1.865	
.59	1.0	.51	-.35	1.062	

GLR3

MEDIE	MEDIANE	SIGMA	SKEW	KURT	
*****	*******	*****	****	*****	
42.35	42.5	18.26	.37	2.265	
35.61	35.5	14.44	.34	3.115	
.27	.0	.45	1.00	1.992	GLR4
1.35	1.0	.58	1.35	3.804	
.21	.0	.41	1.41	2.986	
44.94	40.0	19.60	.68	3.036	
.26	.0	.44	1.10	2.187	

Nella tabella 2.23 sono riportate le frequenze assolute osservate in relazione ai quattro diversi valori dell'indice (n), le frequenze attese nell'ipotesi di allocazione casuale (F) e le differenze tra valori osservati e valori attesi (Diff.).

Tabella 2.22. Matrici di correlazione per i dati GLR e per gli strati : GLR1, GLR2, GLR3, GLR4.

```
                        CORR
************************************************
1.000 -.403 -.447 -.498 -.184 -.093 -.353
-.403 1.000  .319  .413 -.095  .031  .319
-.447  .319 1.000  .607  .141  .054  .260        GLR
-.498  .413  .607 1.000  .265  .036  .231
-.184 -.095  .141  .265 1.000 -.191 -.058
-.093  .031  .054  .036 -.191 1.000  .084
-.353  .319  .260  .231 -.058  .084 1.000

                        CORR
************************************************
1.000 -.162 -.142 -.165 -.106  .137  .063
-.162 1.000  .081  .123 -.128 -.036  .111
-.142  .081 1.000  .439  .097 -.033  .001        GLR1
-.165  .123  .439 1.000  .230 -.066 -.164
-.106 -.128  .097  .230 1.000 -.265 -.168
 .137 -.036 -.033 -.066 -.265 1.000  .097
 .063  .111  .001 -.164 -.168  .097 1.000

                        CORR
************************************************
1.000 -.223 -.417 -.496 -.194  .271 -.166
-.223 1.000  .293  .416 -.218 -.160  .073
-.417  .293 1.000  .426 -.175  .102 -.003        GLR2
-.496  .416  .426 1.000  .147 -.098  .256
-.194 -.218 -.175  .147 1.000 -.066 -.175
 .271 -.160  .102 -.098 -.066 1.000  .062
-.166  .073 -.003  .256 -.175  .062 1.000

                        CORR
************************************************
1.000 -.500 -.265 -.370  .061 -.283 -.157
-.500 1.000  .378  .608 -.181  .045  .404
-.265  .378 1.000  .756 -.064  .047  .772
-.370  .608  .756 1.000 -.062 -.082  .447        GLR3
 .061 -.181 -.064 -.062 1.000 -.468 -.132
-.283  .045  .047 -.082 -.468 1.000  .162
-.157  .404  .772  .447 -.132  .162 1.000

                        CORR
************************************************
1.000 -.081  .010  .041 -.152 -.059 -.372
-.081 1.000 -.004  .131 -.183 -.070  .381
 .010 -.004 1.000  .505  .305 -.169  .216        GLR4
 .041  .131  .505 1.000  .374 -.085  .279
-.152 -.183  .305  .374 1.000 -.220  .058
-.059 -.070 -.169 -.085 -.220 1.000 -.108
-.372  .381  .216  .279  .058 -.108 1.000
```

Senza entrare troppo nel dettaglio, è evidente come in GLR1 ci sia un deficit di valori bassi dell'indice (nelle frequenze osservate) e un numero maggiore del previsto per i valori alti, mentre il contrario si verifica in GLR4. Le relative rappresentazioni grafiche sono ancora più eloquenti e sono riportate nelle figure 2.18 e 2.19.

Ancora un cenno merita l'andamento della variabile STATO.

Nella tabella 2.24 sono riportati gli indici sintetici relativi a tale variabile:

Tabella 2.23. Frequenze assolute osservate (n) dei quattro valori dell'indice funzionale nei diversi strati, frequenze attese nell'ipotesi di allocazione casuale (F), differenze tra i valori osservati e i valori attesi.

Strato	GLR1	GLR2	GLR3	GLR4	Dist. marg.
Valori ind. funz.					
1	n=7 F=28.52 Diff=-21.52	n=21 F=15.62 Diff=5.38	n=4 F=6.64 Diff=-2.64	n=43 F=24.22 Diff=18.78	n=75 F=75 Diff=0
2	n=35 F=30.04 Diff=4.96	n=17 F=16.46 Diff=0.54	n=11 F=6.99 Diff=4.01	n=16 F=25.51 Diff=-9.51	n=79 F=79 Diff=0
3	n=27 F=12.93 Diff=14.07	n=2 F=7.08 Diff=-5.08	n=2 F=3.01 Diff=-1.01	n=3 F=10.98 Diff=-7.98	n=34 F=34 Diff=0
4	n=4 F=1.51 Diff=2.49	n=0 F=0.84 Diff=-0.84	n=0 F=0.36 Diff=-0.36	n=0 F=1.29 Diff=-1.29	n=4 F=4 Diff=0
Distribuzione marginale	n=73 F=73 Diff=0	n=40 F=40 Diff=0	n=17 F=17 Diff=0	n=62 F=62 Diff=0	n=192 F=192 Diff=0

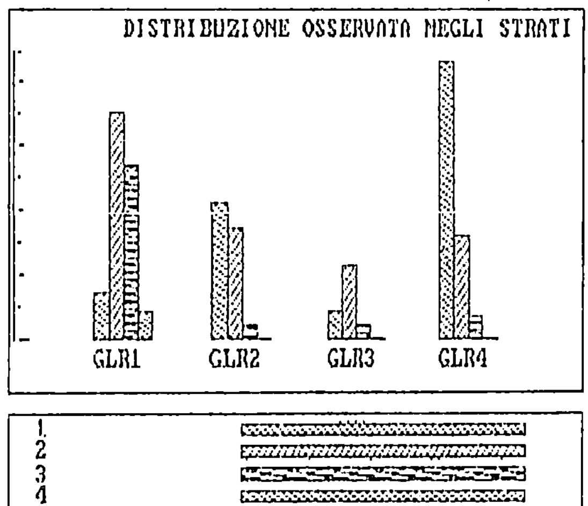

Figura 2.18. Istogrammi relativi alle distribuzioni osservate dell'indice funzionale di salute negli strati.

nella 1ᵃ riga quelli relativi a GLR, nella 2ᵃ a GLR1, nella 3ᵃ a GLR2, nella 4ᵃ a GLR3, nella 5ᵃ a GLR4.

È interessante, in particolare, osservare l'andamento della media e delle mediane nel passare da GLR1 a GLR4, che dimostrano una marcata differenza tra le due distribuzioni concentrate su valori alti quella di GLR1 e su valori nettamente più bassi quella di GLR4: MEDIA (GLR1)/MEDIA (GLR4) = 3.59, MEDIANA (GLR1)/MEDIANA (GLR4) = 4.75.

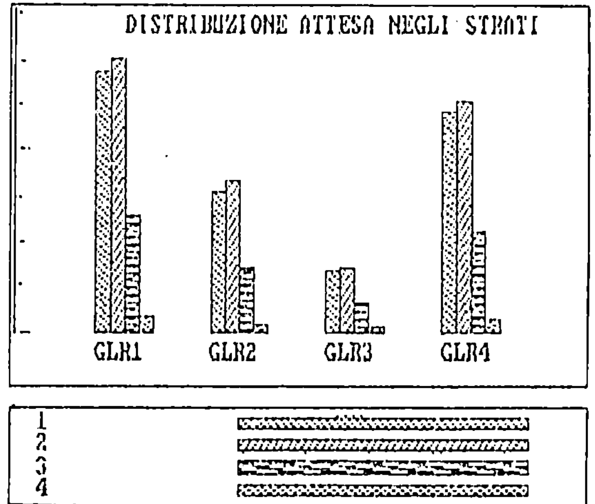

Figura 2.19. Istogrammi relativi alle distribuzioni attese dell'indice funzionale di salute negli strati.

Tabella 2.24. Indici sintetici relativi alla variabile stato.

MEDIE	MEDIANE	SIGMA	SKEW	KURT
*****	*******	*****	****	*****
2.37	2.3	1.82	.07	2.052
3.70	3.8	1.38	-.30	2.616
2.03	1.9	1.53	.36	1.920
2.57	2.8	1.93	-.41	2.271
1.03	.8	1.28	.53	2.794

Si tornerà in seguito su queste considerazioni.

Calcolo delle Probabilità

Nella seconda parte vengono introdotti i concetti di base del Calcolo delle Probabilità, essenziali per la comprensione delle tecniche di tipo inferenziale.

Vengono trattati i concetti di *evento aleatorio, variabile aleatoria, probabilitià, probabilità condizionata, distribuzione, distribuzione condizionata.*

Vengono quindi trattate alcune distribuzioni di tipo discreto e continuo, che trovano largo uso nelle metodologie statistiche di tipo inferenziale: Binomiale, di Poisson, Multinomiale, gaussiana, χ^2 (chi quadrato), t-Student, F di Fisher.

Si riporta un accenno alle diverse concezioni in merito alla nozione di *Probabilità*: soggettivista, classica, frequentista.

I concetti introdotti vengono messi in maggior luce attraverso numerose esemplificazioni.

Capitolo III: concetti informatori della teoria della probabilità.

3.1 Eventi aleatori.

Un risultato, o un fatto qualunque, che non sia a priori certo, si dice aleatorio.

È evidente quindi che ogni indagine sperimentale deve trattare con "fatti aleatori", in quanto non noti al momento di iniziare l'esperimento o l'osservazione.

Per lo studio e la modellizzazione dei risultati sperimentali occorre quindi effettuare delle previsioni su quantità aleatorie. Lo strumento matematico che si utilizza in tale ambito è il calcolo delle probabilità.

Il più semplice fatto aleatorio è denotato EVENTO. Con la parola EVENTO si designa una proposizione, ossia un'entità logica suscettibile di assumere i due valori: VERO, FALSO. È importante evitare ogni ambiguità nella definizione di un evento: è necessario che, quando siano note tutte le modalità di svolgimento dell'esperimento in questione, sia possibile una sola delle conclusioni: l'evento si è verificato, cioè è VERO, l'evento non si è verificato, cioè è FALSO.

Se si considera per esempio la proposizione "un paziente affetto da glioma non presenta neovascolarizzazione" si rileva che non è chiaramente identificato di quale paziente si tratti; sarebbe più opportuno specificare, per esempio, "il prossimo paziente affetto da glioma che si presenterà alla visita di controllo non presenta neovascolarizzazione".

In questo modo è chiaramente identificato anche il momento in cui si potrà dire se l'evento si è verificato o meno (non appena si presenterà un paziente per la visita di controllo). È importante osservare che diverse proposizioni possono identificare il medesimo evento.

È equivalente dire: "un certo paziente (dei 192 esaminati) appartiene allo strato GLR1" oppure "un certo paziente, affetto da glioma, è morto entro un anno dalla diagnosi".

Con riferimento ad un certo stato di informazione, cioè all'insieme dei fatti che si suppongono noti (dati), un evento è CERTO quando è conseguenza necessaria dei fatti che sia VERO, IMPOSSIBILE quando è conseguenza necessaria dei fatti che sia FALSO, oppure POSSIBILE quando nessuno dei due esiti può essere stabilito a priori (e quindi nessuno può essere escluso).

Si dice che un evento A implica un evento B se il fatto che A sia vero implica necessariamente il verificarsi di B. Per esempio dire che un paziente appartiene allo strato GLR1 implica come esito finale la morte, mentre non è vero il viceversa; un paziente che ha come esito finale la morte può essere anche assegnato a GLR2. La negazione $\bar{A}$ di un evento A è, a sua volta, un evento che è VERO quando A è falso e viceversa. In tutti i casi di codici dicotomici utilizzati, si ha che ognuno dei possibili risultati è la negazione dell'altro.

Si dirà intersezione degli eventi A e B e si indicherà con $C = A \cap B$ l'evento che è vero se sono veri entrambi gli eventi A e B, mentre risulta falso se almeno uno dei due è falso. La stratificazione dei dati GLR è stata ottenuta proprio partire da eventi intersezione; l'evento C="un certo paziente appartiene a GLR1" si verifica se si verificano entrambi gli eventi A="il paziente ha come esito la morte" e B="il tempo in cui il paziente è rimasto in osservazione non supera 12 mesi".

Si dirà unione degli eventi A e B e si indicherà con $D = A \cup B$ l'evento che è vero se uno almeno degli eventi A o B è vero. Nel caso dei dati GLR si può ottenere l'evento D="il paziente è rimasto in osservazione non più di 12 mesi" come unione degli eventi A="il paziente appartiene e GLR1" e B="il paziente appartiene a GLR3".

Si dirà che due eventi A e B sono INCOMPATIBILI se il verificarsi di uno esclude il verificarsi dell'altro. Dire che un paziente è rimasto in osservazione non più di 12 mesi (evento A) esclude che sia stato osservato per più di un anno (evento B).

Due eventi A e B si diranno ESAUSTIVI se è necessario che almeno uno si verifichi. Gli eventi A e B appena considerati sono ESAUSTIVI infatti o A o B si verifica certamente.

Quanto detto per due eventi si estende immediatamente ad un numero qualsiasi.

3.2 Probabilità.

Il concetto più ampio e spregiudicato di PROBABILITÀ è quello soggettivo: la teoria delle probabilità si occupa del modo di ragionare coerentemente, da parte di un individuo, sui propri giudizi riguardanti fatti incerti (non noti e quindi aleatori). Tale teoria si dice SOGGETTIVA perchè il valore della probabilità non è altro che una misura che esprime l'opinione del soggetto in questione, che, per essere coerente, deve osservare delle condizioni che legano le valutazioni relative ad eventi diversi, ma tra loro in qualche modo legati (B. de Finetti, 1957).

Formalmente un matematico che volesse occuparsi dei problemi del Calcolo delle Probabilità, senza entrare nel merito del significato della misura della probabilità, potrebbe limitarsi ad accettare come assiomi le condizioni di COERENZA:

la probabilità è un numero reale non negativo p associato ad ogni evento E: p=P(E) tale che:

1) se E è certo, $P(E) = 1$, se E è impossibile, $P(E) = 0$;

2) se A e B sono incompatibili, $P(A \cup B) = P(A) + P(B)$.

Dai due assiomi deriva, evidentemente, che: $0 < P(E) < 1$ per ogni evento POSSIBILE e $P(\bar{A}) = 1 - P(A)$.

La VALUTAZIONE di una probabilità si riconduce talvolta a semplici giudizi qualitativi di EQUIPROBABILITÀ. Se infatti n eventi incompatibili ed esaustivi sono giudicati da un individuo ugualmente probabili, la valutazione della probabilità di ciascuno non potrà che essere $p = 1/n$, e un evento che sia unione di k degli n eventi equiprobabili non potrà che avere probabilità $p = k/n$. Si utilizza allora la regola CLASSICA: la probabilità di un evento E è data dal numero dei casi favorevoli (al verificarsi di E: k) e quello dei casi possibili (n).

Osserviamo che tale valutazione comporta lo stabilirsi di opinioni concordanti fra i vari individui che effettuano la valutazione. Consideriamo, per esempio, il problema della previsione del gruppo sanguigno di un individuo con genitori con gruppi sanguigni AB e A0. In base alle leggi di Mendel è noto che il figlio eredita una sola lettera da ognuno dei genitori con uguale probabilità; le combinazioni possibili per il figlio sono pertanto: AA, A0, AB, B0, ognuna con probabilità $p = 1/4$. È noto però che la determinazione standard del gruppo sanguigno non fa distinzione tra i gruppi AA e A0 (come anche tra i gruppi BB e B0). Pertanto si potrà dire che l'individuo in questione apparterrà al gruppo sanguigno $A = AA \cup A0$ con probabilità p=1/2 (2 casi favorevoli su 4 possibili), al gruppo sanguigno AB con probabilità p=1/4, al gruppo sanguigno B con probabilità p=1/4.

Se si considera una successione di eventi E1, E2,..,En,.., in qualche modo analoghi, e si indica con p(n) la frequenza relativa del numero di volte che si è osservato il verificarsi di uno degli eventi sui primi n, si è generalmente portati a prevedere un andamento simile per la frequenza di analoghi eventi futuri. In altre parole si valuta che la probabilità del verificarsi di ognuno degli analoghi eventi futuri sia p=p(n).

Si utilizza allora la regola FREQUENTISTA: per valutare la probabilità di un evento si calcola la frequenza osservata su un numero (possibilmente grande) di eventi quanto più possibile analoghi a quello che interessa.

Valutiamo, ad esempio, pari a p=0.47 (47%) la probabilità che un individuo, affetto da tumore gliale, presenti neovascolarizzazione, sulla base dell'esperienza sui 192 pazienti esaminati fino ad ora. L'inciso "possibilmente grande" si giustifica intuitivamente pensando che su poche osservazioni la frequenza ha "poco valore".

Sta comunque il fatto, degno di menzione, che anche questo tipo di considerazioni favorisce lo stabilirsi di opinioni abbastanza concordanti fra i vari individui in molti problemi di natura "statistica". Fatto innegabile e notevole, anche se sembra infondata la pretesa di concludere che esso legittimi l'attribuzione della qualifica "oggettiva" a una probabilità valutata in base alla frequenza.

3.3 Probabilità condizionate, indipendenza stocastica.

"Abbiamo sempre insistito nel far rilevare che ogni previsione, in particolare ogni valutazione di probabilità, è relativa, non solo alla mentalità o psicologia dell'individuo che la fa, ma anche e particolarmente allo stato di informazione nel quale in quel momento si trova.

Chi desidera "spiegare" le differenze di mentalità con la diversità delle precedenti esperienze individuali, ossia –in senso lato– con la diversità degli "stati di informazione", può anche sopprimere la menzione al primo fattore facendolo rientrare nel secondo" (da B. de Finetti, 1970).

La considerazione sopra riportata spiega anche perchè nei due casi esaminati nel precedente paragrafo (CLASSICO e FREQUENTISTA) i diversi individui pervengano generalmente a uguali valutazioni di probabilità; infatti in questi due casi l'informazione su cui basare la valutazione di probabilità è, per la massima parte, condivisa da tutti. La valutazione di probabilità è effettuata da ognuno sulla base di un'informazione comune a tutti.

Consideriamo ora l'evento:

E = un paziente (generico, il prossimo che si presenterà) malato di tumore gliale ha età compresa tra 25 e 29 anni

e l'evento:

E' = un paziente (generico) malato di tumore gliale ha come esito la morte entro il primo anno di osservazione

si ha, utilizzando come valori delle probabilità le frequenze relative osservate sui 192 pazienti esaminati e considerando i pazienti di GLR3 come sopravvissuti almeno un anno, $P(E) = 0.078, P(E') = 0.38$. Supponiamo ora di sapere che si è verificato E' e di voler valutare la probabilità di E, data questa informazione, che indicheremo con $P(E/E')$ e chiameremo probabilità condizionata di E dato E'. Risulta, utilizzando ancora le frequenze come valutazioni di probabilità: $P(E/E') = 0.014$.

Se poi prendiamo in considerazione l'evento intersezione $E'' = E \cap E'$, si ha: $P(E'') = 0.005 = (0.014)(0.038) = P(E/E')P(E')$, che risulta di immediata interpretazione: la valutazione della probabilità che entrambi gli eventi E ed E' si verifichino si può ottenere dal prodotto delle probabilità che si verifichi E' per la probabilità che si verifichi E, una volta appurato che si è verificato E'.

Se invece calcoliamo $P(E'/E)$, otteniamo: $P(E'/E) = 0.064$ e risulta ancora: $P(E'') = P(E'/E)P(E) = (0.064)(0.078)$.

In entrambi i casi la conoscenza del fatto che uno dei due eventi considerati si è verificato altera la valutazione di probabilità del verificarsi dell'altro. In questo caso i due eventi si dicono (stocasticamente) dipendenti.

In caso contrario i due eventi si dicono (stocasticamente) indipendenti. In tal caso: $P(E/E') = P(E)$ e $P(E'') = P(E)P(E')$ e anche $P(E'/E) = P(E')$.

In caso di dipendenza può risultare $P(E/E') > P(E)$ oppure $P(E/E') < P(E)$, nel primo caso si parla di eventi correlati positivamente: il verificarsi di E' rende più probabile il verificarsi anche di E; nel secondo caso si parla di eventi correlati negativamente: il verificarsi di E' ostacola il verificarsi anche di E. Se codifichiamo con "1" il verificarsi di un evento e con "0" il non verificarsi e interpretiamo la probabilità come frequenza relativa osservata, si ha nel primo caso un coefficiente di correlazione positivo e nel secondo caso un coefficiente di correlazione negativo.

Possiamo distinguere tra due possibili tipi, o fonti, di dipendenza tra eventi: la dipendenza diretta e la dipendenza indiretta.

a) dipendenza in senso diretto

Si tratta dei casi in cui il verificarsi di un evento altera le circostanze in cui si verifica un altro. Spesso si parla in questi casi di un rapporto di causa-effetto tra i due eventi, sia pure in senso probabilistico.

Se si considerano per esempio gli eventi:

A= un paziente (generico) malato di tumore gliale ha indice funzionale di salute superiore a 2;

$B = E'$,

si ha, utilizzando come valori delle probabilità le frequenze relative osservate sui 192 pazienti esaminati e considerando i pazienti di GLR3 come sopravvissuti almeno un anno:

$$P(A) = 0.20, P(B) = 0.38, P(B/A) = 0.82.$$

Se ne deduce $P(B/A) > P(B)$. Un valore dell'indice funzionale superiore a 2 rende più probabile un esito infausto a breve scadenza (entro il primo anno), ma certamente non si può supporre che esista un rapporto di causa-effetto in senso stretto. Questo risulta tanto più evidente in quanto è perfettamente lecito anche chiedersi quanto vari la probabilità di A se è noto che si è verificato B.

In questo caso si ha: $P(A/B) = 0.42$ e quindi $P(A/B) > P(A)$, ma certamente non si può ipotizzare un rapporto di causa-effetto B-A.

b) dipendenza in senso indiretto

Designamo così i casi in cui non sussista un'influenza dell'esito di un evento sul verificarsi di un altro, ma esista qualche circostanza che può influire su entrambi gli eventi, ossia esiste, in un certo senso, una "causa comune" che li influenza entrambi.

Se consideriamo l'evento:

C= un paziente (generico) malato di tumore gliale presenta una crisi epilettica come primo sintomo; e l'evento B descritto sopra, si ha:

$$P(C) = 0.44, P(B) = 0.38, P(B/C) = 0.23.$$

Si ha pertanto $P(B/C) < P(B)$. La presenza di una crisi epilettica come primo sintomo rende più improbabile il verificarsi di un esito infausto entro il primo anno; ma non si può supporre che il primo sintomo influenzi direttamente l'evento B, quanto piuttosto che sia un indice, o sintomo appunto, di una situazione diversa e sia proprio questa diversità della situazione generale a influire sia sul tipo di sintomo che di esito.

In questo caso risulta inoltre P(C/B)=0.18.

3.4 Numeri aleatori, distribuzioni, indici sintetici.

Quando un "fatto aleatorio" è costituito da una misura (discreta, eventualmente ordinale, o continua) si denota "numero aleatorio" (variabile aleatoria nella terminologia più usuale).

La descrizione più eauriente di una variabile aleatoria avviene attraverso la funzione di ripartizione o di distribuzione definita, nel punto x, come la probabilità dell'evento Ex=la misura aleatoria è non superiore ad x.

Se si indica con la lettera maiuscola X la misura aleatoria e con la lettera maiuscola F la funzione di ripartizione, si ha:

$F(x) = P(Ex) = P(X \leq x)$ per ogni valore reale x.

Nel caso di misure discrete si può anche descrivere la variabile aleatoria X elencando i valori: $x_1, x_2, ..., x_n$, che tale variabile può assumere, con le rispettive probabilità: $p_1, p_2, ..., p_n$, ovvero le probabilità di ciascuno degli eventi incompatibili ed esaustivi $Ei = \{X$ assume il valore $x_i\}, i = 1, 2, .., n$.

Nel caso di misure continue, si può descrivere la variabile aleatoria utilizzando la funzione densità di probabilità: f(x), con x valore reale, tale che:

$$F(x) = \int_{-\infty}^{x} f(\xi)d\xi \quad , \quad f(x) = \frac{dF(x)}{dx}$$

Consideriamo per esempio la variabile aleatoria:

X= indice funzionale di salute di un generico paziente affetto da tumore gliale.

Si tratta di una misura discreta, in particolare ordinale, che può essere descritta dai quattro eventi:

$E1 = (X = 1), E2 = (X = 2), E3 = (X = 3), E4 = (X = 4)$, con le rispettive probabilità: p_1, p_2, p_3, p_4. In particolare, se si assume come valutazione delle probabilità la frequenza relativa osservata per i quattro eventi nei 192 pazienti esaminati, si ha:

$$p_1 = 0.39, p_2 = 0.41, p_3 = 0.18, p_4 = 0.02.$$

Osserviamo che, con la codifica proposta in 3.3., anche un evento aleatorio può essere interpretato come una variabile aleatoria, che può assumere solo i valori "0" e "1".

Se consideriamo la misura del diametro del tumore abbiamo, ovviamente, a che fare con una misura "teoricamente" continua ma che, per motivi pratici, abbiamo in realtà discretizzato, dato che tale quantità viene misurata in millimetri, trascurando i sottomultipli, e assume quindi solo valori interi: 1, 2,...., n,... Tale misura può quindi essere descritta sia attraverso la funzione di ripartizione, che attraverso l'elencazione dei valori assumibili con le rispettive probabilità. Un analogo discorso può essere fatto per la variabile età.

Supponiamo ora che l'andamento del tasso glicemico a digiuno possa essere descritto da una misura aleatoria continua X (non negativa), con densità di probabilità (Rossi, 1988):

$$f(x) = \frac{1}{\sqrt{2\pi}\sigma} \exp\left\{ -\frac{1}{2}\left(\frac{x - m}{\sigma}\right)^2 \right\} \qquad \text{con} \quad m = 79 \quad \text{e} \quad \sigma = 16.14$$

si può utilizzare la funzione f(x) per calcolare la probabilità di particolari eventi legati alla misura X, che interessi studiare, in particolare la probabilità che X sia compresa tra due particolari valori a e b:

$$P(a \leq X \leq b) = \int_a^b f(x)dx$$

Nel nostro caso si ha, per esempio:

$P(90 \leq X \leq 130) = 0.247,$

$P(0 \leq X \leq 90) = 0.752,$

$P(X \geq 130) = 0.001 \quad$ e così via.

Osserviamo che il calcolo dell'integrale non può essere effettuato analitica-mente. Si richiede pertanto l'utilizzo di tecniche numeriche o di valori tabulati.

La densità utilizzata è detta densità NORMALE o GAUSSIANA e verrà più approfonditamente analizzata nel seguito (Cap.IV).

In analogia con le descrizioni sintetiche delle distribuzioni statistiche (Cap. II), anche le distribuzioni di probabilità sono suscettibili di descrizioni sinte-tiche. In particolare si possono definire indici di posizione, di dispersione e di forma del tutto analoghi a quelli utilizzati per la descrizione dei dati GLR e con lo stesso significato e interpretazione.

La media della distribuzione di probabilità di una misura aleatoria discreta X è definita come:

$$E(X) = \sum_{i=1}^{n} x_i p_i$$

mentre per una misura continua si ha:

$$E(X) = \int_{-\infty}^{+\infty} x f(x) dx$$

La mediana è quel valore X_M tale che:

$$X_M = F^{-1}(1/2)$$

dove F è la funzione di ripartizione.

La varianza si definisce come:

$$\sigma^2(X) = E(X - E(X))^2 = E(X^2) - E^2(X)$$

e lo scarto standard è la radice quadrata della varianza.

Gli indici di forma sono:

$$SKEW(X) = \frac{E(X - E(X))^3}{\sigma^3} \qquad KURT(X) = \frac{E(X - E(X))^4}{\sigma^4}$$

Osserviamo che, nel caso della densità gaussiana, si ha:

$$E(X) = m, \sigma^2(X) = \sigma^2, \quad SKEW(X) = 0, \quad KURT(X) = 3$$

Valgono per gli indici appena definiti le proprietà di traslatività, omogeneità, invarianza per traslazione e per cambiamento di scala degli analoghi indici definiti nel Capitolo II.

3.5 Distribuzioni condizionate, indipendenza.

Analogamente a quanto rilevato in 3.3., in riferimento agli eventi aleatori, anche la distribuzione di probabilità di una variabile aleatoria dipende dallo stato di informazione.

Consideriamo, per esempio, la misura X=indice funzionale di salute di un paziente (generico) malato di tumore gliale e valutiamo la distribuzione di probabilità di tale misura condizionatamente all'informazione E1= il paziente muore entro il primo anno (GLR1), considerando come valori delle probabilità le frequenze relative osservate sui 192 pazienti esaminati, e confrontiamo tale distribuzione con quella della stessa misura, subordinatamente all'informazione E2=il paziente è ancora in vita oltre un anno (GLR4).

Otteniamo i risultati riportati in tabella 3.1.

È evidente che le due distribuzioni sono piuttosto diverse tra loro e diverse dalla marginale ad indicare che le informazioni E1 ed E2 modificano "sostanzialmente" la distribuzione della misura aleatoria X.

Denoteremo con:

$P(X = i/E1) = p_i(E1)$ e $P(X = i/E2) = p_i(E2)$ $i = 1, 2, 3, 4$, le distribuzioni condizionate della misura X.

In analogia con quanto visto in 3.3. si ha:

$$P[(X = i) \cap E_1] = p_i(E_1)P(E_1) = P(E_1/X = i)P(X = i) \forall i = 1, 2, 3, 4$$

Anche nel caso di misure continue è possibile considerare densità di probabilità condizionate a un particolare stato di informazione.

Indicando con F(x/E) la funzione di ripartizione condizionata di una misura X, dato che si conosce che si è verificato l'evento E, si può scrivere:

$$F(x|E) = P(X \le x|E) = \frac{P[(X \le x) \cap E]}{P(E)}$$

Tabella 3.1. Distribuzioni dell'indice funzionale di salute condizionate alle informazioni E1 (appartenenza a GLR1) ed E2 (appartenenza a GLR4) e distribuzione marginale.

Indice funz.	distribuzione condizionata a E1	distribuzione condizionata a E2	distr. margin.
1	0.09	0.69	0.39
2	0.48	0.26	0.41
3	0.38	0.05	0.18
4	0.05	0.00	0.02

Per esempio supponiamo di essere a conoscenza che un individuo ha tasso glicemico a digiuno X tale che $90 \le X \le 130(E)$.

Ci chiediamo quale sia la densità di X data l'informazione E. Possiamo scrivere:

$$F(x|E) = P(X \le x|90 \le X \le 130) = \frac{P[(X \le x) \cap (90 \le X \le 130)]}{P(90 \le X \le 130)} =$$

$$= \frac{\int_{90}^{x} \frac{1}{\sqrt{2\pi}\sigma} \exp\{-\frac{1}{2}(\frac{\xi-m}{\sigma})^2\}d\xi}{0.247} \qquad 90 \le x \le 130$$

da cui per derivazione si ha:

$$f(x) = \begin{cases} \frac{1}{0.247\sqrt{2\pi}\sigma} \exp\left\{-\frac{1}{2}(\frac{x-m}{\sigma})^2\right\} & 90 \le x \le 130 \\ 0 & \text{altrove} \end{cases}$$

Come per gli eventi aleatori, si può definire l'indipendenza (stocastica) tra una misura X e un'informazione E. Precisamente X ed E si dicono indipendenti se:

$$f(x|E) = f(x) \qquad \forall x$$

In caso contrario X ed E si dicono dipendenti. Anche in questo caso si può poi distinguere tra dipendenza in senso diretto ed in senso indiretto.

Si può ancora estendere la nozione di condizionamento e considerare la distribuzione di probabilità di una misura X condizionata alla conoscenza del valore di una seconda misura Y.

Nel caso di misure discrete si ha:

$$P[(X = x_i)/(Y = y_i)] = \frac{P[(X = x_i) \cap (Y = y_i)]}{P(Y = y_i)}$$

Trascureremo, per il momento, il caso di misure continue.

Se $P(X = x_i/Y = y_i) = P(X = x_i)$ allora le due misure si dicono (stocasticamente) indipendenti.

Valutiamo, per esempio, la distribuzione condizionata della misura X=tempo di permanenza in osservazione, data l'informazione Y=età del paziente (generico) malato di tumore gliale. In questo caso si ottengono i risultati riportati in tabella 3.2, in cui i dati sono stati raggruppati ulteriormente per semplificare i calcoli.

Le cinque colonne relative alle distribuzioni condizionate della misura X date le informazioni $Ei(i = 1, 2, 3, 4, 5)$ mostrano profili nettamente diversi tra loro e diversi dalla distribuzione marginale ad indicare, ancora una volta, quanto sia rilevante (a scopi prognostici) l'informazione legata all'età del paziente.

Tabella 3.2. Distribuzioni del tempo di osservazione condizionate alle informazioni sull'etá.

Tempo di osservazione	5/20 E1	21/35 E2	36/50 E3	51/65 E4	66/80 E5	distr. marg.
0-20	0.44	0.35	0.47	0.79	0.79	0.59
21-40	0.125	0.28	0.21	0.13	0.18	0.19
41-60	0.31	0.28	0.22	0.04	0.00	0.15
61-80	0.125	0.06	0.10	0.04	0.03	0.07
81-100	0.00	0.03	0.00	0.00	0.00	0.01
Distr. marg.	0.08	0.17	0.30	0.28	0.17	1.00

Nella tabella 3.3 sono riportate le distribuzioni condizionate della misura Z=diametro del tumore, rispetto ad $E1, E2, E3, E4, E5$ (valori dell'età).

In questo caso le cinque colonne, pur essendo ancora diverse tra loro, non mostrano un andamento dei profili "sostanzialmente" dipendente dalle informazioni $Ei(i = 1, 2, .., 5)$, nè sono troppo diverse dalla distribuzione marginale.

Tabella 3.3. Distribuzioni condizionate del diametro rispetto alle informazioni sulle etá.

Diametro	5/20 E1	21/35 E2	36/50 E3	51/65 E4	66/80 E5	distr. marg.
10-40	0.31	0.41	0.22	0.30	0.24	0.29
41-70	0.50	0.44	0.50	0.42	0.67	0.49
71-100	0.19	0.16	0.28	0.28	0.09	0.22
Distr. marg.	0.08	0.17	0.30	0.28	0.17	1.00

L'informazione legata agli Ei non altera in modo marcato la distribuzione della misura Z.

Si tornerà nel seguito sull'argomento per ottenere una quantificazione più esatta di quanto rilevato dall'osservazione delle tabelle 3.2 e 3.3.

3.6 Induzione: il teorema di Bayes.

Il teorema di Bayes consiste nel principio espresso dalla regola seguente:

$$P(H|E) = \frac{P(E|H)P(H)}{P(E)}$$

con E e H eventi aleatori.

La formula segue immediatamente uguagliando i secondi membri delle relazioni:

$$P(E \cap H) = P(E/H)P(H); P(E \cap H) = P(H/E)P(E).$$

La formula di Bayes trova la sua applicazione nella risposta alla seguente domanda: "Come occorre modificare la valutazione di probabilità di un evento H quando si viene a conoscenza che si è verificato un evento E ?".

Sarebbe più preciso dire che la formula di Bayes consente di valutare la probabilità di un evento H avendo acquisito l'informazione E, oltre a tutte le informazioni precedenti, che avevano portato a valutare la probabilità di H con P(H) (probabilità a priori).

Consideriamo gli eventi:

H=un paziente malato di tumore gliale ha come esito la morte entro il primo anno dalla diagnosi (GLR1)

E1= il paziente ha indice funzionale di salute pari ad uno

E2= il paziente ha indice funzionale di salute pari a tre

$$P(H) = 0.38; P(H/E1) = 0.089; P(H/E2) = 0.80.$$

Come si vede la valutazione della probabilità di H cambia drasticamente in funzione della conoscenza che si è verificato E1 o E2.

È proprio l'utilizzo appropriato della formula di Bayes che consente di pervenire alla "diagnosi" mediante l'acquisizione dinamica di informazioni legate probabilisticamente al fenomeno (o stato) aleatorio che interessa individuare, mediante un procedimento di induzione.

Una analoga formula vale anche per le distribuzioni condizionate e per le densità.

Considerando, per esempio, una misura continua X e un evento H si ha:

$$P(H/X = x) = \frac{f(x|H)P(H)}{f(x)}$$

Se poi si considerano degli eventi: $H_1, H_2, \ldots, H_k$ tali che $H_i \cap H_j = 0 \forall i \neq j$ (evento impossibile) e $H_1 \cup H_2 \cup \ldots \cup H_k = \Omega$ (evento certo) è possibile aggiornare la probabilità di ognuno di essi avendo acquisito l'informazione E (o l'informazione X) mediante la formula:

$$P(H_i/E) = \frac{P(E/H_i)P(H_i)}{P(E)} \quad \left(P(H_i/X) = \frac{f(x|H_i)P(H_i)}{f(x)} \right)$$

e, esprimendo $P(E) = \sum_{i=1}^{k} P(E|H_i)P(H_i)$ (teorema delle probabilità composte):

$$P(H_i/E) = \frac{P(E|H_i)P(H_i)}{\sum_{j=1}^{k} P(E/H_j)P(H_j)}$$

$$P(H_i/X = x) = \frac{f(x|H_i)P(H_i)}{\sum_{j=1}^{k} f(x|H_j)P(H_j)}$$

Osserviamo che nella formula di Bayes il termine che interviene a modificare la probabilità a priori di un evento (o ipotesi) H_i è sempre proporzionale alla probabilità dell'evento E (o della misura X), condizionate all'ipotesi in questione, che costituiscono l'informazione che si suppone acquisita.

Tale termine, una volta noto E (o X), è una funzione della sola H_i, che viene chiamata FUNZIONE DI VEROSIMIGLIANZA.

"Il termine verosimiglianza (in inglese "likelihood") va inteso nel senso che una $P(E/H)$ più o meno grande significa che la conoscenza di E ha il potere di rendere più o meno probabile H.." (da B. de Finetti, 1970).

Il concetto di verosimiglianza può essere meglio compreso se si mettono a confronto le probabilità a posteriori di due ipotesi (contrapposte) H_i e H_j.

Consideriamo per esempio il rapporto $P(H_i/E)/P(H_j/E)$ che, se maggiore (uguale o minore) di uno indica una maggiore (uguale o minore) probabilità di H_i, rispetto ad H_j, una volta acquisita l'informazione E. Dal teorema di Bayes si ottiene:

$$\frac{P(H_i/E)}{P(H_j/E)} = \frac{P(E/H_i)}{P(E/H_j)} \cdot \frac{P(H_i)}{P(H_j)}$$

Il primo rapporto al secondo membro è detto rapporto di verosimiglianza delle ipotesi H_i su H_j e se maggiore (uguale o minore) di uno interviene a modificare il rapporto delle probabilità a priori in senso crescente (nullo o decrescente). Nel primo caso si dirà che il risultato (o informazione) E rende più verosimile H_i, rispetto ad H_j, di quanto lo fosse a priori, viceversa nel terzo caso.

Consideriamo per esempio:

H1=GLR1 (un paziente appartiene a), H2=GLR2, H3=GLR3, H4=GLR4, E= il paziente ha età compresa tra 25 e 29 anni.

Si ha:

$P(H1)/P(H4) = 1.18;\ P(E/H1)/P(E/H4) = 0.09;$

$P(H1/E)/P(H4/E) = 0.11 \ll 1.18.$

Come si vede venire a conoscenza che un paziente malato di tumore gliale ha un'età relativamente bassa rende più verosimile l'evento $H4$, rispetto ad $H1$, di quanto lo fosse a priori.

Se invece accade che:

E= il paziente ha età compresa tra 55 e 59 anni, si ha:

$$P(E/H1)/P(E/H4) = 13.59,\ P(H1/E)/P(H4/E) = 16.04 \gg 1.18.$$

Quanto detto in quest'ultimo esempio costituisce un'applicazione del teorema di Bayes ai problemi di classificazione, che possono essere schematizzati come segue.

Siano date k popolazioni distinte $A_1, A_2, ..., A_k$ sui cui individui si può misurare una quantità X, che ha distribuzione $F_i(x)$ nella i-esima popolazione $(i = 1, 2, .., k)$.

Si vuole determinare una regola di comportamento $A(x)$ che permetta di decidere a quale popolazione attribuire un individuo che presenti un valore di X prefissato (x).

Considereremo due possibili criteri di assegnazione:

-criterio di assegnazione bayesiano;

-criterio di minimizzazione della perdita attesa.

a) Criterio di assegnazione bayesiano.

Sia $P(A_i)$ la proporzione di individui appartenenti alla popolazione A_i rispetto alla popolazione globale (che si suppone nota).

Sia $f(x/A_i)$ la densità di probabilità (eventualmente la distribuzione se si tratta di una misura discreta) di X nella popolazione A_i.

Dato un valore x per X si può allora calcolare la probabilità a posteriori della popolazione A_i mediante la formula di Bayes. Tale espressione fornisce la valutazione di probabilità che un individuo cui corrisponde una quantità misurata pari ad x provenga dall'i-esima popolazione.

è possibile allora stabilire due regole di comportamento:

- $A(x) = A_i$ se $P(A_i/x)$ è il massimo valore delle probabilità a posteriori valutate con la formula di Bayes;

- $A(x) = A_i$ se $P(A_i/x)$ è il massimo valore delle probabilità a posteriori valutate con la formula di Bayes e inoltre risulta: $P(A_i/x) > h$, con h fissato a priori;

Nel primo caso la regola di assegnazione minimizza la probabilità di errore nella classificazione: $1 - P(A_i/x)$.

Il secondo caso è una evidente estensione del primo e attribuisce un'osservazione ad una determinata popolazione solo quando la probabilità a posteriori massima supera una certa soglia critica stabilita a priori, cioè quando la probabilità di un'allocazione sbagliata è inferiore ad 1-h.

In entrambi i casi non si fa distinzione tra diversi tipi di allocazione sbagliata.

b) Criterio di minimizzazione della perdita attesa.

Se i diversi tipi di allocazione sbagliata hanno conseguenze diverse, come si verifica di solito per le applicazioni di tipo clinico in cui, sulla base di casi sperimentati in precedenza, si vuole determinare una regola che a partire da "sintomi" osservati permetta di fornire una diagnosi, una prognosi, una terapia, di tale diversità si può tener conto mediante l'introduzione di una opportuna FUNZIONE DI PERDITA.

Se si definisce $L(A_i, A_j)$ la perdita che si ottiene classificando nel gruppo A_i un individuo del gruppo A_j, con le seguenti proprietà intuitive:

$L(A_i, A_i) = 0$; $L(A_i, A_j) > 0$ $i \neq j$; $L(A_i, A_j)$ determinata a meno di un fattore di proporzionalità;

si può determinare, data un'osservazione X=x, la perdita attesa di ogni possibile allocazione:

$$E[L(A_i/X = x)] = \sum_{j=1}^{k} L(A_i, A_j)P(A_j/X = x)$$

da cui discende la regola di assegnazione:

$A(x) = A_i$ se la perdita attesa corrispondente ad A_i è la minima.

Consideriamo il seguente esempio (Rossi, 1988).

Siano date le tre popolazioni:

A1=individui "normali" rispetto al metabolismo degli zuccheri; A2=individui con ridotta tolleranza agli idrati di carbonio; A3=individui diabetici.

Sia X la misura del tasso glicemico a digiuno e Y la misura del tasso glicemico misurato dopo due ore dall'assunzione di 75 grammi di glucosio.

Indichiamo con N(a,b) la densità normale con media a e scarto standard b.

Sono state determinate le densità di probabilità delle misure X e Y nelle tre popolazioni, che risultano:

$$-f1(x) = N(79, 16.14); \quad f2(x) = N(106, 19.53); \quad f3(x) = N(167, 60.39);$$

$$-f1(y) = N(99, 25.84); \quad f2(y) = N(162, 39.85); \quad f3(y) = N(264, 59, 58).$$

è inoltre stata determinata la proporzione di individui appartenenti alle tre popolazioni: $P(A1) = 0.78; P(A2) = 0.10; P(A3) = 0.12$.

Determinata quindi l'espressione delle probabilità a posteriori in funzione delle variabili x e y, è possibile stabilire per quali valori delle misure sia più conveniente l'assegnazione a ciascuna delle tre popolazioni.

In particolare si ottiene:

$$-A(x) = A1 \text{ se } x < 113.8$$
$$-A(x) = A2 \text{ se } 113.8 \le x < 134.81$$
$$-A(x) = A3 \text{ se } 134.81 \le x$$
$$-A(y) = A1 \text{ se } y < 156.74$$
$$-A(y) = A2 \text{ se } 156.74 \le y < 207.9$$
$$-A(y) = A3 \text{ se } 207.9 \le y.$$

Se si vuole utilizzare il criterio di minimizzazione della perdita attesa occorre specificare una funzione di perdita.

Supponiamo, a titolo di esempio, che la funzione di perdita sia quella sintetizzata nella tabella 3.4 e che si debba classificare un paziente con un valore di X pari a 110. In tal caso risulta:

$$L(A1/x) = 2.52; \quad L(A2/x) = 1.18; \quad L(A3/x) = 1.82.$$

Si ottiene quindi la minimizzazione della perdita attesa attribuendo il paziente alla classe A2. In modo analogo si può procedere per altri valori di X o di Y.

Tabella 3.4.Funzione di perdita relativa ad allocazioni in A1, A2, A3.

Appartenenza	A1	A2	A3
Allocazione			
A1	0	5	8
A2	1	0	2
A3	2	2	0

Ai problemi di classificazione può essere legato anche un problema di stima quando non siano note le distribuzioni della misura X nelle diverse popolazioni.

In questo caso si procede ad effettuare delle opportune osservazioni che permettano di determinare le densità incognite, almeno in modo approssimativo.

Si cercherà quindi di osservare k insiemi di individui di cui sia nota la popolazione di appartenenza e, in base alle misurazioni delle quantità X relativamente a tali individui, di ricavare le informazioni necessarie a determinare le distribuzioni all'interno di ciascun gruppo.

Il problema diventa quindi un problema di stima di densità ed è affrontabile sia in ambito parametrico che non parametrico, come si vedrà nel seguito (Cap. V).

Una trattazione più organica di quanto delineato in merito ai problemi di classificazione sarà svolta nel capitolo XI.

Si osservi che i metodi di intelligenza artificiale orientati verso la diagnosi "automatica" dovrebbero essere basati sullo schema precedente.

3.7 Applicazioni alla Medicina Preventiva: gli screenings.

Tutti siamo d'accordo che "prevenire è meglio che curare", anche dal punto di vista economico-sociale, oltre che personale. Con scopi preventivi sono sorti negli ultimi anni quei consultori genetici che hanno come finalità la prevenzione, attraverso la previsione, basata sulle leggi dell'ereditarietà, della presenza di malattie genetiche in un eventuale nuovo nato, data l'informazione sul patrimonio genetico dei genitori.

Accade però che non tutte le cosiddette coppie "a rischio" pervengano spontaneamente ad un consultorio genetico. L'opera dei consultori rischia quindi di non avere sempre quell'efficacia che sarebbe auspicabile.

In riferimento a malattie genetiche di particolare rilevanza sociale sono stati quindi predisposti dei programmi di screening.

La parola potrebbe essere tradotta in italiano con "setacciamento", che suggerisce bene quale sia lo scopo di un simile programma: identificare individui "a rischio" da inviare ai consultori o individui malati, eventualmente ancora asintomatici, da inviare all'opportuno presidio medico. Il termine screening comunque è ormai diventato un termine tecnico nella sua forma anglosassone e come tale verrà usato nel seguito.

Gli screenings possono costituire un efficace strumento per il controllo dello stato di salute di una popolazione e la diagnosi precoce. Gli esami di laboratorio utilizzati per una procedura di screening devono consentire di distinguere le persone apparentemente sane, ma in realtà colpite da una certa malattia (o portatrici di un certo gene), da quelle che ne sono esenti. Un buon programma di screening su una popolazione deve essere basato su esami innocui, validi, relativamente economici. Vanno computati nel costo del programma di screening anche quelli eventuali derivanti da una classificazione errata di parte della popolazione, operata sulla base del risultato degli esami. Infatti bisogna valutare, per esempio, il costo sociale derivante dall'invio di un individuo "sano" al consultorio o al presidio medico, oltre naturalmente al costo psicologico pagato personalmente dall'individuo stesso. Analogamente va calcolato il costo sociale e personale della mancata identificazione di un malato o portatore.

Esistono diverse procedure per lo screening tra cui ci interessano in modo particolare le due che seguono.

Lo SCREENING DI MASSA è un programma su larga scala applicato ad un gruppo di popolazione non selezionata.

Appartiene a questa classe il programma di screening per la microcitemia, cui vengono sottoposti tutti i ragazzi della terza classe delle scuole medie statali.

Gli esami di laboratorio effettuati sui globuli rossi permettono di identificare i portatori sani del gene che provoca, se presente in duplice copia, il morbo di Cooley (o anemia mediterranea), piuttosto diffuso nelle zone ex malariche d'Italia, tanto da costituire, in quelle zone, un problema anche sociale. Per un'analisi sull'ereditarietà del gene della microcitemia, anche in relazione ai problemi legati alla selezione naturale nelle zone malariche, si veda, per esempio, C.Rossi (1983).

Lo SCREENING SELETTIVO viene applicato a un gruppo di popolazione "a rischio". Inizialmente lo screening per la microcitemia era effettuato soltanto in zone geografiche a rischio, in particolare in Sardegna e nel Ferrarese, essenzialmente su base volontaria.

La validità di un programma di screening è misurata dalle probabilità che il risultato degli esami ("+", "-") sia conforme al vero stato dell'individuo (malato o portatore "M", sano "S"). In particolare si definisce:

- SENSIBILITÀ del test la probabilità condizionata $P(+/M)$;
- SPECIFICITÀ del test la probabilità condizionata $P(-/S)$;
- VALORE PREDITTIVO di un test "+": $P(M/+)$;
- VALORE PREDITTIVO di un test "-": $P(S/-)$;
- EFFICACIA del test: $e = P(M \cap +) + P(S \cap -)$

Se si denota con $P(M)(P(S) = 1 - P(M))$ la proporzione di individui malati (sani) nella popolazione, cioè quella che viene chiamata "prevalenza" della malattia nella popolazione, che altro non è che la probabilità che un individuo scelto a caso dalla popolazione sia effettivamente malato, si possono scrivere le seguenti relazioni tra le varie quantità introdotte:

$$(3.1) \qquad P(M \cap +) = P(M/+)P(+) = P(+/M)P(M)$$

$$(3.2) \qquad P(S \cap -) = P(S/-)P(-) = P(-/S)P(S)$$

$$(3.3) \qquad P(+) = P(+/M)P(M) + P(+/S)P(S)$$

$$(3.4) \qquad P(-) = P(-/M)P(M) + P(-/S)P(S).$$

Come conseguenza di (3.1), (3.2), (3.3), (3.4) si ottengono le altre relazioni seguenti (Teorema di Bayes):

$$(3.5) \qquad P(M/+) = \frac{P(+/M)P(M)}{P(+)} = \frac{P(+/M)P(M)}{P(+/M)P(M) + P(+/S)P(S)}$$

$$(3.6) \qquad P(S/-) = \frac{P(-/S)P(S)}{P(-)} = \frac{P(-/S)P(S)}{P(-/S)P(S) + P(-/M)P(M)}.$$

È evidente che, mentre la sensibilità e specificità di un programma di screening sono misure intrinseche, indipendenti dalla prevalenza della malattia nella popolazione, così non è per quanto riguarda i valori predittivi, che sono fortemente influenzati da questa.

A titolo di esempio si potrebbe pensare che valori di sensibilità e specificità attorno al 90% siano piuttosto buoni, ma bisogna tener conto che, quando si studiano malattie a bassa prevalenza (malattie rare), anche la misclassificazione di una piccola parte di soggetti normali (che costituiscono la maggior parte della popolazione) può produrre conseguenze (anche economiche) molto rilevanti. Vale la pena di notare, a questo proposito, che gli esami utilizzati nel caso della microcitemia consentono di raggiungere valori di sensibilità e di specificità praticamente del 100%.

Conseguenze rilevanti possono aversi, in caso di malattie rare, anche sulla stima della prevalenza della malattia, se effettuata semplicemente valutando la prevalenza osservata, ovvero il rapporto del numero di individui risultati positivi agli esami rispetto al totale degli individui esaminati, che è in realtà una stima di $P(+)$ e non di $P(M)$.

Nel caso che la specificità e sensibilità del test siano esattamente note a priori si può però ottenere una correzione della stima, basata sulla prevalenza osservata, esplicitando $P(M)$ dalla (3.3):

$$(3.3') \qquad P(+) = P(+/M)P(M) + (1 - P(-/S))(1 - P(M))$$

$$(3.7) \qquad P(M) = \frac{P(+) - (1 - P(-/S))}{P(+/M) + P(-/S) - 1}$$

e utilizzando (correttamente) come stima di $P(+)$ la prevalenza osservata.

Per valutare meglio i vari aspetti legati alle procedure di screening possiamo prendere in considerazione una situazione reale di interesse generale (Rossi, 1989 a).

Valutiamo quindi le implicazioni che si avrebbero sottoponendo la popolazione ad uno screening di massa per la sieropositività all'AIDS (HIV). In effetti si potrebbe pensare di ottenere da una simile analisi dati utilizzabili per scopi statistici (determinare una stima della prevalenza del virus nella popolazione) e per scopi preventivi (isolamento di individui infetti). Una simile procedura di screening potrebbe avere invece effetti disastrosi se effettuata su una generica popolazione, mentre potrebbe risultare utile su una cosiddetta "popolazione a rischio" (screening selettivo).

Supponiamo di effettuare lo screening di massa su una popolazione in cui la prevalenza di HIV sia $p = 0.006$.

Scelto casualmente un insieme di N individui della nostra popolazione, ciascuno di essi avrà dunque una probabilità $p = 0.006$ di essere infetto (sieropositivo) e $q = 0.994$ di essere sano, indipendentemente da tutti gli altri.

Supponiamo che il procedimento di analisi utilizzato dia una risposta positiva nel 99% dei casi in cui l'individuo è M e dia una risposta negativa nel 99% dei casi in cui l'individuo è S. Formalmente possiamo esprimere questo fatto attraverso le quantità:

sensibilità$= P(+/M) = 0.99$;   specificità$= P(-/S) = 0.99$

$P(-/M) = 0.01$; $P(+/S) = 0.01$.

Se ora calcoliamo, mediante il teorema di Bayes, la probabilità che un individuo, scelto a caso dalla popolazione di partenza, sia M, essendo risultato positivo all'analisi, otteniamo:

$$P(M/+) = 0.374.$$

In altre parole, dato il margine di errore legato al tipo di analisi e la "bassa" prevalenza dell'infezione nella popolazione (probabilità a priori), ci si può attendere che solo il 37% circa degli individui positivi al test sia effettivamente infetto.

Le conseguenze di questo si possono meglio valutare se ci si riferisce alla classificazione degli individui sottoposti al test nelle classi M e S e alla stima della prevalenza p utilizzando la prevalenza osservata.

Supponiamo di esaminare 45.000 individui e di classificare come M quegli individui positivi agli esami e come S quelli negativi, supponiamo quindi di assumere come stima della prevalenza di infezione nella popolazione la proporzione di individui positivi rispetto al totale degli esaminati (in generale non si possono supporre note a priori la sensibilità e specificità del test, non è detto, quindi, che si possa correggere la stima utilizzando la (3.7)). Tutta la procedura sembra assai ragionevole, ma le conseguenze sono riassunte nella seguente tabella 3.5.

La situazione cambia drasticamente quando la prevalenza di infezione nella popolazione è "alta", si effettua cioè lo screening selettivo su un gruppo "a

Tabella 3.5. Situazione prevista in uno screening casuale su 45.000 soggetti, con un test di sensibilità e specificità pari al 99%.

# di esaminati	# atteso di falsi positivi	# atteso di falsi negativi	# atteso di classif. corrette
45000	447	3	44550
prevalenza reale	prevalenza osservata (valore atteso)	errore assoluto	errore relativo
0.006	0.01588	0.00988	165%

rischio".

Nella tabella 3.6 sono riportati i risultati attesi per diversi valori della prevalenza.

Una situazione migliore, anche per prevalenze basse, si ottiene se si effettua lo screening casuale ripetendo gli esami due volte, in modo indipendente, su ogni individuo e classificando come M gli individui con entrambi i risultati positivi e come S tutti gli altri casi.

Tabella 3.6. Situazione prevista in uno screening casuale su 45.000 soggetti con un test di sensibilitá e specificitá pari al 99%, al variare della prevalenza.

PREVALENZA	0.1	0.5	0.8	0.006
# di esaminati	45000	45000	45000	45000
# atteso di +	4860	22500	35730	715
# atteso di falsi +	405	225	90	447
# atteso di -	40140	22500	9270	44285
# atteso di falsi -	45	225	360	3
# atteso di class. corrette	44550	44550	44550	44550
prev. ossevata (valore atteso)	0.108	0.500	0.794	.01588
errore ass.	0.008	0.000	0.006	.00988
errore rel.	8%	—	0.75%	165%

Naturalmente questo raddoppia il costo della procedura, ma in effetti è quello che si fa attualmente per il caso dell'esempio, infatti in alcuni laboratori vengono effettuati esami multipli.

Con questo criterio, in caso di prevalenza $p = 0.006$, si ottengono i risultati riportati in tabella 3.7, che possono essere direttamente confrontati con quelli della tabella 3.5.

Tabella 3.7 Situazione prevista in uno screening su 45.000 soggetti con un test di sensibilità e specificità pari al 99%, ripetuto 2 volte.

# di esaminati	# atteso di falsi positivi	# atteso di falsi negativi	# atteso di classif. corrette
45000	4	3	44993
prevalenza reale	prevalenza osservata (valore atteso)	errore assoluto	errore relativo
0.006	0.00598	0.00002	0.34%

È da notare che la ripetizione del test costituisce una nuova procedura cui corrisponde una sensibilità pari a:

$P(+ + /M) = 0.98$ (contro il precedente valore di 0.99),

una specificità pari a:

$P((+-) \cup (-+) \cup ((--)/S) = 0.9998$ (contro la precedente 0.99) e valori predittivi

- di test positivo: $P(M \cap +) = 0.00588$ (contro il precedente 0.00594),

  - di test negativo: $P(S \cap -) = 0.9938$ (contro il precedente 0.98406),

  - efficacia: $e = 0.99968$ (contro il precedente 0.99).

La ripetizione degli esami consente sempre di ottenere procedure più affidabili, ma è evidente che la rilevanza del miglioramento dipende fortemente dalla prevalenza "vera" e dalla possibilità di conoscere a priori la sensibilità e la specificità del test utilizzato, almeno approssimativamente.

La possibilità di correggere, utilizzando la (3.7), la valutazione della prevalenza, qualora si conoscano la sensibilità e specificità di un test, suggerisce uno "stratagemma" per evitare distorsioni legate a particolari tipi di rilevazione.

Supponiamo, per esempio, di voler rilevare la prevalenza di tossicodipendenti nella città di Roma, mediante un questionario in cui la domanda sia formulata come segue:

"Nel periodo x ha fatto uso di sostanze stupefacenti?"   SI   NO

È abbastanza plausibile che, anche se si assicurasse l'anonimato, i tossicodipendenti sarebbero comunque tentati di rispondere il falso.

Il risultato sarebbe una sottostima, come ne esistono a migliaia, della proporzione di tossicodipendenti nella città.

Supponiamo però di invitare a scegliere la risposta al test, utilizzando il seguente criterio. Si risponda la verità se, lanciando un dado, si ottiene "6", si risponda il contrario se, lanciando un dado, si ottiene qualunque altro numero.

Con questo meccanismo sarebbe protetta al massimo la "privacy" degli intervistati e si potrebbe comunque pervenire ad una stima corretta della proporzione di tossicodipendenti nella città.

Infatti, se indichiamo con "T" la categoria di tossicodipendenti e "NT" la categoria dei non tossicodipendenti, otteniamo:

SENSIBILITÀ=P(SI/T)=1/6=P(NO/NT)=SPECIFICITÀ

Pertanto, indicando con P(SI) la proporzione di risposte affermative ottenuta, possiamo stimare la proporzione P(T) di tossicodipendenti nella nostra popolazione utilizzando la seguente relazione:

$$P(T) = \tfrac{1}{2}\left(\tfrac{5}{2} - 3P(SI)\right)$$

Naturalmente lo stesso meccanismo di risposta casuale può essere utilizzato ogni volta che il tipo di domanda sia tale da produrre risposte distorte per motivi di "privacy" o altro. Si pensi, per esempio, al problema della rilevazione di abitudini sessuali, che tanta importanza può rivestire per i modelli di previsione legati all'epidemia dall'AIDS.

Capitolo IV: che cosa sono le distribuzioni.

4.1 Quantificazione.

Quando si considera un insieme di dati derivati da un qualsiasi tipo di indagine o "esperimento", non necessariamente i risultati devono essere numeri. Ad esempio se si parla di esito di un paziente affetto da una particolare malattia si definisce se il soggetto è vivo oppure è morto, ecc..

Per poter utilizzare qualsiasi forma di quantificazione è quindi necessario rendere quantitative anche quelle espressioni che per loro natura sarebbero qualitative.

Un esempio di ciò viene fornito dai vari tipi di scale di misura di cui abbiamo parlato nel Capitolo II.

Nell'associare ai risultati di un qualsiasi "esperimento" un valore numerico si costruisce una variabile detta: CASUALE o ALEATORIA o STOCASTICA.

4.2 Variabili Casuali.

Una variabile casuale è una variabile i cui valori sono il risultato di fattori casuali, essa può assumere valori in un qualsiasi insieme finito o infinito.

Nell'ambito delle variabili casuali distinguiamo:

VARIABILI CASUALI DISCRETE: caratterizzate da "gaps" o interruzioni nei valori.

Ad esempio per una variabile casuale dicotomica che assume i valori 0 (morto) o 1 (vivo) il valore 0.5 non è ammesso in quanto non corrisponde a nessun risultato possibile.

VARIABILI CASUALI CONTINUE: che possono assumere tutti i valori compresi in un specificato intervallo e per esse non sono ammesse interruzioni, come ad esempio l'età, il peso, l'altezza.

Ad ogni valore di una variabile casuale discreta è associato un numero detto probabilità, ad ogni variabile casuale continua è associata una densità di probabilità sull'intervallo dei valori che la variabile può assumere.

Tenendo conto di quanto sin qui detto diamo alcune utili definizioni:

DEFINIZIONE 4.1

Se X è una variabile casuale discreta ed i suoi valori sono indicati con $x_1, x_2, \ldots x_n, \ldots$ ad ogni possibile valore x_i associamo un numero: $p(x_i) = P(X = x_i)$ chiamato *Probabilità di x_i*.

Il numero $p(x_i)$, $(i = 1, 2, \ldots)$ deve soddisfare le seguenti condizioni:

$$1. \quad p(x_i) \geq 0$$

$$2. \quad \sum_i p(x_i) = 1$$

La funzione p è chiamata FUNZIONE DI PROBABILITÀ e le coppie di valori $(x_i, p(x_i))$ individuano la DISTRIBUZIONE DI PROBABILITÀ di X.

Talvolta p(x) viene genericamente indicata con f(x).

DEFINIZIONE 4.2

Data una variabile casuale X con funzione di distribuzione di probabilità $p(x)$ la funzione:

$$F(x_i) = \sum_{x_k \leq x_i} p(x_k) \qquad i = 1, 2, \ldots n$$

è detta funzione di ripartizione o distribuzione cumulativa della variabile casuale X.

F gode delle seguenti proprietà:

$$\begin{cases} F(x) & = 0 & \text{se} \quad x < \min x_i \\ F(x) & = 1 & \text{se} \quad x > \max x_i \\ F & \text{è una funzione non decrescente compresa tra } 0 \text{ e } 1. \end{cases}$$

La funzione di distribuzione cumulativa è così chiamata poichè può essere ottenuta accumulando per somma le $p(x_k)$ per ogni k dove $x_k \leq x_i$.

Cioè, se $x_1 < x_2 < \cdots < x_n$:

$$F(x) = p(x_1) \quad (x_1 \leq x < x_2)$$

$$F(x) = p(x_1) + p(x_2) = F(x_1) + p(x_2) \quad (x_2 \leq x < x_3)$$

$$F(x) = p(x_1) + p(x_2) + p(x_3) = F(x_2) + p(x_3) \quad (x_3 \leq x < x_4)$$

e così via.

DEFINIZIONE 4.3

Se X è una variabile continua esiste una funzione f chiamata FUNZIONE DI DENSITÀ di probabilità che soddisfa le seguenti condizioni:

1. $f(x) \geq 0$ per tutti i valori di x

2. $\displaystyle\int_{-\infty}^{\infty} f(x)dx = 1$

3. Per ogni a,b tali che $-\infty < a < b < +\infty$ si ha:

$$P(a \leq X \leq b) = \int_a^b f(x)dx$$

Nel caso continuo la funzione di distribuzione cumulativa diventa:

$$F(x) = P(X \leq x) = \int_{-\infty}^x f(s)ds.$$

Nel trattamento delle variabili casuali si avverte la necessità di introdurre delle grandezze quali il VALORE ATTESO o MEDIA $E(X)$, e la VARIANZA $\sigma^2(X)$ o $V(X)$ già definite nel paragrafo 3.4 che sintetizzano alcune loro principali caratteristiche.

Tra le distribuzioni di probabilità di tipo discreto ricordiamo la distribuzione Binomiale e quella di Poisson, tra quelle di tipo continuo la distribuzione Normale o di Gauss.

4.3 La distribuzione binomiale.

Supponiamo che in una popolazione di soggetti affetti da tumori gliali il 56% dei malati non presenti crisi epilettiche come primo sintomo. Noi interpretiamo questo dicendo che nella popolazione la probabilità che un soggetto non abbia una crisi epilettica è pari a 0.56. Supponiamo ora di selezionare a caso 5 soggetti dalla popolazione in esame e ci chiediamo quale sia la probabilità che esattamente 3 dei 5 individui non presentino una crisi epilettica.

Un processo di questo tipo può essere descritto da una distribuzione binomiale.

La distribuzione binomiale è derivata da un processo noto come prove di Bernoulli in onore del matematico svizzero James Bernoulli (1654-1705) a cui tale distribuzione è dovuta.

In generale quando una singola prova di qualche processo o un esperimento può assumere solo due risultati mutuamente esclusivi tali come vita o morte, malato o sano, presenza o assenza di un sintomo, maschio o femmina, la prova è detta di Bernoulli.

Una sequenza di prove di Bernoulli forma un processo di Bernoulli sotto le seguenti condizioni:

1) ogni prova assume uno di due possibili risultati mutuamente esclusivi, denotati convenzionalmente con 1 (successo), 0 (fallimento);

2) la probabilità di un successo è denotata con p e rimane costante in ogni prova. La probabilità di insuccesso o fallimento è denotata con $q = 1 - p$;

3) le prove sono tra loro indipendenti, cioè il risultato di una particolare prova non è affetto dal risultato di un'altra prova.

Consideriamo "l'esperimento" E e sia A l'evento ad esso associato, indichiamo con $p = P(A)$ la probabilità che si verifichi A (successo) e con $q = P(\bar{A})$ la probabilità che si verifichi $\bar{A}$ (insuccesso).

Ripetiamo n volte l'esperimento (prove di Bernoulli) e determiniamo la distribuzione della variabile casuale X definita come il numero di successi su n prove.

Per chiarire il concetto ragioniamo sulla base dell'esempio.

111

L'esperimento E è in questo caso rappresentato dalla diagnosi di tumore gliale, l'evento:

$A = \{$il soggetto non presenta una crisi epilettica come primo sintomo$\} = \{1\}$

$\bar{A} = \{$il soggetto presenta una crisi epilettica come primo sintomo$\} = \{0\}$

$p = P(A) = 0.56$ è la probabilità di successo.

La variabile casuale X misura il numero di soggetti che non presentano crisi epilettica.

Supponiamo di aver esaminato 5 soggetti tra quelli della popolazione in studio e di aver osservato la sequenza di eventi 1,0,1,1,0 (cioè il I, III, e IV soggetto non presentano una crisi epilettica, mentre il II e il V la presentano), poichè la probabilità di successo è $p = 0.56$ e quella di insuccesso $q = 0.44$ e le prove sono indipendenti (il risultato di un paziente non influenza quello di un altro), si ha:

$$P(1,0,1,1,0) = pqppq = p^3 q^2 = 0.56^3 \times 0.44^2 = 0.034.$$

Noi comunque non siamo interessati alla probabilità di una particolare sequenza, ma in generale alla probabilità che su 5 pazienti considerati esattamente 3 non presentino una crisi epilettica. Tale evento composto può verificarsi nel seguente modo :

$$11100, 11010, 10101, 00111, 01101, 10011, 11001, 01110, 01011, 10110.$$

Per ognuna delle precedenti sequenze (incompatibili ed esaustive) la probabilità che essa si verifichi è pari a $p^3 q^2 = 0.034$. Pertanto per rispondere alla domanda iniziale si ha:

$$P(X = 3) = 10p^3 q^2 = 0.34, \text{ cioè il } 34\%.$$

Poichè quando il numero n di prove è molto grande è difficile calcolare tutte le sequenze che ci interessano, elencandole, si ricorre al coefficiente binomiale; cioè su n prove il modo di scegliere x oggetti è dato da :

$$\binom{n}{x} = \frac{n!}{x!(n-x)!}$$

dove $n! = n(n-1)(n-2)\ldots 3\cdot 2\cdot 1$, con $0! = 1$ per convenzione.

Tenendo conto di quanto sin qui detto, in generale l'espressione di una distribuzione binomiale è data da:

$$P(X = x) = f(x) = \binom{n}{x}p^x(1-p)^{n-x} \quad x = 0,1,2,\ldots,n$$
$$= 0 \qquad \text{altrove.}$$

La distribuzione binomiale, spesso indicata col simbolo $B(n,p)$, si dimostra avere:

$$\text{media} = E(X) = \mu = np$$
$$\text{varianza} = \sigma^2 = npq.$$

4.4 Distribuzione di Poisson.

Un'altra importante distribuzione discreta è quella associata al nome del matematico Poisson.

Tale distribuzione risulta utile quando eventi di un certo tipo si verificano casualmente nel tempo, o quando piccole particelle si distribuiscono casualmente nello spazio.

Un buon esempio di questo modello probabilistico è quello della emissione di particelle da una sorgente di materiale radioattivo. La frequenza di emissione si suppone costante ma le particelle sono emesse in modo puramente casuale in intervalli di tempo successivi.

Analogamente se consideriamo un filo di cotone (spazio unidimensionale) lungo il quale si possono verificare delle imperfezioni con densità costante in ogni punto, il numero di imperfezioni presenti sul filo può essere descritto da una distribuzione di Poisson.

Se lo spazio è bidimensionale, ad esempio il vetrino di un microscopio sul quale si distribuiscono a caso dei batteri con perfetta tecnica di miscelamento, il numero di colonie batteriche segue una distribuzione di Poisson.

Se lo spazio è tridimensionale, come nel caso di batteri ben mescolati in una sospensione liquida, il numero di batteri nel volume di liquido segue una distribuzione di Poisson.

Si osservi che la distribuzione di Poisson sembra essere stata usata per la prima volta in campo biomedico in relazione all'esame emocitometrico dei globuli rossi.

In generale perchè un processo possa essere descritto mediante una distribuzione di Poisson devono verificarsi le seguenti condizioni:

1. gli eventi accadono in modo indipendente. Il verificarsi di un evento in un intervallo di tempo o di spazio non influenza la probabilità di verificarsi di un secondo evento nello stesso intervallo di tempo o di spazio;

2. la probabilità di un evento in un dato intervallo Δt ("infinitamente" piccolo) è proporzionale alla lunghezza dell'intervallo; $(\lambda \Delta t,)$

3. in una parte dell'intervallo infinitamente piccola la probabilità che più di un evento si verifichi è trascurabile.

Se X è una variabile casuale con distribuzione di Poisson la sua funzione di distribuzione di probabilità è data da:

$$f(x) = \frac{e^{-\lambda}\lambda^x}{x!} \qquad x = 0, 1, \ldots$$
$$f(x) = 0 \qquad \text{altrove}$$

Una importante proprietà della distribuzione è che la Media e la Varianza coincidono e sono entrambe uguali al parametro della distribuzione λ.

Osserviamo che la distribuzione di Poisson di parametro λ (detta anche legge dei piccoli numeri) si può ottenere effettuando il limite per n che tende all'infinito e p che tende a zero, in modo tale che $np = \lambda$ =costante, della distribuzione binomiale.

In altre parole, se si considera un numero molto elevato n di prove bernoulliane, con probabilità di successo ad ogni prova p molto piccola, in modo che np risulti abbastanza piccolo, allora la quantità $\binom{n}{k}p^k(1-p)^{n-k}$ risulta circa uguale alla quantità $\frac{\lambda^k}{k!}\exp\{-\lambda\}$, con $\lambda = np$.

Questa osservazione ci consente di utilizzare la distribuzione di Poisson anche per prevedere i risultati di alcuni tipici esperimenti con materiale cellulare.

Consideriamo un classico esperimento tipo dose/risposta. Supponiamo di aver sottoposto $n = 5760$ cellule ad una dose di radiazioni cui corrisponde una probabilità di sopravvivenza $p = 0.0014$ per ogni cellula e contiamo il numero di cellule sopravvissute.

Possiamo considerare di aver quindi effettuato $n = 5760$ prove bernoulliane con probabilità di successo ad ogni prova $p = 0.0014$.

Vogliamo calcolare la probabilità di osservare r=9 cellule sopravvissute.

Si ha $np = 8$ e, utilizzando la distribuzione di Poisson con $\lambda = 8$, otteniamo dalle tavole:

$$P_\lambda(r = 9) = \frac{8^9}{9!}\exp\{-8\} = 0.124,$$

che è certamente molto vicino al risultato esatto, ma praticamente incalcolabile, fornito dalla distribuzione binomiale:

$$P(r = 9) = \binom{5760}{9}(0.0014)^9(0.9986)^{5761}$$

4.5 La distribuzione multinomiale.

La distribuzione multinomiale si può ottenere come immediata generalizzazione della distribuzione binomiale.

Si consideri un esperimento che può dar luogo solamente a k possibili risultati diversi e incompatibili: $E_1, E_2, ..., E_k$ e si supponga che $P(E_j) = p_j$ per $j = 1, 2, ..., k$, con $p_j \geq 0$ e $\sum_{j=1}^{k} p_j = 1$.

Se si effettuano N prove indipendenti dell'esperimento, si può calcolare la probabilità di ogni possibile risultato. Si ha:

$$P(E_1 : j_1 \text{ volte}; E_2 : j_2 \text{ volte}; \ldots E_k : j_k \text{ volte}) = \frac{N!}{j_1! j_2! \ldots j_k!} p_1^{j_1} p_2^{j_2} \ldots p_k^{j_k}$$

con $j_1 + j_2 + \ldots + j_k = N$.

Osserviamo che la precedente espressione, dato il vincolo lineare riportato sopra e il vincolo esistente sulle (p_j), si può anche scrivere:

$$P(X_1 = j_1, X_2 = j_2, \ldots, X_k = j_k) = \frac{N!}{j_1! j_2! \ldots j_{k-1}!(N-J)!} p_1^{j_1} p_2^{j_2} \ldots$$
$$\ldots p_{k-1}^{j_{k-1}} q^{N-J}$$

con $J = \sum_{i=1}^{k-1} j_i, q = 1 - \sum_{i=1}^{k-1} p_i$ e con X_i si è denotata la variabile aleatoria che conta il numero di volte che si è osservato il risultato E_i.

Il vettore $(N, p_1, p_2, \ldots, p_{k-1})$ è il vettore dei parametri della distribuzione.

Osserviamo che la distribuzione multinomiale è appropriata ogni volta che si effettua un campionamento casuale da una popolazione stratificata (suddivisa in k sottopopolazioni disgiunte ed esaustive) in cui interessi osservare l'appartenenza degli individui del campione alle k diverse sottopopolazioni.

Se si considera, per esempio, il problema di classificazione legato alla glicemia, riportato nel capitolo III, possiamo chiederci quale sia la probabilità che su N pazienti, che si presentano per le analisi presso un certo laboratorio, ce ne siano esattamente j_1 appartenenti ad A1, j_2 appartenenti ad A2 e j_3 appartenenti ad A3, dove:

- A1 è la popolazione degli individui "normali" rispetto al metabolismo dei glicidi;

- A2 è la popolazione degli individui con ridotta tolleranza agli idrati di carbonio;

- A3 è la popolazione degli individui diabetici.

Per esempio se $N = 5$ e $j_1 = 3, j_2 = 1, j_3 = 1$ si ha che il valore di tale probabilità risulta $p = 0.1139$, essendo $p_1 = 0.78, p_2 = 0.10, p_3 = 0.12$.

Per una distribuzione multinomiale con parametri $(N, p_1, p_2, ..., p_{k-1})$ si ha che il numero atteso di occorrenze per ogni E_i è dato da $E(E_i) = Np_i$, con varianza $Np_i(1 - p_i), i = 1, 2, \ldots, k$.

Il vettore $(Np_1, Np_2, \ldots, Np_k)$ è detto vettore delle frequenze assolute attese dei risultati $E_1, E_2, \ldots, E_k$.

4.6 La distribuzione normale.

Nel raccogliere i dati un ricercatore si pone due obiettivi: ottenere elementi informativi utili a descrivere la popolazione dalla quale il campione è stato tratto e verificare delle ipotesi su tale popolazione.

Costruita una distribuzione di frequenza e determinate le misure descrittive di maggior interesse il passo successivo consiste nell'identificare il modello matematico che meglio descrive il processo casuale in esame.

In Figura 4.1 sono riportati a grafico i dati relativi alla determinazione del colesterolo totale in mg/100ml (variabile X) su 1417 soggetti donatori di sangue. In Figura 4.2 è riportata invece la distribuzione di frequenza relativa alla trasformazione in logaritmo naturale della suddetta variabile X.

Supponiamo di unire i punti centrali delle classi dell'istogramma (fig. 4.2) mediante una curva continua.

Una curva che ha un andamento simile a quello disegnato in figura viene chiamata curva normale o di Gauss (dal matematico che ne approfondì le proprietà) o anche degli errori accidentali di misura.

Questo tipo di curva è usata molto spesso in campo biologico per descrivere l'andamento di una variabile misurata su una scala continua.

La sua espressione matematica è:

$$f(x) = \frac{1}{\sqrt{2\pi}\sigma} \exp\left[-\frac{1}{2}\left(\frac{x - \mu}{\sigma}\right)^2\right] \qquad -\infty \leq x \leq +\infty$$

dove:exp rappresenta la funzione esponenziale, π è la costante $3.14159...$, μ, σ rappresentano i parametri della distribuzione rispettivamente la media e

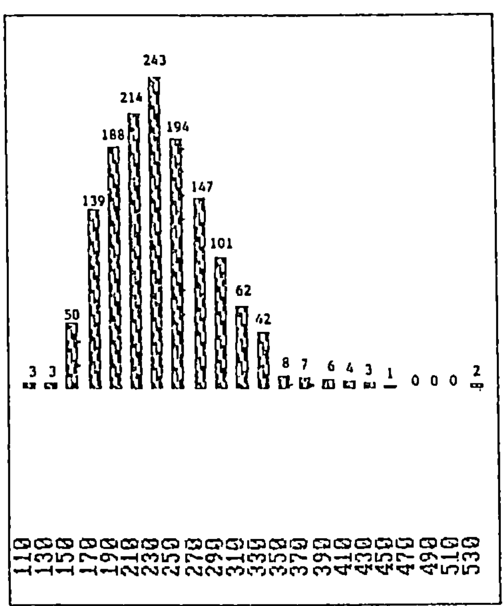

Figura 4.1. Istogramma relativo alla determinazione del Colesterolo totale (mg/100 ml) in donatori di sangue.

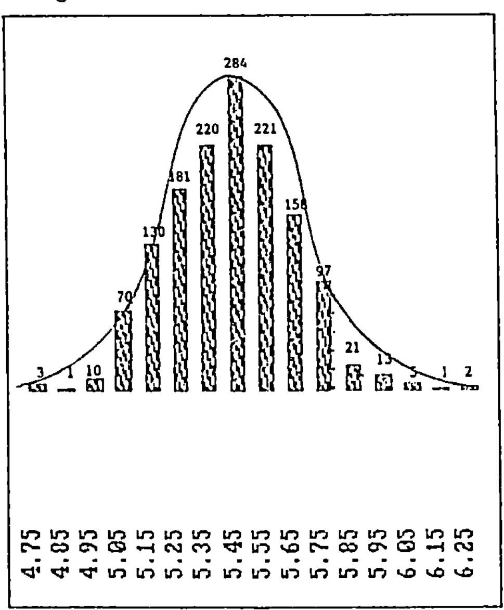

Figura 4.2. Istogramma del logaritmo naturale del Colesterolo totale in donatori di sangue.

la deviazione standard.

La distribuzione di Gauss ha un andamento a campana e possiede le seguenti caratteristiche:

1) è simmetrica intorno al valor medio μ.

Come mostrato in figura la parte a destra di μ risulta l'immagine speculare della parte a sinistra di μ.

2) La media, la mediana e la moda coincidono.

3) L'area totale sotto la curva corrisponde al 100% delle osservazioni e pertanto la funzione di Gauss è una distribuzione di probabilità:

$$\int_{-\infty}^{+\infty} f(x)dx = 1$$

4) L'area compresa nell'intervallo $\mu - \sigma$ e $\mu + \sigma$ è circa pari al 68% dell'area totale; quella tra $\mu - 2\sigma$ e $\mu + 2\sigma$ è circa pari al 95% dell'area totale; quella tra $\mu - 3\sigma$ e $\mu + 3\sigma$ è circa pari al 99.7% dell'area totale.

5) La distribuzione normale è completamente determinata dai parametri μ e σ. Al variare di μ e σ si hanno diverse curve normali.

Differenti valori di μ producono una traslazione di $f(x)$ sull'asse delle x. Differenti valori di σ determinano curve con diversi tipi di picco (vedi fig. 4.3).

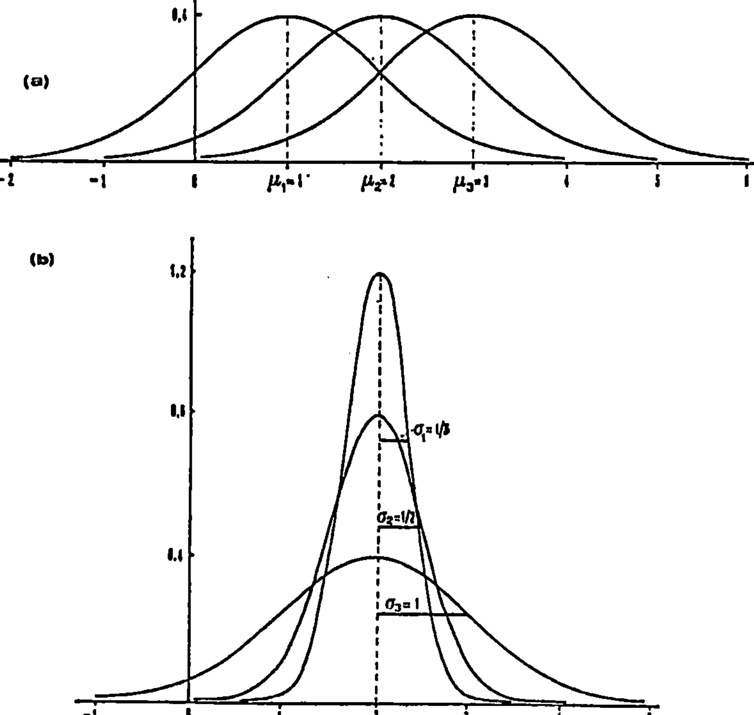

Figura 4.3.Distribuzione normale al variare dei parametri $\mu(a)$ e $\sigma(b)$.

4.6.1 La distribuzione normale standard.

Tenendo conto della proprietà 5) precedentemente enunciata è possibile individuare una delle curve più utilizzate in statistica: la distribuzione normale standard, che si ottiene per valori di $\mu = 0$ e $\sigma = 1$ (fig. 4.4) la sua espressione è:

$$f(z) = \frac{1}{\sqrt{2\pi}} \exp\{-z^2/2\} \qquad -\infty \leq z \leq +\infty$$

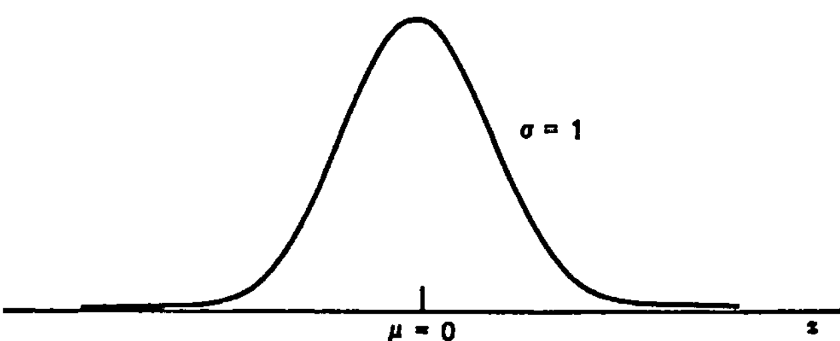

Figura 4.4. Distribuzione normale standard $N(0,1)$.

Questa distribuzione è molto importante in quanto esistono delle tavole che ci consentono di determinare l'area sotto la curva compresa tra due punti z_1 e z_2 senza dover risolvere (numericamente) ogni volta l'integrale $\int_{z_1}^{z_2} f(z)dz$.

Si osservi che ogni variabile casuale X può essere standardizzata mediante la trasformazione:

$$z = \frac{x - \mu}{\sigma}$$

con μ e σ qualsivoglia.

Ad esempio :

$$P(a \leq X \leq b) = P(\frac{a - \mu}{\sigma} \leq \frac{X - \mu}{\sigma} \leq \frac{b - \mu}{\sigma}) = P(z_1 \leq z \leq z_2)$$

con $z_1 = \frac{a-\mu}{\sigma}, z_2 = \frac{b-\mu}{\sigma}$.

4.6.2 Misure della non normalità.

Non tutte le curve simmetriche e a campana sono curve normali o Gaussiane. Per verificare che dati empirici seguono una distribuzione normale si confronta ad esempio la distribuzione empirica standardizzata con la distribuzione normale standard teorica. Dal confronto si può avere "coincidenza" tra la distribuzione empirica e quella teorica oppure:

a) la distribuzione è più alta della curva normale al centro e nelle code mentre risulta più bassa ai fianchi, in questo caso la distribuzione si denomina ipernormale o leptocurtica.

b) la distribuzione è più bassa della curva normale al centro e nelle code e più consistente sui fianchi, in questo caso la distribuzione si denomina iponormale o platicurtica.

Nella figura 4.5 sono riportate la curva normale standardizzata, una distribuzione ipernormale e una iponormale.

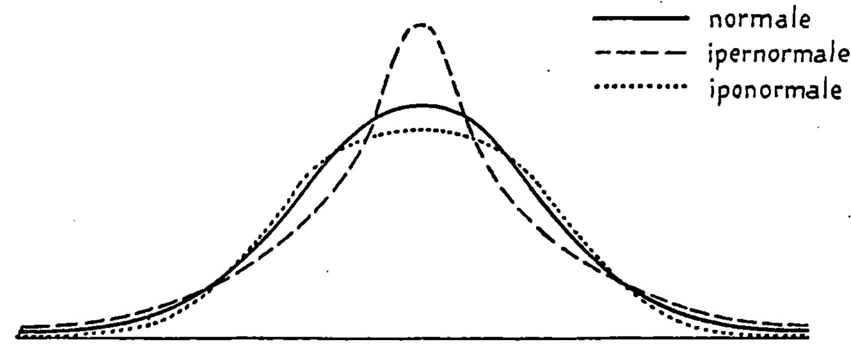

Figura 4.5. Forma di curve normali, ipernormali e iponormali.

La bontà dell'adattamento di una distribuzione gaussiana alla distribuzione empirica può essere saggiata con diverse tecniche statistiche. Tuttavia spesso ci si limita a verificare se i coefficienti di asimmetria e curtosi (Cap.II) della distribuzione empirica si scostano significativamente rispettivamente dallo 0 e dal valore 3, cioè dal loro valore atteso in caso di distribuzione gaussiana.

Molto spesso, invece di fare riferimento agli indici di asimmetria e curtosi già definiti nel Capitolo II, vengono utilizzate le statistiche di Fisher per verificare l'adattamento di una distribuzione empirica alla gaussiana.

Tali statistiche sono:

Il coefficiente di ASIMMETRIA di Fisher dato da:

$$g_1 = K_3/\sqrt{K_2^3} \quad \text{con varianza } V(g_1) = 6N(N-1)/(N-2)(N+1)(N+3)$$

Il coefficiente di CURTOSI o di ECCESSO di Fisher dato da:

$$g_2 = K_4/K_2^2 \quad \text{con varianza } V(g_2) = 4(N^2-1)V(g_1)/(N-3)(N+5)$$

dove

$$K_2 = \sum(X_i - \bar{X})^2/(N-1) \quad K_3 = \sum(X_i - \bar{X})^3 N/(N-1)(N-2)$$
$$K_4 = \frac{\sum(X_i - \bar{X})^4 N(N+1)/(N-1) - 3[\sum(X_i - \bar{X})^2]^2}{(N-2)(N-3)}$$

e N=numero di osservazioni (dimensione del campione)

Il coefficiente g_1 è un indice di asimmetria della distribuzione: un valore $g_1 < 0$ indica asimmetria negativa (coda sinistra più lunga della coda destra), un valore di $g_1 > 0$ indica asimmetria positiva (coda destra più lunga della coda sinistra).

L'ipotesi di simmetria viene rifiutata se il valore assoluto di g_1 è maggiore di 2.58 volte la sua deviazione standard con una significatività del 1%. Il coefficiente g_2 è un indice del grado di appiattimento o allungamento di una distribuzione con media μ e deviazione standard σ rispetto ad una gaussiana avente la medesima media e deviazione standard.

Un valore $g_2 < 0$ indica curtosi negativa o platicurtosi (distribuzione più piatta intorno alla media e con code più corte rispetto alla gaussiana; un valore $g_2 > 0$ indica curtosi positiva o leptocurtosi (eccesso dei valori intorno alla media e code più lunghe rispetto alla gaussiana).

Anche in questo caso l'ipotesi di normalità viene rifiutata se il valore assoluto di g_2 è maggiore di 2.58 volte la sua deviazione standard, con una significatività del 1% .

Tali tests sono maggiormente attendibili se $N > 200$.

Se con uno dei due test si rifiuta l'ipotesi di normalità è conveniente considerare la quantità:

$$X^2 = \frac{g_1^2}{V(g_1)} + \frac{g_2^2}{V(g_2)}$$

Se $X^2 > 9.21$ si rifiuta l'ipotesi di normalità ad un livello di significatività del 1%.

Consideriamo i dati i riportati in Figura 4.1 che presentano un indice di asimmetria $g_1 = 0.877$, con una deviazione standard $\sqrt{V(g_1)} = 0.063$; e indice di curtosi $g_2 = 2.078$ con deviazione standard $\sqrt{V(g_2)} = 0.126$. Poichè sia g_1 che g_2 risultano maggiori di 2.58 volte la rispettiva deviazione standard possiamo rifiutare l'ipotesi di normalità della distribuzione empirica. Concludiamo cioè che il livello di colesterolo totale nei soggetti donatori di sangue non può essere ben rappresentato mediante una distribuzione di Gauss o Normale.

In tutti i casi simili a quello or ora descritto può essere conveniente operare una trasformazione dei dati per tentare di ricondursi ad una gaussiana, ad esempio logaritmo, radice quadrata, ecc..

La trasformazione logaritmo è quella più comune in campo biologico e dà origine ad una distribuzione log-normale per la variabile causale X, cioè ad una legge normale del logaritmo, data da:

$$f(x) = \frac{1}{x\sigma\sqrt{2\pi}} \exp\left\{ -\frac{[\log(x/m)]^2}{2\sigma^2} \right\}$$

dove $\mu = E[\log(X)]$ $\sigma^2 = V[\log(X)]$ $m = \exp\{\mu\}$

si osservi che:

$$E[X] = \exp(\mu + \frac{1}{2}\sigma^2)$$

$$V[X] = \exp(2\mu + \sigma^2)(\exp\{\sigma^2\} - 1)$$

Tale trasformazione è stata utilizzata per la variabile colesterolo totale ed i dati sono riportati in Figura 4.2.

Per questa distribuzione abbiamo un indice di asimmetria $g_1 = 0.119$ con $\sqrt{V(g_1)} = 0.063$ e indice di curtosi $g_2 = 0.109$ con $\sqrt{V(g_2)} = 0.126$; entrambi gli indici di Fisher risultano minori di 2.58 volte la loro deviazione standard e pertanto possiamo accettare l'ipotesi che in questo caso la distribuzione dei dati trasformati è ben rappresentata da una distribuzione normale.

Ciò che abbiamo precedentemente descritto rientra nei metodi per la verifica di ipotesi statistiche i cui principi saranno sviluppati in maggiore dettaglio nel Capitolo VI.

Supponiamo ora di voler conoscere la percentuale di soggetti con un livello di colesterolo totale compreso tra 150 e 250 mg/100 ml, in unità logaritmo ciò corrisponde ad individuare la percentuale di soggetti con un $\log X$ compreso tra 5.01 e 5.52; inoltre per i dati trasformati abbiamo $\bar{x} = 5.43$ con $s = 0.21$ e tenendo conto di quanto detto nel paragrafo 4.6.1 si ha:

$$z_1 = (5.01 - 5.43)/0.21 = -2$$

$$z_2 = (5.52 - 5.43)/0.21 = 0.43$$

pertanto, utilizzando le tavole della distribuzione normale standard (Appendice 2) la percentuale cercata è data da $P(-2 \leq Z \leq 0.43) = 0.643$, cioè circa il 64% dei soggetti ha un livello di colesterolo totale compreso tra 150 e 250 mg/100ml. Analogamente la percentuale di soggetti con valore maggiore di 250 è data da circa il 33.4% e con valore minore dal 66.6%.

4.7 Misture di distribuzioni.

Consideriamo una popolazione stratificata in k sottopopolazioni disgiunte ed esaustive: $A_1, A_2, \ldots, A_k$ e supponiamo di conoscere la proporzione p_i relativa ad ogni $A_i, i = 1, 2, \ldots, k$. Supponiamo inoltre di voler studiare l'andamento di una certa misura X nella popolazione globale, ma di non conoscere la distribuzione di probabilità di X nella popolazione generale, ma solo le diverse distribuzioni della misura nelle varie classi: $f_i(x) = f(x/A_i), i = 1, 2, \ldots k$.

Vogliamo calcolare la distribuzione di X nella popolazione globale.

Dato un generico individuo della nostra popolazione, possiamo esprimere:

$F(x) = P(X \leq x) = P((X \leq x)$ e l'individuo proviene da una qualsiasi delle classi A_i $i = 1, 2, \ldots k$, che si può scrivere, in forma più sintetica:

$$F(x) = P\left[(X \leq x) \cap \left(\bigcup_{i=1}^{k} A_i\right)\right] = P\left[\bigcup_{i=1}^{k} [(X \leq x)] \cap A_i\right] =$$

$$= \sum_{i=1}^{k} P[(X \leq x) \cap A_i] = \sum_{i=1}^{k} P(X \leq x/A_i)P(A_i) = \sum_{i=1}^{k} F(x/A_i)p_i$$

e, in termini di densità:

$$f(x) = \sum_{i=1}^{k} f_i(x)p_i$$

La densità f(x), ottenuta mediante la precedente espressione, è chiamata "mistura delle densità $f_i(x)$ con pesi p_i", $i = 1, 2, \ldots, k$.

Si ottiene mediante mistura, per esempio, la densità del tasso glicemico a digiuno (X), o dopo due ore dalla sommministrazione di 75 grammi di glucosio (Y), nella popolazione generale, a partire dalle densità gaussiane condizionate, relative alle tre sottopopolazioni considerate nel capitolo III, e ai pesi dati dalle proporzioni delle tre classi nella popolazione generale: $p_1 = 0.78, p_2 = 0.10, p_3 = 0.12$.

L'andamento delle due densità è riportato, in forma di istogramma, nella figura 4.6.

È immediato verificare che:

$$E(X) = \sum_{i=1}^{k} E(X/A_i)p_i; \sigma^2(X) = \sum_{i=1}^{k} \sigma^2(X/A_i)p_i$$

Questa non è altro che la proprietà di associatività delle medie, già incontrata nel capitolo II.

```
x      n    ISTOGRAMMA (a)  (ogni "*" rappresenta 25 osservazioni)      x      n    ISTOGRAMMA (b) (ogni "*" rappresenta 15 osservazioni)
--------------------------------------------------------------         --------------------------------------------------------------

 40    52  ***                                                          40    38  ***
 60   511  *********************                                        60   250  ****************
 80  1211  *************************************************            80   555  **********************************
100   987  ****************************************                    100   723  *************************************************
120   291  ***********                                                 120   675  ***********************************************
140    84  ****                                                        140   378  *************************
160    42  **                                                          160   176  ***********
180    33  **                                                          180   131  *********
200    13  *                                                           200    78  ******
220    20  *                                                           220    76  ******
240    11  *                                                           240    51  ****
260     9  *                                                           260    34  ***
280     4  *                                                           280    43  ***
300     8  *                                                           300    21  **
320     2  *                                                           320    16  **
340     3  *                                                           340     8  *
360     2  *              (a)                                          360    17  **              (b)
380     2  *                                                           380    10  *
400     3  *                                                           400     8  *
```

Figura 4.6.Istogrammi relativi ai tassi glicemici a digiuno (a) e a due ore (b). Punto
centrale dell'intervallo: x; numero di osservazioni: n.

4.8 Distribuzioni Campionarie

Come già osservato le indagini statistiche sono per lo più effettuate su di un campione estratto dalla popolazione oggetto dello studio.

Estrarre un campione significa considerare alcuni oggetti tipici dell'intera popolazione dai quali il ricercatore spera di ottenere informazioni su tutta la popolazione.

Per essere più precisi supponiamo di numerare ogni membro di una popolazione finita con un numero consecutivo, diciamo cioè che una popolazione di N oggetti può essere rappresentata dai numeri $1, 2, \ldots N$, che identificano ciascun elemento della popolazione.

Scegliamo n oggetti come descritto successivamente e per comodità definiamo la seguente variabile casuale:

$X_i = $ il valore della caratteristica che interessa studiare nella popolazione ottenuto quando l'i-esimo oggetto è stato scelto $(i = 1, 2, \ldots n)$.

Ovviamente la distribuzione delle variabili aleatorie $X_1, \ldots X_n$, dipende da come abbiamo effettuato il campionamento.

Se riponiamo l'elemento nella popolazione e ogni volta scegliamo un oggetto a caso, le variabili casuali $X_1, X_2, \ldots X_n$, sono indipendenti e identicamente distribuite. Cioè per ogni $X_i, i = 1, 2, \ldots n$ noi abbiamo:

$$P(j) = P(\text{scegliere l'individuo j-esimo}) = 1/N \qquad j = 1, 2, \ldots, N.$$

Se campioniamo senza riposizione, le variabili casuali $X_1, X_2, \ldots X_n$ non sono più indipendenti. La loro distribuzione di probabilità è data da:

$$P(j_1, \ldots j_n) = 1/N(N-1) \ldots (N - n + 1)$$

dove $j_1, j_2, \ldots j_n$, sono n valori da $1, 2, \ldots N$.

DEFINIZIONE 4.4.

Sia X una variabile casuale con una certa distribuzione di probabilità, siano $X_1, X_2, \ldots X_n$, n variabili casuali ciascuna avente la stessa distribuzione di X. Definiamo $(X_1, X_2, \ldots X_n)$ un campione casuale per la variabile casuale X.

In modo informale quindi un campione di dimensione n di una variabile casuale X corrisponde a n misure ripetute di X sotto le stesse condizioni.

Considerata una variabile casuale X, solitamente viene usato un campione per fare inferenza intorno alla popolazione da cui il campione è stato estratto utilizzando una qualche funzione del campione stesso.

DEFINIZIONE 4.5.

Sia $X_1, X_2, \ldots X_n$ un campione casuale di una variabile X e siano $x_1, x_2, \ldots x_n$, i valori assunti dal campione. Sia H una funzione definita sui punti $(x_1, x_2, \ldots x_n)$. Si definisce STATISTICA la quantità $Y = H(X_1, X_2, \ldots X_n)$ che assume il valore $y = H(x_1, x_2, \ldots x_n)$.

Tra le STATISTICHE più importanti ricordiamo:

$$\bar{X} = \frac{1}{n} \sum_{i=1}^{n} X_i \quad \text{detta MEDIA DEL CAMPIONE}$$

$$S^2 = \frac{1}{n-1} \sum_{i=1}^{n} (X_i - \bar{X})^2 \quad \text{detta VARIANZA DEL CAMPIONE.}$$

Le Statistiche prima menzionate giuocano un ruolo molto importante nelle applicazioni, così come altre che analizzeremo nei capitoli successivi.

Le distribuzioni delle STATISTICHE prendono il nome di distribuzioni campionarie.

DEFINIZIONE 4.6.

Si definisce distribuzione campionaria di una STATISTICA, la distribuzione di tutti i possibili valori che la statistica può assumere, estratti differenti campioni casuali di uguale dimensione dalla stessa popolazione obiettivo.

Tra le distribuzioni campionarie più note ricordiamo le seguenti:

t-Student, χ^2 (Chi-quadrato), F-Fisher Snedecor molto utilizzate in statistica nell'ambito dei tests di verifica delle ipotesi e nella stima mediante intervalli di confidenza. (Capitolo V, VI).

4.8.1 Distribuzione χ^2 CHI-QUADRATO.

La variabile casuale continua $\chi^2_{(r)}$ è generata dalla somma dei quadrati di r variabili casuali normali, standardizzate e indipendenti tra loro. La variabile Chi-quadrato è definita per valori positivi ed ha funzione di densità di probabilità con andamento dato in figura 4.7:

r è il parametro della distribuzione e rappresenta un numero intero positivo detto gradi di libertà.

Si osservi che, poichè la distribuzione della variabile casuale χ^2 dipende dal numero dei gradi di libertà r, esistono varie distribuzioni a seconda dei valori che assume il parametro r.

La media e la varianza della variabile casuale χ^2 sono determinate sulla base dei gradi di libertà e sono date da: $\mu = r, \sigma^2 = 2r$.

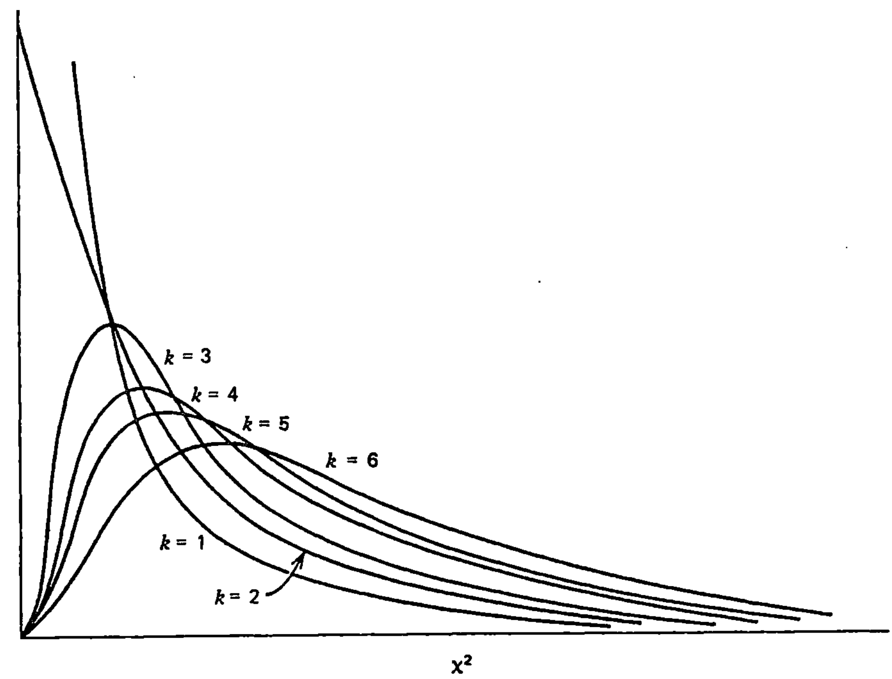

Figura 4.7. Distribuzione χ^2 al variare dei gradi di libertà (k)

Dalla figura si evince che, al crescere del numero dei gradi di libertà r, la distribuzione, dapprima zeromodale, diventa unimodale e campanulare con asimmetria decrescente; al crescere di r essa si avvicina lentamente alla normalità.

Per il calcolo dei valori che possono essere assunti dalla variabile casuale χ^2 in relazione a date probabilità ci si avvale della tavola in appendice 2. La tavola fornisce , in funzione dei gradi di libertà r e di alcuni valori di probabilità α, i valori di c tali che:

$$P(\chi^2 > c) = \alpha,$$

ove α è un numero positivo.

4.8.2 Distribuzione t-Student

La t di Student è la variabile casuale costituita dal rapporto fra una variabile casuale normale standardizzata e la radice quadrata di una variabile casuale, indipendente dalla prima, distribuita secondo una χ^2 (chi-quadrato) rapportata ai propri gradi di libertà.

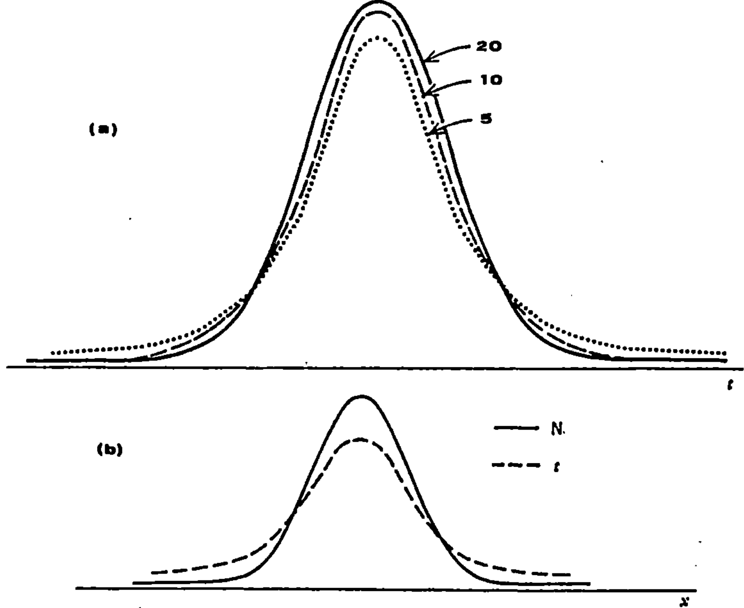

Figura 4.8.(a) Distribuzione t-Student al variare dei gradi di libertà. (b) Confronto tra la distribuzione t-Student e la Normale standard.

In altre parole se Z è una variabile casuale $N(0,1)$ e Y una variabile casuale indipendente da Z e distribuita come una χ^2 (Chi-quadrato) con r gradi di libertà, la t-Student è la densità di probabilità della variabile casuale:

$$T = Z/\sqrt{Y/r}$$

Per il calcolo dei valori che possono essere assunti da variabili casuali T ci si avvale delle tavole in appendice 2.

Le caratteristiche della distribuzione t-Student sono le seguenti:

1. ha media zero;

2. è simmetrica intorno alla media;

3. in genere ha una varianza maggiore di 1 che si avvicina all'unità per campioni grandi $(n \to \infty)$;

4. la variabile T è compresa nell'intervallo $]-\infty, +\infty[$;

5. la t è una famiglia di distribuzioni ciascuna definita dai suoi gradi di libertà r;

6. confrontata con la distribuzione normale ha un picco meno alto e le code più alte;

7. la t tende ad una distribuzione normale per $r \to \infty$.

4.8.3 Distribuzione di Snedecor-Fisher.

Siano X e Y due variabili casuali indipendenti, entrambe distribuite come una Chi-quadrato, rispettivamente, con r_1 e r_2 gradi di libertà: il rapporto fra queste due variabili, rapportate ai rispettivi gradi di libertà, definisce la variabile casuale F di Fisher-Snedecor, che è data da

$$F = (X/r_1)/(Y/r_2) = r_2 X/r_1 Y$$

La funzione densità della F con r_1 e r_2 gradi di libertà è definita sui valori positivi $(0 < F < \infty)$, l'andamento è riportato in figura 4.9.

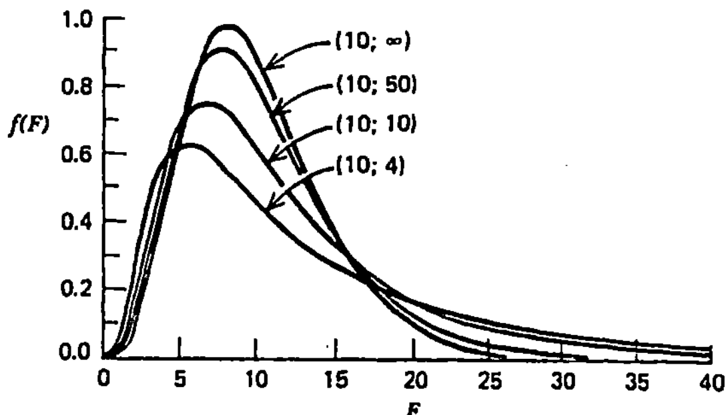

Fig 4.9.Distribuzione F al variare dei gradi di libertà.

La distribuzione della variabile casuale F dipende dai valori dei due parametri r_1 e r_2 i quali sono sempre numeri interi positivi, in particolare si ha che:

a) per $r_1 = 1$ la variabile casuale F si distribuisce come il quadrato di una variabile casuale T con r_2 gradi di libertà;

b) per $r_1 = 1$ e $r_2 = \infty$ la distribuzione di $\sqrt{F}$ è normale;

c) per $r_2 = \infty$ la distribuzione di F è quella di una χ^2 (Chi-quadrato) con r_1 gradi di libertà.

Per il calcolo dei valori che possono essere assunti dalla variabile casuale F si usano le tavole in appendice 2.

Tenendo conto che le Statistiche Media del Campione e Varianza del Campione giuocano un ruolo importante diamo alcuni utili Teoremi:

TEOREMA 4.1.

Se X è una variabile casuale con valore medio $E(X) = \mu$ e varianza $V(X) = \sigma^2$, sia $\bar{X}$ la media campionaria di un campione casuale di dimensione n, allora:

1) $E(\bar{X}) = \mu$ e $V(\bar{X}) = \sigma^2/n$

2) per n grande $(\bar{X} - \mu)/(\sigma/\sqrt{n})$ segue approssimativamente una distribuzione normale standard $N(0,1)$.

TEOREMA 4.2.

Supponiamo che $X_1, X_2, \ldots X_n$ sia un campione estratto da una variabile casuale X con media μ e varianza σ^2, sia data:

$$S^2 = \frac{1}{n-1} \sum (X_i - \bar{X})^2$$

dove $\bar{X}$ è la media campionaria allora:

1) $E(S^2) = \sigma^2$

2) Se X segue una distribuzione normale allora $((n-1)/\sigma^2)S^2$ ha una distribuzione χ^2 con n-1 gradi di libertà.

Inferenza Statistica

Nella terza parte vengono trattati i problemi di *stima* e di *verifica di ipotesi*, esemplificando le varie metodologie attraverso l'analisi di insiemi di dati reali.

Vengono trattate sia tecniche parametriche che non parametriche nell'impostazione classica e, per quanto riguarda i problemi di stima parametrica, anche nell'impostazione bayesiana.

Nei Capitoli IX e X vengono introdotte le metodologie di base per l'analisi dei dati di sopravvivenza.

Capitolo V: problemi di stima.

5.1 Stima puntuale.

Nel secondo capitolo abbiamo considerato gli indici caratteristici, in particolare la media e la varianza, capaci di evidenziare sinteticamente taluni aspetti delle distribuzioni empiriche.

Un capitolo fondamentale della statistica riguarda l'estensione dei risultati campionari alla popolazione dalla quale i campioni stessi sono stati estratti.

Ci occuperemo quindi dei "metodi di stima": la stima puntuale e la stima di intervallo (intervalli di confidenza).

Consideriamo dunque alcuni "classici" problemi di stima.

1) Se si ha ragione di ritenere che una certa variabile X sia distribuita normalmente, ma non si conosce il valore numerico dei due parametri che la caratterizzano μ e σ^2 si può decidere di estrarre un campione casuale di n elementi dalla distribuzione stessa e cercare poi di individuare due funzioni che, applicate ai valori campionari, diano una approsimazione, la "migliore", dei due parametri incogniti.

Più in generale, data una variabile casuale discreta o continua X,con funzione densità di probabilità $f(x/\theta)$, caratterizzata dal parametro θ incognito, il problema della ricerca della migliore approssimazione del parametro stesso si riconduce alla individuazione della migliore funzione degli elementi campionari $(x_1, x_2, \ldots x_n)$:

$$\theta^* = h(x_1, x_2, \ldots x_n).$$

La regola h per calcolare il valore è detta STIMATORE, il valore che h assume, è detto STIMA del parametro.

Uno dei metodi tradizionalmente usato per stimare i parametri è detto:

METODO DI STIMA DELLA MASSIMA VEROSIMIGLIANZA ed è basato sulla funzione:

$$L(\theta) = f(x_1, x_2, \ldots x_n/\theta) = \prod_{i=1}^{n} f(x_i/\theta)$$

Tale funzione, una volta fissato un valore per θ, non è altro che la densità di probabilità (o la distribuzione) delle misure osservate, mentre, una volta osservate le misure, se θ non è noto, è una funzione positiva di tale parametro, denotata con $L(\theta)$, che viene detta funzione di verosimiglianza di θ.

Il metodo di stima della massima verosimiglianza consiste nello scegliere quel valore di θ che massimizza la funzione $L(\theta)$.

In altre parole si sceglie come approssimazione di θ quel valore che rende massima la probabilità (o densità) delle misure effettivamente osservate, cioè che è, intuitivamente, il più VEROSIMILE.

Se $L(\theta)$ è una funzione differenziabile, condizione necessaria affinchè essa abbia un massimo in $\hat{\theta}$ è che:

$$dL(\theta)/d\theta = 0 \quad \text{in} \quad \hat{\theta}.$$

In molti casi dall'uguaglianza si può determinare il valore di θ che massimizza la funzione in relazione al particolare campione estratto; il valore così ottenuto si dice stima di massima verosimiglianza del parametro incognito θ.

Se la distribuzione della variabile casuale X, è caratterizzata da più parametri incogniti $\theta_1, \theta_2, \ldots, \theta_m$ l'operazione di derivazione dovrà essere fatta parzialmente rispetto a tutti i parametri.

Se si applica il metodo della massima verosimiglianza per ottenere le stime dei parametri caratterizzanti una distribuzione normale, sempre nell'ipotesi di aver estratto un campione casuale di n osservazioni, si ha:

$$\hat{\mu} = \frac{1}{n} \sum_{i=1}^{n} x_i = \bar{x} \qquad \hat{\sigma}^2 = \frac{1}{n} \sum_{i=1}^{n} (x_i - \hat{\mu})^2$$

2) Nel caso di una distribuzione binomiale con parametro incognito $p = \theta$, a partire da un esperimento con n prove e h successi, si ottiene: $\hat{\theta} = \hat{p} = h/n$.

3) Nel caso di distribuzione di Poisson con parametro incognito $\lambda = \theta$, con un conteggio pari ad r si ottiene: $\hat{\theta} = \hat{\lambda} = r$.

Osserviamo che, in generale, non è detto che le equazioni di verosimiglianza siano risolubili esplicitamente. In tal caso, per la determinazione di θ, occorre utilizzare algoritmi iterativi.

Un altro metodo per la determinazione delle stime puntuali è il cosiddetto metodo dei momenti. Tale metodo pur non fornendo stime "buone" si dimostra estremamente utile quando non è possibile fare ricorso ad altri metodi di stima.

Il metodo di stima dei momenti consiste essenzialmente nell'impostare delle relazioni di uguaglianza tra momenti empirici (cioè calcolati sul campione di dati osservati) e momenti teorici cioè relativi alla popolazione dalla quale il campione è stato estratto), risolvendo poi il sistema di equazioni rispetto ai parametri o indici caratteristici di interesse; esso è spesso usato per l'adattamento di una distribuzione teorica prestabilita a una distribuzione osservata. Si può inoltre osservare che tale metodo, in molti casi, conduce a stime che coincidono con le stime di massima verosimiglianza o che possono essere utilizzate come valori iniziali per un algoritmo iterativo.

Un'ulteriore possibilità consiste nell'utilizzare il metodo dei minimi quadrati che stima il valore del parametro o dei parametri che rendono minima una certa forma quadratica; esso è già stato citato nel Capitolo II per ottenere i valori dell'intercetta e la pendenza o coefficiente di regressione della retta atta a descrivere i dati relativi al peso della parte destra (X) e sinistra (Y) del fegato e sarà ripreso nel Capitolo VIII.

È un metodo di stima particolarmente rilevante in quanto sfrutta le proprietà delle stime, esso è basato sulla minimizzazione dello scarto quadratico tra la variabile causale stima ed il parametro o parametri incogniti.

Un inconveniente di questo metodo è rappresentato dal fatto che per molte distribuzioni non esiste una stima unica capace di minimizzare l'errore quadratico medio rispetto a tutti i possibili valori dei parametri.

La stima di un parametro incognito si ottiene comunque attraverso il calcolo di una funzione dei valori campionari, essa varia quindi, al variare del campione, secondo la legge di distribuzione campionaria indotta dalla legge di distribuzione della popolazione cui il campione si riferisce.

Ci sono diversi criteri per "valutare" gli stimatori. Ne ricordiamo qui alcuni in modo informale.

DEFINIZIONE 5.1. Uno stimatore θ^* di un parametro incognito si dice corretto o non distorto se il suo valore atteso coincide col parametro stesso:

$$E(\theta^*) = \theta.$$

DEFINIZIONE 5.2. Se abbiamo due stimatori non distorti θ_1 e θ_2 dello stesso parametro θ si dice che θ_1 è più efficiente di θ_2 se la varianza di θ_1 è minore di quella di θ_2.

DEFINIZIONE 5.3. Si dice che θ^* è uno stimatore consistente di θ se all'aumentare della dimensione del campione la probabilità che θ^* si discosti da θ tende ad essere nulla.

Intuitivamente gli stimatori non distorti sono quelle regole che portano a valori che, al variare del campione, hanno come media il vero valore del parametro incognito. Uno stimatore è più efficiente di un altro se la sua distribuzione di probabilità è meno dispersa (varianza più bassa). Uno stimatore è consistente se, al crescere del numero delle osservazioni, la sua distribuzione tende ad avere la media uguale al parametro incognito e dispersione nulla.

È opportuno osservare che gli stimatori ottenuti con il metodo della massima verosimiglianza sono consistenti.

5.2 Stima di intervallo (intervalli di confidenza).

Nel paragrafo precedente è stato considerato il problema della scelta della migliore "stima puntuale" (unico valore) di un dato parametro incognito θ, sulla base di un campione di osservazioni.

I metodi precedentemente citati conducono ad un sol valore (la stima) e pertanto non viene fornita alcuna indicazione sulla probabilità che la stima ottenuta assuma un valore prossimo al vero valore del parametro incognito.

Il metodo di stima di intervallo fornisce informazioni sia sul valore numerico del parametro incognito che sul grado di attendibilità (intesa in senso probabilistico) della stima stessa.

La procedura della stima mediante intervalli (di confidenza) si basa sulla determinazione, sulla base delle informazioni campionarie, di due valori L_1 (limite inferiore) e L_2 (limite superiore) in modo tale che:

$$P(L_1 \leq \theta \leq L_2) = 1 - \alpha \qquad 0 < \alpha < 1$$

Si osservi che L_1 e L_2 sono variabili casuali in quanto funzione degli n elementi campionari e $1 - \alpha$ (usualmente pari a 0.95, 0.99, 0.999) è il livello di confidenza.

Un intervallo di confidenza definisce quindi una regola di stima, che applicata un gran numero di volte darà luogo a una conclusione corretta in media nel $100(1 - \alpha)\%$ dei casi.

Esiste una relazione diretta tra il livello di confidenza e l'ampiezza dello intervallo, all'aumentare dell'uno aumenta anche l'altra. Un modo per ridurre l'ampiezza degli intervalli a parità di livello di confidenza (o aumentare il livello di confidenza a parità di ampiezza degli intervalli) è quello di aumentare la dimensione del campione.

5.2.1 Intervallo di Confidenza per la media di una variabile casuale gaussiana con varianza nota

Consideriamo i soggetti affetti da glioma e rimasti in vita durante il primo anno della malattia (sottoinsieme GLR3 della matrice dei dati introdotta nel Capitolo II).

Indichiamo con $X_1, X_2, \ldots, X_{17}$ le misure del diametro iniziale del tumore relativo ai soggetti che compongono il campione. Ciascuna misura del diametro associata ai singoli soggetti corrisponde ad una determinazione delle 17 misure casuali.

Stimata la media della popolazione (tutti i possibili valori dei diametri del tumore relativi a pazienti con le caratteristiche indicate) mediante il calcolo della media aritmetica delle 17 misure osservate, ci chiediamo se esista e quale sia l'intervallo in cui cade il valore "vero" e incognito della media con un livello di confidenza pari a 0.95.

Ciò corrisponde a dire che, ripetendo il campionamento, cioè rimisurando il diametro su 17 soggetti con le stesse caratteristiche rispetto al tempo di osservazione, 95 volte su 100 troveremo un valore medio che cade all'interno di un intervallo che ora andremo a determinare.

Per semplicità assumiamo che la distribuzione delle misure sia gaussiana. Consideriamo quindi un campione $X_1, X_2, \ldots, X_n$, estratto da una popolazione distribuita normalmente con media incognita μ e varianza nota σ^2.

Per determinare l'intervallo di confidenza per la media cominciamo col considerare la variabile casuale media campionaria ($\bar{X} = \frac{1}{n} \sum_{i=1}^{n} X_i$), ottenuta anche come stimatore di massima verosimiglianza.

Tenendo conto del Teorema 1 del Capitolo IV la variabile casuale standardizzata:

$$Z = \frac{\bar{X} - \mu}{\sigma / \sqrt{n}}$$

ha una distribuzione normale standard, con media uguale a 0 e varianza uguale a 1 : $N(0,1)$.

Possiamo allora determinare L_1 e L_2 tali che:

$$P(L_1 \leq Z \leq L_2) = 1 - \alpha$$

Poichè la distribuzione di Gauss è simmetrica, possiamo scegliere L_1 e L_2 tali che $L_2 = -L_1 = L$.

Allora:

$$P(-L \leq Z \leq L) = P\left(-L \leq \frac{\bar{X} - \mu}{\sigma/\sqrt{n}} \leq L\right) = P\left(-\frac{L\sigma}{\sqrt{n}} \leq \bar{X} - \mu \leq \frac{L\sigma}{\sqrt{n}}\right) =$$

$$= P\left(\mu - \frac{L\sigma}{\sqrt{n}} \leq \bar{X} \leq \mu + \frac{L\sigma}{\sqrt{n}}\right) = 1 - \alpha$$

che permette di determinare un intervallo, centrato sulla media vera e incognita, entro il quale la media campionaria cade con probabilità $1 - \alpha$.

Invertendo la disuguaglianza si ha:

$$1 - \alpha = P\left(-\bar{X} - \frac{L\sigma}{\sqrt{n}} \leq -\mu \leq -\bar{X} + \frac{L\sigma}{\sqrt{n}}\right) = P\left(\bar{X} - \frac{L\sigma}{\sqrt{n}} \leq \mu \leq \bar{X} + \frac{L\sigma}{\sqrt{n}}\right)$$

Per concludere: l'intervallo di confidenza per la media di una variabile casuale, distribuita secondo una gaussiana con media incognita e varianza nota, è dato da:

$$\left[\bar{X} - \frac{L\sigma}{\sqrt{n}}, \bar{X} + \frac{L\sigma}{\sqrt{n}}\right]$$

dove L si determina utilizzando le tavole della distribuzione normale standardizzata.

Per esempio, se $\alpha = 0.05$, si trova $L = 1.96$.

Con procedimenti del tutto analoghi a quello precedentemente descritto si possono determinare gli intervalli di confidenza che descriveremo in seguito.

Ritornando ora al nostro esempio, supponiamo che la media stimata del diametro sulla base dei 17 soggetti osservati sia pari a $\bar{x} = 48.00$ e supponiamo inoltre che la varianza sia nota e pari a $\sigma^2 = 144$ con una deviazione standard $\sigma = 12$.

Ci chiediamo qual'è l'intervallo di confidenza al 95% per la media. Utilizzando le formule precedenti si ha:

$$P(42.30 \leq \mu \leq 53.70) = 95\% \qquad (L = 1.96)$$

Se l'intervallo deve essere al 99% si ha:

$$P(40.49 \le \mu \le 55.51) = 99\% \qquad (L = 2.58)$$

Si osserva che all'aumentare del livello di confidenza cresce l'ampiezza dell'intervallo. Per mantenere la stessa ampiezza dell'intervallo con un livello di confidenza più alto è necessario aumentare la dimensione del campione.

Utilizzando i dati dell'esempio si ha che:

$$P(42.30 \le \mu \le 53.70) = 99\% \leftrightarrow 2\frac{L\sigma}{\sqrt{n}} \le 11.4$$

$$\leftrightarrow \frac{2.58 \cdot 12}{\sqrt{n}} \le 5.7 \leftrightarrow n \ge 29.$$

5.2.2 Intervalli di confidenza per la media di una variabile casuale gaussiana con media e varianza incognite

Nei casi reali solitamente la varianza è incognita e si stima tramite la quantità:

$$S^2 = \frac{1}{n-1} \sum_{i=1}^{n} (X_i - \bar{X})^2$$

Come già visto nel Capitolo IV la variabile casuale $T_{(n-1)} = (\bar{X} - \mu)/(S/\sqrt{n})$ ha una distribuzione t-Student con $n-1$ gradi di libertà e pertanto l'intervallo di confidenza, che si ricava come nel caso precedente, è dato da:

$$\left[\bar{X} - \frac{cS}{\sqrt{n}}, \bar{X} + \frac{cS}{\sqrt{n}} \right]$$

dove c si determina utilizzando le tavole della distribuzione t-Student con $n-1$ gradi di libertà.

Nel caso dell'esempio precedente, in cui la deviazione standard stimata dai dati campionari è pari a $s = 11.4$, si ottiene, per $\alpha = 0.95$:

$$[42.11, 53.89].$$

Dagli esempi riportati si può osservare che l'ampiezza dell'intervallo di confidenza quando la varianza è nota è più piccola di quando la varianza è stimata sulla base dei dati campionari, anche se la varianza nota è più grande di quella stimata. Ciò dipende dalle caratteristiche proprie della distribuzione t-Student, secondo cui si distribuisce la statistica T, che, come precedentemente osservato, presenta code più pesanti rispetto alla Normale standard.

Osserviamo che, nella determinazione dei due precedenti intervalli, l'assunzione di base fatta era che la variabile casuale si distribuisse secondo una Gaussiana. Se ciò non accade o si opera una trasformazione della variabile oppure si aumenta la dimensione del campione in modo tale da utilizzare il Teorema Centrale del Limite, che garantisce la distribuzione gaussiana per la media campionaria di una variabile casuale in grandi campioni .

5.2.3 Intervalli di confidenza per la varianza di una variabile casuale con distribuzione normale.

Supponiamo di disporre di un campione di n osservazioni su una variabile casuale X avente distribuzione normale con media μ e varianza σ^2 entrambe incognite.

Sapendo che al variare del campione la variabile casuale:

$$W = \frac{(n-1)S^2}{\sigma^2}$$

ha una distribuzione del tipo χ^2 con $n-1$ gradi di libertà, è possibile, con l'ausilio delle tavole della funzione di distribuzione χ^2, determinare due valori C_1 e C_2 tali che:

$$P(C_1 \leq W \leq C_2) = 1 - \alpha$$

che viene trasformata in:

$$P\left(\frac{(n-1)S^2}{C_2} \leq \sigma^2 \leq \frac{(n-1)S^2}{C_1}\right) = 1 - \alpha$$

dove C_1 e C_2 vengono scelti, generalmente, come segue:

$$C_1 = \chi^2_{\alpha/2} \qquad C_2 = \chi^2_{1-\frac{\alpha}{2}}$$

5.2.4 Intervalli di confidenza per una proporzione o percentuale.

Se con X si indica una variabile casuale che misura il numero di successi osservabili in corrispondenza di un esperimento casuale replicato n volte, come si è visto nel paragrafo 4.2,per esempio, X= "numero di soggetti affetti da tumore gliale che non presentano crisi epilettica come primo sintomo", si dimostra che per n abbastanza grande la variabile casuale:

$$Z = \frac{X - np}{\sqrt{npq}}$$

dove p misura la probabilità di successo, ha una distribuzione approssimativamente normale con media 0 e varianza 1. Si noti che l'approssimazione è tanto migliore quanto più $p \cong 0.5$ e n grande (Teorema Centrale del Limite).

Tenendo conto di ciò, per determinare l'intervallo di confidenza, procediamo come segue:

$$P(-c \leq Z \leq c) = 1 - \alpha$$

allora:

$$1 - \alpha = P(Z^2 \leq c^2) = P\left(\left[\frac{X - np}{\sqrt{nqp}}\right]^2 \leq c^2\right) =$$

$$= P\left[(X - np)^2 \leq np(1 - p)c^2\right] =$$

$$= P[X^2 + n^2p^2 - 2npX \leq npc^2 - np^2c^2] =$$

$$= P\left[(n + c^2)p^2 - (2X + c^2)p + \frac{X^2}{n} \leq 0\right]$$

Ora:

$$(n + c^2)p^2 - (2X + c^2)p + \frac{X^2}{n} \leq 0$$

è soddisfatta per tutti i valori di p interni all'intervallo delle radici p_1, p_2 dove:

$$p_{1,2} = \frac{2X + c^2 \pm \sqrt{(2X + c^2)^2 - 4(n + c^2)\frac{X^2}{n}}}{2(n + c^2)}$$

Si osservi che se X ed (n-X) sono abbastanza grandi si può usare la forma approssimata:

$$p_{1,2} = \frac{X}{n} \pm \frac{c}{n}\sqrt{\frac{X(n - X)}{n}}$$

che corrisponde all'intervallo:

$$\left[\hat{p} - c\sqrt{\frac{\hat{p}(1 - \hat{p})}{n}}, \hat{p} + c\sqrt{\frac{\hat{p}(1 - \hat{p})}{n}}\right]$$

e c è scelto utilizzando le tavole della distribuzione normale standardizzata.

Nel caso dell'esempio n=192, X=107 e si ha, se α=0.05:

$$[0.49, \quad 0.63]$$

In modo del tutto analogo a quanto sin qui detto si possono determinare gli intervalli di confidenza per la differenza di due medie o di due percentuali. Tutto quanto è riepilogato nel seguente specchietto.

INTERVALLI DI CONFIDENZA

1) per la MEDIA di una variabile casuale con distribuzione di Gauss $N(\mu, \sigma)$ e varianza nota:

$$\left[\bar{X} - \frac{L\sigma}{\sqrt{n}}, \bar{X} + \frac{L\sigma}{\sqrt{n}}\right]$$

dove L si determina usando le Tavole della distribuzione di Gauss.

Se

$$\text{a)} \quad \alpha = 0.05, L = 1.96$$

$$\text{b)} \quad \alpha = 0.01, L = 2.58$$

2) per la MEDIA di una variabile casuale con distribuzione di Gauss e con varianza incognita:

$$\left[\bar{X} - \frac{cS}{\sqrt{n}}, \bar{X} + \frac{cS}{\sqrt{n}}\right]$$

dove c si determina utilizzando le tavole della distribuzione t-Student fissati i gradi di libertà n-1 (dimensione del campione n) e il livello di confidenza $1 - \alpha$.

3) per la differenza tra DUE MEDIE di due variabili casuali X e Y distribuite in modo Gaussiano con varianze note, $X : N(\mu_x, \sigma_x^2)$, $\quad Y : N(\mu_y, \sigma_y^2)$

$$\left[(\bar{X} - \bar{Y}) - C\sqrt{\frac{\sigma_x^2}{n_x} + \frac{\sigma_y^2}{n_y}}, (\bar{X} - \bar{Y}) + C\sqrt{\frac{\sigma_x^2}{n_x} + \frac{\sigma_y^2}{n_y}}\right]$$

C si determina utilizzando le tavole della distribuzione di Gauss standardizzata una volta fissato il livello di confidenza $1 - \alpha$.

4) per la differenza tra DUE MEDIE di due variabili casuali X e Y distribuite secondo Gauss con varianze incognite, ma uguali:

$$\left[(\bar{X} - \bar{Y}) - C\sqrt{S_p^2\left(\frac{1}{n_x} + \frac{1}{n_y}\right)}, (\bar{X} - \bar{Y}) + C\sqrt{S_p^2\left(\frac{1}{n_x} + \frac{1}{n_y}\right)}\right]$$

dove:

$$S_p = \frac{(n_x - 1)S_x^2 + (n_y - 1)S_y^2}{n_x + n_y - 2}$$

e C si determina utilizzando la distribuzione t-Student con gradi di libertà $n_x + n_y - 2$ e livello di confidenza $1 - \alpha$.

5) per una PROPORZIONE o percentuale.

$$\left[\frac{(2X + c^2) - \sqrt{(2X + c^2)^2 - 4(n + c^2)X^2/n}}{2(n + c^2)}, \right.$$
$$\left.\frac{(2X + c^2) + \sqrt{(2X + c^2)^2 - 4(n + c^2)X^2/n}}{2(n + c^2)}\right]$$

dove:

X= numero di successi su n prove

n= numero di prove

c si determina usando le tavole della distribuzione di Gauss standardizzata una volta fissato il livello di $1 - \alpha$.

Se X è grande e (n-X) è grande si può usare la formula approssimata:

$$\left[\hat{p} - c\sqrt{\frac{\hat{p}(1-\hat{p})}{n}}, \quad \hat{p} + c\sqrt{\frac{\hat{p}(1-\hat{p})}{n}}\right]$$

6) per la DIFFERENZA DI DUE PROPORZIONI o percentuali.

$$[(\hat{p}_1 - \hat{p}_2) - c\sqrt{\frac{\hat{p}_1(1-\hat{p}_1)}{n_1} + \frac{\hat{p}_2(1-\hat{p}_2)}{n_2}},$$

$$(\hat{p}_1 - \hat{p}_2) + c\sqrt{\frac{\hat{p}_1(1-\hat{p}_1)}{n_1} + \frac{\hat{p}_2(1-\hat{p}_2)}{n_2}}]$$

e c si determina mediante le tavole della distribuzione normale standardizzata, una volta fissato il livello $1 - \alpha$

7) per la VARIANZA di una variabile casuale X con distribuzione di Gauss con media incognita:

$$\left[\frac{(n-1)S^2}{C_2}, \frac{(n-1)S^2}{C_1}\right]$$

dove C_1 e C_2 si determinano, utilizzando la distribuzione χ^2 con gradi di libertà $n - 1$, attraverso:

$$P(\chi^2 \leq C_1) = \frac{1}{2}\alpha$$
$$P(\chi^2 \leq C_2) = 1 - \frac{1}{2}\alpha$$

5.3 Impostazione bayesiana per problemi di stima parametrica.

Si è visto nel capitolo III che qualunque "fatto" non noto a priori viene definito come aleatorio, in particolare EVENTO ALEATORIO se identificabile con un codice dicotomico, NUMERO ALEATORIO (comunemente VARIA-BILE CASUALE) se identificabile con un codice numerico qualsiasi.

Si è anche visto come eventi e variabili aleatori siano descritti attraverso le valutazioni di probabilità o le distribuzioni di probabilità.

Sia ora data una distribuzione di probabilità relativa ad una caratteristica X di una popolazione, che si intende studiare, e supponiamo di sapere che tale distribuzione possiede una densità di probabilità $f(x/\theta)$ dipendente da un parametro θ incognito, per esempio sia una densità gaussiana con varianza nota σ^2 e media incognita $\mu = \theta$:

$$(5.1) \qquad f(x/\theta) = \frac{1}{\sqrt{2\pi}\sigma} \exp\left\{ -\frac{1}{2}(\frac{x-\theta}{\sigma})^2 \right\}$$

Supponiamo inoltre di aver osservato n misure $\{X_1, X_2, \dots X_n\}$, estratte dalla popolazione in esame, in modo da costituire un campione casuale semplice.

Il nostro obiettivo è quello di determinare, a partire da "tutte" le informazioni disponibili, una adeguata approssimazione per il valore incognito del parametro θ.

Essendo θ incognito, e quindi non noto a priori, possiamo descriverlo come una variabile aleatoria la cui distribuzione, valutata in base alle informazioni generali sul fenomeno in esame, denotiamo con $p^o(\theta)$. Supponiamo per semplicità che possa assumere valori compresi tra a e b (eventualmente $\pm\infty$) su una scala continua e che $p^o(\theta)$ sia la densità di probabilità.

Una volta acquisite le informazioni, costituite dai valori osservati $\{x_1, x_2, \dots, x_n\}$ delle misure $\{X_1, X_2, \dots, X_n\}$ possiamo applicare il teorema di Bayes per aggiornare la valutazione in merito alla densità di probabilità del parametro. Nella versione relativa alle densità di probabilità il teorema di Bayes ci consente di scrivere:

$$p(\theta/X_1 = x_1, X_2 = x_2, \dots, X_n = x_n) = p(\theta/x) =$$
$$(5.2) \qquad = \frac{p^o(\theta)f(x_1/\theta)f(x_2/\theta)\dots f(x_n/\theta)}{\int_a^b f(x_1/\theta)f(x_2/\theta)\dots f(x_n/\theta)p^o(\theta)d\theta}.$$

La densità a posteriori $p(\theta/x)$ costituisce la previsione più esauriente sul valore incognito del parametro, tenendo conto sia delle informazioni preliminari (distribuzione a priori $p^o(\theta)$) sul fenomeno in esame, sia delle misure effettivamente rilevate, tramite campionamento.

Un opportuno indice sintetico di posizione (la media, la moda, la mediana,..) della densità a posteriori può essere quindi utilizzato come stimatore BAYE-SIANO puntuale di θ, mentre stime di intervallo si ottengono a partire dall'equazione:

$$\int_{c_1}^{c_2} p(\theta/x)d\theta = 1 - \alpha$$

che permette di determinare c_1 e c_2.

1) Nel caso del primo esempio considerato nel paragrafo 5.2, supponiamo:

$$(5.3) \qquad p^o(\theta) = \frac{1}{\sqrt{2\pi}\sigma_o} \exp\left\{ -\frac{1}{2}\left(\frac{x - m_o}{\sigma_o}\right)^2 \right\}$$

con m_o e σ_o valori noti il cui significato, come sintesi dell'informazione a priori, è il seguente:

- m_o è la media della distribuzione a priori, cioè quel valore attorno a cui si suppone si trovi il valore incognito del parametro e, in qualche modo, ne fornisce l'ordine di grandezza;

- σ_o^2 è la varianza della distribuzione a priori ed è una misura dell'incertezza nella valutazione di m_o. Un valore alto di σ_o^2 è indice di "vaghezza" dell'informazione a priori, un valore basso indica un'informazione a priori, sull'ordine di grandezza del parametro, che si ritiene alquanto affidabile.

Se si esplicita, nel caso in esame, la (5.2), utilizzando la (5.1) e (5.3), si può calcolare la media $\tilde{\theta}$ della densità a posteriori, che assumiamo come stimatore del parametro incognito:

$$(5.4) \qquad \tilde{\theta} = \frac{\frac{m_o}{\sigma_o^2} + n\frac{\bar{x}}{\sigma^2}}{\frac{1}{\sigma_o^2} + \frac{n}{\sigma^2}}$$

con varianza a posteriori pari a:

$$\sigma^2(\theta/x) = \frac{1}{1/\sigma_o^2 + n/\sigma^2}$$

Come si vede, nella determinazione di $\tilde{\theta}$, intervengono sia la media della distribuzione a priori, sia lo stimatore di massima verosimiglianza $\hat{\theta} = \bar{X}$,dato dalla media campionaria. Il valore di $\tilde{\theta}$ è proprio la media ponderata di tali valori, ciascuno pesato inversamente alla relativa varianza.

Se si considera che valori alti della varianza indicano una maggiore dispersione e, quindi, una minore precisione, si può anche dire che ogni termine interviene nella determinazione di $\tilde{\theta}$ proporzionalmente alla propria precisione.

È anche immediato verificare che, come conseguenza, al crescere di n cresce il contributo di $\bar{x}$ a scapito di m_o. Il termine $\bar{x}$ diventa dominante tanto prima quanto maggiore è σ_o^2, cioè quanto meno si ritiene affidabile l'informazione a priori sull'ordine di grandezza del parametro.

Si può poi ottenere una stima di intervallo per θ risolvendo l'equazione:

$$\int_{\tilde{\theta}-c}^{\tilde{\theta}+c} p(\theta/x)d\theta = 1 - \alpha$$

Se si assume, per esempio, $\alpha = 0.05$, si ottiene $c = 1.96\sigma(\theta/x)$.

È facile verificare che lo stimatore bayesiano ottenuto è, in generale, distorto, con distorsione decrescente al crescere del numero di osservazioni e tendente a zero, è consistente e più efficiente dello stimatore di massima verosimiglianza basato sullo stesso numero di osservazioni.

Quanto ora detto può essere verificato numericamente con un semplice programma che calcola la (5.4) in funzione di un numero crescente di misure, tratte da una densità gaussiana con $m = 10$ e $\sigma = 1$.

Supponiamo quindi che il valore di m sia incognito: $m = \theta$ e applichiamo il criterio di stima precedentemente descritto, procediamo quindi come segue:

1) fissiamo i valori di m_o e σ_o;

2) fissiamo n;

3) effettuiamo n misure $\{X_1, X_2, \ldots X_n\} = X$, distribuite secondo la (5.1).

4) calcoliamo i valori: $\tilde{\theta}, \sigma(\theta/X), S^2(X)$.

Tabella 5.1. Valori della media e della varianza della distribuzione a posteriori della media incognita di una densità gaussiana con varianza nota $\sigma = 1$ e valore della varianza campionaria al variare della numerosità n del campione e dei parametri della distribuzione a priori. I valori delle misure sono estratti da una densità con media 10 e varianza 1.

	$m_o=5$	$\sigma_o^2=2$		$m_o=5$	$\sigma_o^2=0,02$	
n	$E(\theta/x)$	$\sigma^2(\theta/x)$	$S^2(x)$	$E(\theta/x)$	$\sigma^2(\theta/x)$	$S^2(x)$
5	8.81	0.086	0.43	6.68	0.120	0.60
10	9.21	0.089	0.89	8.06	0.074	0.74
15	9.38	0.046	0.69	8.41	0.059	0.89
20	9.66	0.040	0.80	8.82	0.042	0.83
25	9.68	0.032	0.81	8.97	0.032	0.81
30	9.73	0.026	0.79	9.10	0.026	0.77
35	9.74	0.023	0.81	9.21	0.025	0.89
40	9.73	0.021	0.85	9.36	0.023	0.93
45	9.74	0.018	0.83	9.44	0.020	0.92
50	9.67	0.019	0.95	9.50	0.021	1.07
100	9.76	0.010	0.98	9.72	0.010	1.00
200	9.84	0.005	0.91	9.86	0.005	0.98
300	9.91	0.003	0.96	9.99	0.003	0.97
400	9.89	0.002	0.95	9.99	0.002	0.95
500	9.94	0.002	0.94	10.01	0.002	0.95

Nelle tabelle 5.1 e 5.2 sono riportati i risultati ottenuti per diversi valori di m_o, σ_o e n. Nella figura 5.1 è riportato l'andamento di $\tilde{\theta}$ in funzione di n, corrispondente ai risultati di tabella 5.1. Nella figura 5.2.1 gli analoghi andamenti relativi ai risultati della tabella 5.2. Nella figura 5.2.2 è riportato il tratto iniziale della figura 5.2.1, opportunamente ingrandito.

Tabella 5.2. Valori della media e della varianza della distribuzione a posteriori della media incognita di una densità gaussiana con varianza nota $\sigma = 1$ e valore della varianza campionaria al variare della numerosità n del campione e dei parametri della distribuzione a priori. I valori delle misure sono estratti da una densità con media 10 e varianza 1.

	$m_o=2$	$\sigma_o^2=0,1$		$m_o=2$	$\sigma_o^2=0,5$		$m_o=2$	$\sigma_o^2=5$
n	$E(\theta/x)$	$\sigma^2(\theta/x)$	$S^2(x)$	$E(\theta/x)$	$\sigma^2(\theta/x)$	$S^2(x)$	$E(\theta/x)$	$\sigma^2(\theta/x)$
5	4.60	0.069	0.35	7.34	0.174	0.87	9.19	0.233
10	6.67	0.044	0.44	8.94	0.068	0.68	9.41	0.132
15	6.96	0.040	0.60	9.04	0.058	0.88	9.73	0.074
20	7.55	0.033	0.66	9.27	0.047	0.94	9.70	0.049
25	8.07	0.026	0.66	9.45	0.036	0.90	9.80	0.038
30	8.54	0.021	0.64	9.56	0.030	0.91	9.83	0.028
35	8.76	0.018	0.62	9.61	0.027	0.95	9.81	0.024
40	8.91	0.016	0.64	9.54	0.026	1.04	9.74	0.021
45	9.04	0.014	0.63	9.61	0.021	0.95	9.78	0.017
50	9.22	0.012	0.61	9.65	0.019	0.95	9.84	0.016
100	9.55	0.007	0.73	9.91	0.019	0.94	9.93	0.010
200	9.66	0.004	0.91	9.94	0.004	0.87	10.02	0.004
300	9.78	0.003	0.94	9.98	0.003	0.96	9.97	0.003
400	9.86	0.002	0.94	9.97	0.002	0.93	9.97	0.002
500	9.87	0.001	0.95	10.00	0.002	0.96	9.97	0.002

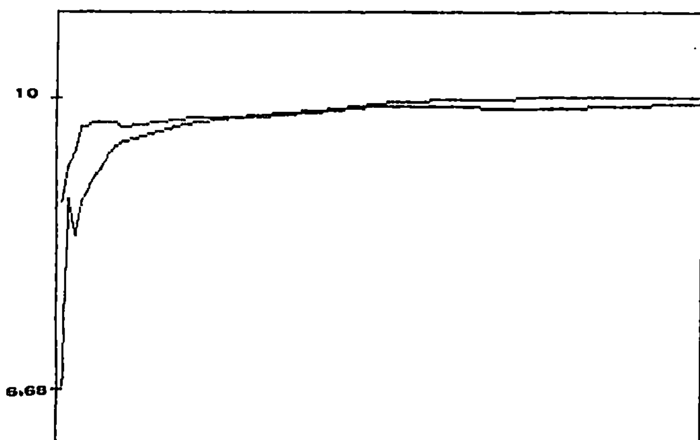

Figura 5.1.Andamento della prima e quarta colonna della tabella 5.1.

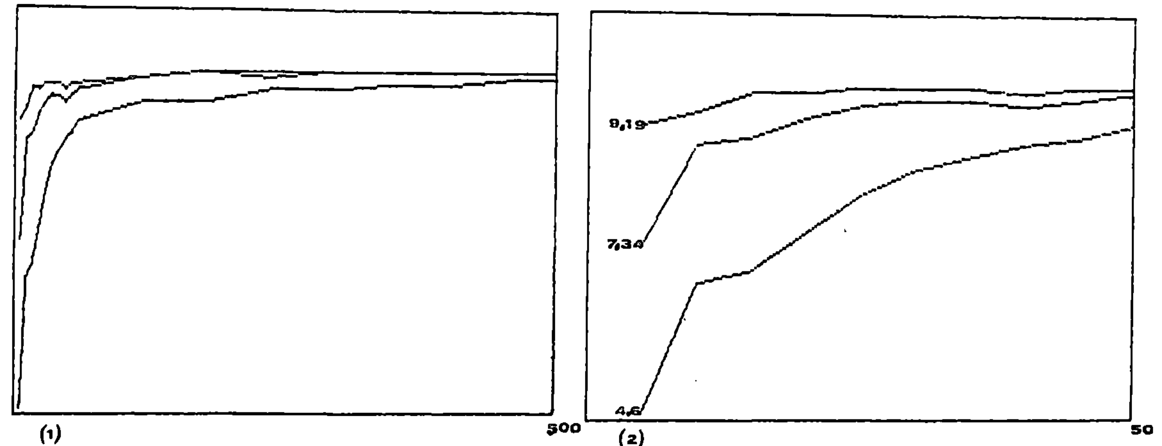

Figura 5.2. (1,2)Andamento della prima, quarta e settima colonna della tabella 5.2.(1) e tratto iniziale ingrandito (2).

Dall'analisi delle tabelle e delle figure è possibile trarre delle considerazioni generali, che conservano validità anche quando si utilizzino stimatori bayesiani relativi a problemi di stima diversi da quello utilizzato nell'esempio numerico.

Possiamo notare che $\tilde{\theta}$ converge verso θ e $S^2(X)$ verso σ^2. La velocità di convergenza risulta maggiormente influenzata dal valore della varianza della distribuzione a priori piuttosto che della media. Maggiore è il valore di tale varianza, maggiore è la velocità di convergenza. Infatti, in tal caso, si attribuisce scarsa rilevanza all'informazione a priori sul fenomeno in esame e, di conseguenza, il peso delle osservazioni effettuate incide maggiormente nella determinazione della stima a posteriori. L'eventuale distorsione introdotta da informazioni a priori contrastanti con le osservazioni effettuate tende a scomparire abbastanza velocemente al crescere di n, tanto più velocemente quanto maggiore è la varianza a priori.

È opportuno ancora osservare che i parametri m_o e σ_o utilizzati nella distribuzione a priori potrebbero essere il risultato di precedenti osservazioni sul fenomeno in esame effettuate o riportate in letteratura. In particolare, si può pensare di aver osservato un certo numero m di misure con media campionaria m_o e varianza campionaria $S^2(X) = m\sigma_o^2$.

Per l'analisi dettagliata relativa all'impostazione bayesiana per problemi di stima si rinvia al testo di S.J. Press "Bayesian Statistics" (WILEY). Nello specchietto che segue sono riportate le medie e le varianze a posteriori, in funzione delle distribuzioni a priori scelte e del numero di osservazioni effettuate per i casi 2) e 7) del paragrafo precedente, mentre i casi 3), 4), 6) possono essere facilmente ricondotti a quelli più semplici considerando una densità a priori centrata sul valore presunto delle differenze considerate.

Verrà comunque trattato esplicitamente il caso 5) che ci consentirà di mettere in luce alcuni aspetti generali legati all'impostazione bayesiana e, in particolare, alla scelta della distribuzione a priori.

Consideriamo quindi una misura dicotomica X (tipo: successo=1, insuccesso=0) e supponiamo di non conoscere quale sia la probabilità di osservare X=1 nella popolazione in esame. Denotiamo con θ tale probabilità e osserviamo un campione casuale di n misure $\{X_1, X_2, \ldots X_n\}$, siano $\{x_1 x_2, \ldots x_n\}$ i valori osservati. Sia $H = \sum_{i=1}^{n} \frac{X_i}{n} (h = \sum_{i=1}^{n} \frac{x_i}{n})$ il numero di successi. Sappiamo che la funzione di verosimiglianza per questo problema si scrive:

$$L_{n,h}(\theta) = \binom{n}{h} \theta^h (1-\theta)^{n-h} \qquad 0 \leq \theta \leq 1$$

tale funzione ha il suo massimo in corrispondenza al valore $\hat{\theta} = h/n = $ frequenza relativa osservata di successo. Tale valore viene comunemente utilizzato come stima del parametro θ.

Supponiamo ora di essere a conoscenza, per esempio da rapporti pubblicati in letteratura, che un altro esperimento, indipendente dal nostro, ha fornito k successi su m osservazioni. Ci chiediamo se sia possibile sfruttare correttamente questa informazione, in qualche modo "a priori".

Consideriamo la funzione di verosimiglianza relativa al risultato riportato in letteratura:

$$L_{m,k}(\theta) = \binom{m}{k} \theta^k (1 - \theta)^{m-k}$$

Per il significato di funzione di verosimiglianza si ha che:

P(osservare k successi su m prove e h su n, tra loro indipendenti)= P(osservare k successi su m prove)P(osservare h successi su n prove)=$L(\theta)$, che risulta quindi:

$$L(\theta) = L_{n,h}(\theta)L_{m,k}(\theta) = \binom{n}{h}\binom{m}{k}\theta^{h+k}(1 - \theta)^{n+m-h-k}$$

$L(\theta)$ ha quindi il suo massimo in =(k+h)/(n+m). In altre parole il risultato del precedente esperimento viene direttamente "sommato" al risultato dell'attuale.

Quanto detto può essere generalizzato per prendere in considerazione informazioni a priori non esattamente conformi al tipo di osservazioni relative all'esperimento in esame.

Se, per esempio, siamo in possesso di un'informazione a priori che indica una stima approssimativa per θ data da $\theta_o = \alpha/(\alpha + \beta)$, possiamo utilizzare questa informazione mediante una densità a priori proporzionale alla funzione:

$$f(\theta/\alpha, \beta) = \theta^{\alpha-1}(1 - \theta)^{\beta-1}$$

che ha la stessa struttura della verosimiglianza relativa ad un esperimento che abbia fornito $\alpha - 1$ successi su $\alpha + \beta - 2$ prove e ammette come media proprio $\alpha/(\alpha + \beta)$. Dal calcolo della distribuzione a posteriori si ottiene che tale densità risulta proporzionale alla funzione:

$$f(\theta/\alpha',\beta') = \theta^{\alpha'-1}(1-\theta)^{\beta'-1} = \theta^{\alpha+h-1}(1-\theta)^{n+\beta-h-1}$$

con media a posteriori $m = (\alpha + h)/(\alpha + \beta + n)$ e varianza a posteriori:

$$\sigma(\theta/x) = \frac{(\alpha + h)(\beta + n - h)}{(\alpha + \beta + n - 2)^2(\alpha + \beta + n - 1)}$$

Anche in questo caso al crescere di n il termine h/n diventa dominante rispetto agli altri, che hanno un peso proporzionale al valore di α (e di $\alpha + \beta$). A parità di valori per il rapporto $\alpha/(\alpha+\beta)$, $\tilde{\theta}$ risulta più o meno vicino ad h/n quanto più o meno piccolo è il valore di α. Per meglio comprendere questo fatto basta ricondursi all'interpretazione di α e β attraverso un esperimento precedente in cui si supponga di aver osservato $\alpha - 1$ successi su $\alpha + \beta - 2$ prove. Possiamo ancora osservare che $\tilde{\theta}$ è consistente e più efficiente di $\theta = h/n$. Anche in questo caso, al crescere di n si perde l'eventuale distorsione introdotta dal termine :

$$\alpha/(\alpha + \beta).$$

Supponiamo, per esempio, di voler stimare la probabilità che un paziente affetto da tumore gliale presenti una crisi epilettica come primo sintomo. Sappiamo che in un'osservazione condotta presso un altro Ospedale si è riscontrata una frequenza di successi del 60% e che l'indagine è stata condotta su 20 pazienti (12/20). Osserviamo quindi i nostri 192 pazienti e otteniamo una frequenza di successi pari al 44% (85/192). Utilizzando le stime dell'altro Ospedale come informazione a priori, otteniamo una stima, attraverso la media della distribuzione a posteriori, pari a:

$$\tilde{\theta} \simeq 48\%$$

che è più vicina a 44% che a 60%.

Diversa sarebbe la situazione se nel primo Ospedale il numero di pazienti esaminati fosse stato di 400. Infatti in tal caso si avrebbe:

$$\tilde{\theta} \simeq 55\%$$

che è molto più vicino a 60% che a 44%. Può risultare un utile esercizio la verifica dell'andamento di $\tilde{\theta}$ al variare di α e $\alpha + \beta$.

I due esempi trattati in dettaglio ci permettono di concludere che l'impostazione bayesiana dei problemi di stima consente di combinare, in modo semplice e naturale, risultati provenienti da esperimenti diversi, oppure risultati sperimentali con altri riportati nella letteratura, sfruttando al meglio **tutte** le informazioni disponibili.

È proprio l'interpretazione delle informazioni a priori come risultati di precedenti esperimenti che consente di ricavare agevolmente quanto riportato nello specchietto seguente.

2) Misure X con distribuzione gaussiana con media incognita $\mu = \theta_1$ e varianza incognita $\sigma^2 (\theta_2 = 1/\sigma^2)$:

$$f(x/\theta_1\theta_2) = \frac{\sqrt{\theta_2}}{\sqrt{2\pi}} \exp\left\{-\frac{\theta_2}{2}(x - \theta_1)^2\right\}$$

$p^o(\theta_1, \theta_2)$ proporzionale a $f(\theta_1, \theta_2)$:

$$f(\theta_1, \theta_2) = \theta_2^{\beta - \frac{1}{2}} \exp\left\{-\frac{\theta_2}{2}\gamma(\theta_1 - \delta)^2 - \alpha\theta_2\right\}$$

medie e varianze a priori:

$$E^o(\theta_1) = \delta \ ; \ \sigma_o^2(\theta_1) = \frac{\gamma\beta}{\alpha}$$

$$E^o(\theta_2) = \frac{\beta}{\alpha} \ ; \ \sigma_o^2(\theta_2) = \frac{\beta}{\alpha^2}$$

numero di osservazioni N;

distribuzione a posteriori proporzionale a $f'(\theta_1, \theta_2)$:

$$f'(\theta_1, \theta_2) = \theta_2^{\beta' - 1} \exp\left\{-\frac{\theta_2}{2}\gamma'(\theta_1 - \delta') - \alpha'\theta_2)\right\}$$

con:

$$\alpha' = \alpha + \frac{1}{2}\sum_{i=1}^{n}(x_i - \bar{x})^2 + \frac{N\gamma}{2}\frac{(\bar{x} - \delta)^2}{N + \gamma}$$

$$\beta' = \beta + \frac{N}{2}$$

$$\gamma' = \gamma + N$$

$$\delta' = \frac{N\bar{x} + \gamma\delta}{\gamma + N}$$

medie e varianze a posteriori:

$$E(\theta_1) = \tilde{\theta}_1 = \frac{N\bar{x} + \gamma\delta}{\gamma + N} \; ; \sigma^2(\theta_1) = \sigma_{\tilde{\theta}_1} = \frac{\gamma'\beta'}{\alpha'}$$

$$E(\theta_2) = \tilde{\theta}_2 = \frac{\beta + \frac{N}{2}}{\alpha + \frac{1}{2}\sum_{i=1}^{N}(x_i - \bar{x})^2 + \frac{N\gamma}{2}\frac{(\bar{x}-\delta)^2}{N+\gamma}} =$$

$$= \frac{\frac{\beta}{N} + \frac{1}{2}}{\frac{\alpha}{N} + \frac{1}{2}S^2(x) + \frac{\gamma}{2}\frac{(\bar{x}-\delta)^2}{N+\gamma}}; \; \sigma^2(\theta_2) = \tilde{\sigma}_{\tilde{\theta}_2} = \frac{\beta'}{(\alpha')^2}$$

Si osserva che per N che tende all'infinito $E(\theta_1) \to \bar{X}$, $E(\theta_2) \to \frac{1}{S^2(X)}$, consistenti.

7) Misure gaussiane con media nota μ e varianza incognita $\sigma^2 = 1/\theta_2$.

$$f(x/\theta_2) = \frac{\sqrt{\theta_2}}{\sqrt{2\pi}} \exp\left\{-\frac{\theta_2}{2}(x - \mu)^2\right\}$$

densità a priori $p^o(\theta_2)$ proporzionale a $f(\theta_2)$:

$$f(\theta_2) = \theta_2^{\beta-1} \exp\{-\alpha\theta_2\}$$

media e varianza a priori:

$$E^o(\theta_2) = \frac{\beta}{\alpha} \qquad \sigma_o^2(\theta_2) = \frac{\beta}{\alpha\sigma^2}$$

numero di osservazioni N;

densità a posteriori proporzionale a $f'(\theta_2)$:

$$f'(\theta_2) = \theta_2^{\beta-1+\frac{N}{2}} \exp\left\{-\left[\frac{\sum_{i=1}^{N}(x_i - \mu)^2}{2} + \alpha\right]\theta_2\right\}$$

media e varianza a posteriori:

$$E(\theta_2) = \tilde{\theta}_2 = \cfrac{\frac{\beta}{N} + \frac{1}{2}}{\frac{\alpha}{N} + \frac{1}{2}\sum_{i=1}^{N}\frac{(x_i-\mu)^2}{N}}$$

$$\sigma^2(\theta_2) = \cfrac{\beta + \frac{N}{2}}{[\alpha + \frac{1}{2}\sum_{i=1}^{N}(x_i - \mu)^2]^2} = \sigma^2_{\tilde{\theta}_2}$$

Anche in questo caso si ha che per N che tende all'infinito $\tilde{\theta}_2 \to \frac{1}{S^2(X)}$ ed è inoltre consistente.

5.4 Impostazione di problemi di stima non parametrica.

Fin qui è stato trattato il problema di stimare uno o più parametri incogniti di una distribuzione o densità di probabilità, che si suppone descriva l'andamento di una misura aleatoria X in una certa popolazione. Si disponeva, cioè, di un modello probabilistico adatto a prevedere l'andamento di X in funzione di un certo numero di parametri caratteristici.

In alcune situazioni non risulta però possibile identificare una distribuzione di probabilità, che si adatti in modo soddisfacente a descrivere un fenomeno che interessi studiare.

Prendiamo di nuovo in considerazione l'andamento dell'età (X) e del diametro del tumore (Y) nei 192 pazienti malati di tumore gliale. Dalle analisi descrittive svolte nel capitolo II è evidente che nessuna delle due misure può essere ben descritta da una distribuzione gaussiana, data anche un'evidente asimmetria nelle distribuzioni osservate.

In mancanza di ulteriori informazioni, che consentano di proporre una parametrizzazione alternativa, si può procedere ad un'analisi di tipo non parametrico. Si può, per esempio, descrivere la distribuzione utilizzando i quantili, con una decomposizione più o meno fitta (quartili, decili, percentili), a seconda degli scopi dell'analisi.

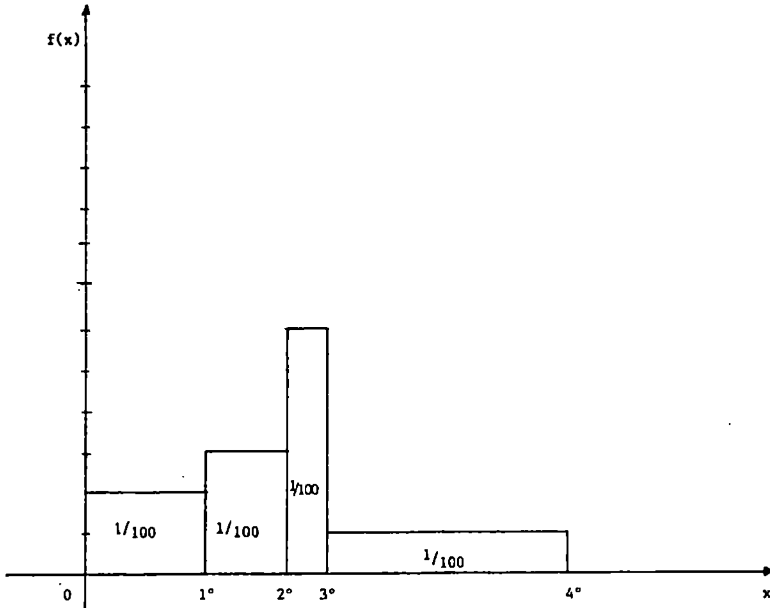

Figura 5.3. Esempio di stima di una distribuzione mediante i percentili.

Si può anche utilizzare, come approssimazione della distribuzione incognita della misura nella popolazione, la distribuzione osservata (funzione di ripartizione empirica) o la distribuzione di frequenze per dati raggruppati.

In tutti questi casi si hanno degli inconvenienti.

Consideriamo, per esempio, l'approssimazione di una distribuzione mediante i percentili. In figura 5.3 è mostrato il grafico di una porzione di una distribuzione ricostruita in tal modo. L'approssimazione viene ottenuta attraverso la costruzione di rettangoli di uguale area (1/100 del totale) che hanno per base gli intervalli tra percentili.

In modo analogo, tramite la costruzione dell'istogramma, avviene l'approssimazione sulla base della distribuzione di frequenze per dati raggruppati.

Nel caso della distribuzione empirica, invece, si considera, come approssimazione della funzione di ripartizione incognita, la funzione a gradini con i salti nei punti corrispondenti ai valori osservati. In quest'ultimo caso, quindi, si assumono implicitamente come osservabili solo quei valori delle misure che si sono già osservati almeno una volta, ipotesi alquanto restrittiva e non realistica quando si tratti con misure, almeno teoricamente, continue.

In tutti i casi si osservano delle discontinuità che, quasi certamente, non sono presenti nella distribuzione incognita.

A tutti questi inconvenienti si può ovviare in base al seguente ragionamento, conseguenza anche di considerazioni sulla precisione delle misure rilevate, che suggerisce una tecnica nota come metodo di stima KERNEL.

Consideriamo dunque la variabile X che, come sappiamo, viene misurata in anni, mediante arrotondamento al valore intero più vicino. Un valore di $X = x_i$ può quindi provenire da qualunque punto dell'intervallo ($x_i - 6$ mesi, $x_i + 6$ mesi). Non sembra irrealistico consentire pertanto ad ogni valore registrato di influire su tutto un intervallo, di ampiezza opportuna, che lo ammetta come punto centrale.

La situazione è quella rappresentata nella figura 5.4, dove ogni punto influisce su tutto un intervallo. L'approssimazione della distribuzione incognita, in ogni generico punto x, si ottiene sommando il numero di "intervalli di influenza" che contengono x e dividendo per il numero totale di osservazioni:

$$f_h(x) = \frac{1}{nh} \sum_{i=1}^{n} k \left(\frac{x - x_i}{h} \right)$$

la funzione k è detta "funzione kernel" e il parametro h è detto "parametro di smussamento" e determina l'ampiezza degli intervalli di influenza delle osservazioni. Nel caso rappresentato in figura k è la funzione costante ($=1$) e h=1/(area del rettangolo), in modo che $\int f_h(x)dx = 1$, come deve essere per le densità di probabilità.

La relazione precedente può anche essere scritta:

$$f_h(x) = \frac{1}{n} \sum_{i=1}^{n} k_h(x - x_i)$$

dove, perchè si abbia $\int f_h(x)dx = 1$ occorre e basta che sia:

$$\int k_h(x)dx = 1.$$

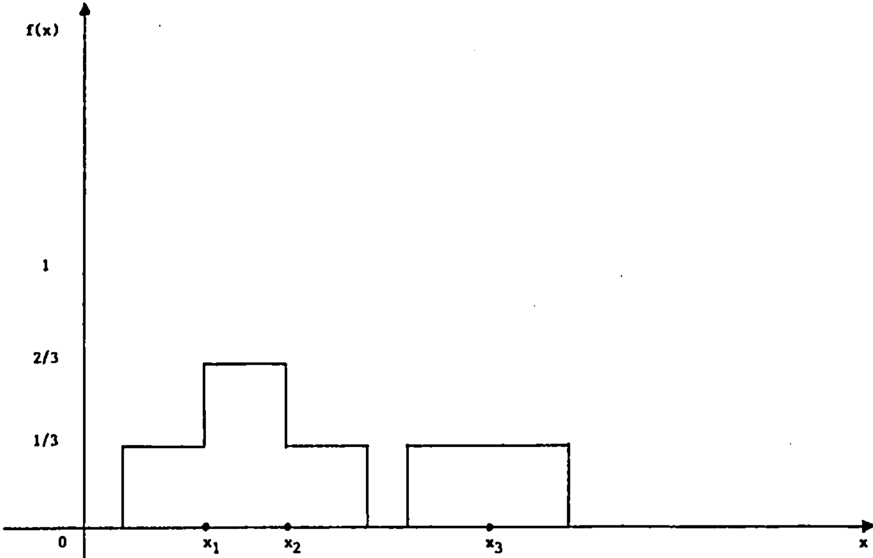

Figura 5.4. Esempio di stima di una distribuzione ottenuta con il metodo Kernel (rettangolare) a partire dai punti osservati x_1, x_2, x_3

Come è evidente dalla figura 5.4, se si consente ad ogni punto di influire in modo uniforme su tutto un intervallo, pur migliorando l'approssimazione, si conservano le discontinuità.

Si può ancora affinare il metodo attribuendo ad ogni x_i un'influenza decrescente, su un generico punto x, al crescere dalla distanza di x da x_i. Si possono così proporre diverse alternative per la scelta della funzione k:

1) lineare: $k_h(x) = \frac{|x|}{h} = \frac{1}{h}\left(1 - \frac{|x|}{h}\right) \quad |x| \le h$

2) parabolica: $k_h(x) = \frac{3}{4}\frac{(h^2 - x^2)}{h^3} \quad x^2 \le h^2$

3) gaussiana: $k_h(x) = \frac{1}{\sqrt{2\pi h}} \exp\left\{-\frac{1}{2}\frac{x^2}{h^2}\right\}$

Il parametro di smussamento è sempre scelto in modo che $\int k_h(x) = 1$. Si può dimostrare che, al fine di ottenere una buona approssimazione della densità incognita, non è tanto cruciale la scelta di k quanto quella di h.

Nella figura 5.5,(1, 2, 3, 4) sono riportate le approssimazioni, ottenute con il kernel parabolico e diversi valori del parametro h, per la densità di probabilità dell'età relativa ai dati GLR.

Nella figura 5.6, (1,2,3,4,5,6) sono riportate le analoghe approssimazioni per la densità di probabilità del diametro.

È evidente l'influenza del parametro di smussamento: al crescere di h si ottengono densità via via più regolari e con un numero sempre minore di "oscillazioni".

Sorge quindi il problema di individuare un criterio soddisfacente per la scelta del valore più opportuno di h.

Uno dei possibili criteri è basato sul metodo CROSS-VALIDATION.

I metodi CROSS-VALIDATION appartengono alla classe dei metodi chiamati di "riutilizzazione del campione" cioè quei metodi tesi ad estrarre dal campione il maggior numero di informazioni.

Per effettuare la stima della funzione di distribuzione e "saggiare" la relativa bontà del metodo usato, dovremmo dividere il campione a metà, utilizzandone quindi una parte per la stima della distribuzione e l'altra per il controllo sulla bontà del metodo e, quindi, per la scelta "ottimale" di h. Tale procedimento non consentirebbe l'utilizzo totale dei dati vanificando così parzialmente il lavoro compiuto per il campionamento e aumentando notevolmente i costi globali delle rilevazioni.

Per evitare tutto questo si può utilizzare, per i due scopi, lo stesso insieme di dati, seguendo appunto il metodo di CROSS-VALIDATION.

Tale procedimento consiste nel calcolare la "pseudo-verosimiglianza" dei dati, cioè la funzione:

$$\tilde{L}(h) = \prod_{i=1}^{n} \tilde{f}_h(x_i)$$

dove $\tilde{f}_h(x_i)$ è la stima nel punto x_i, basata su tutti i valori campionari escluso x_i stesso e con parametro di smussamento h. Tale funzione dipende quindi solo da questo parametro incognito e rappresenta l'approssimazione kernel della densità di probabilità delle osservazioni.

In analogia con il metodo di stima di massima verosimiglianza, definiamo "ottimale", per il nostro insieme di dati, quel valore $\hat{h}$ che rende massima la funzione $\tilde{L}(h)$.

Non potendo procedere alla massimizzazione per via analitica, differenziando la funzione $\tilde{L}(h)$, si è proceduto numericamente, provando iterativamente vari valori del parametro per ottenere le migliori stime kernel per le densità di probabilità di X e Y.

I risultati ottenuti sono i seguenti:

- per X il valore ottenuto per $\hat{h}$ è 4, che corrisponde alla figura 5.5.3;

- per Y si ottiene $\hat{h} = 6$, che corrisponde alla figura 5.6.5.

Si può osservare che un'idea dell'ordine di grandezza "ragionevole" per h si può avere sulla base dell'analisi dei valori osservati e della considerazione che il metodo KERNEL è stato introdotto anche per evitare situazioni "anomale", legate ad una stima della densità che portasse a insiemi di valori della misura continua con probabilità stimata pari a zero, compresi tra insiemi di valori con probabilità positiva. Occorre quindi utilizzare valori di h che consentano, in un certo senso, di estendere l'influenza dei valori osservati in modo tale da "riempire i buchi" tra le misure rilevate.

Anche in ambito di stima non parametrica si può utilizzare l'impostazione bayesiana, che porta però a complicazioni tecniche che esulano dalla presente trattazione.

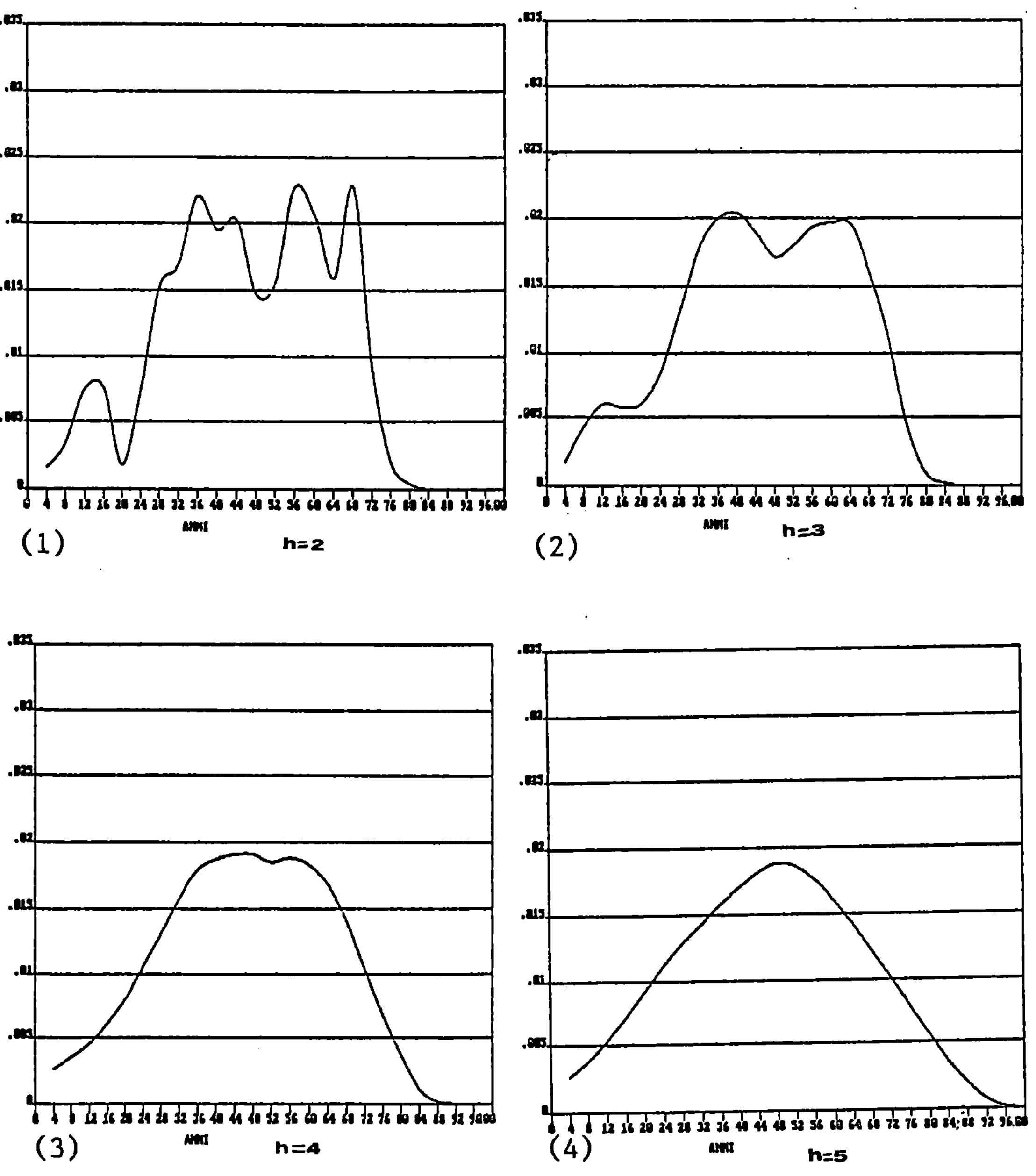

5.5. **(1,2,3,4)**Stime Kernel (parabolico) della densità della variabile X=età per i dati
GLR, ottenute per diversi valori del parametro di smussamento

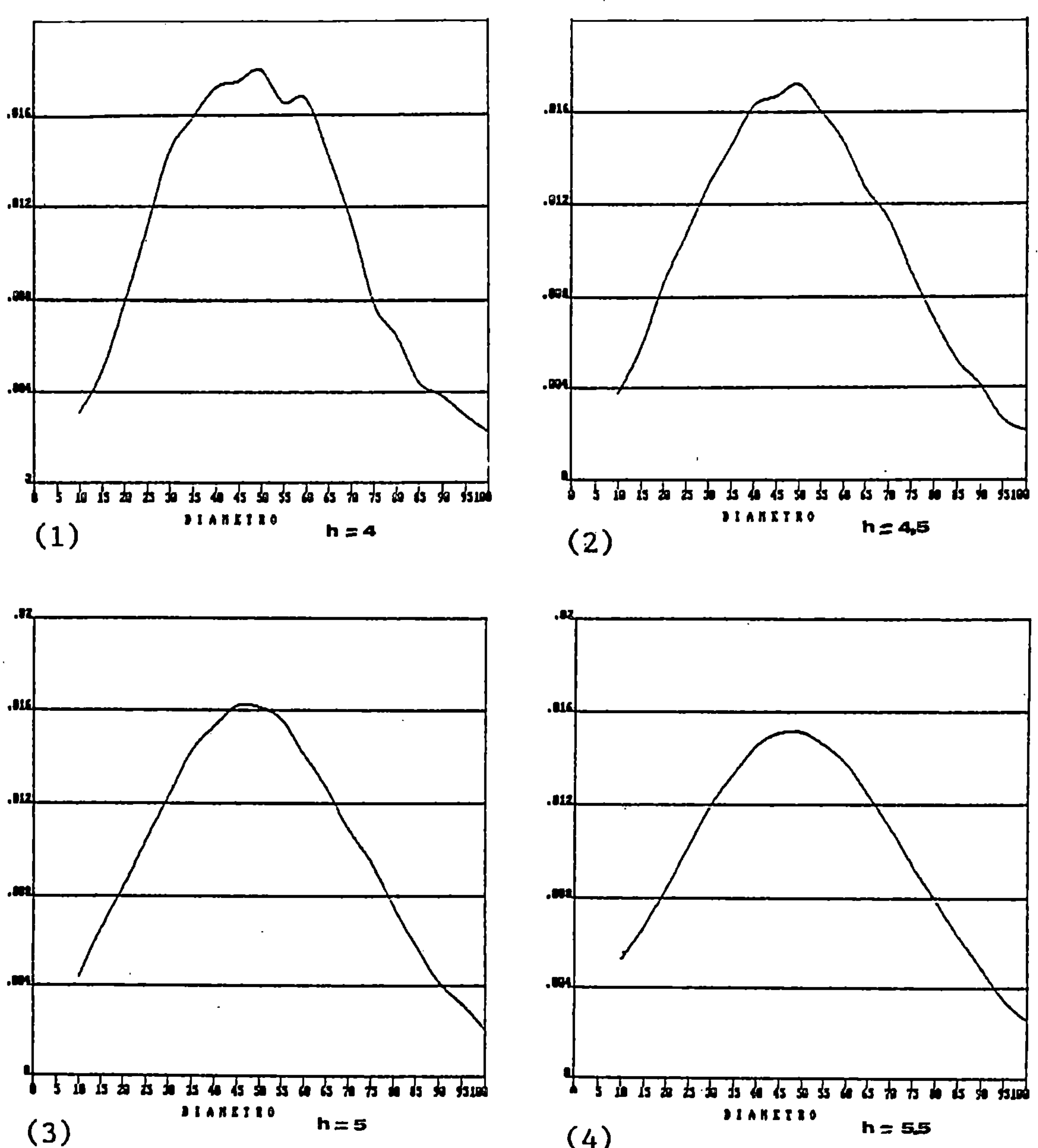

5.6. (1,2,3,4   )Stima Kernel (parabolico) della densità della variabile Y=diametro
per i dati GLR, ottenute per diversi valori del parametro di smussamento

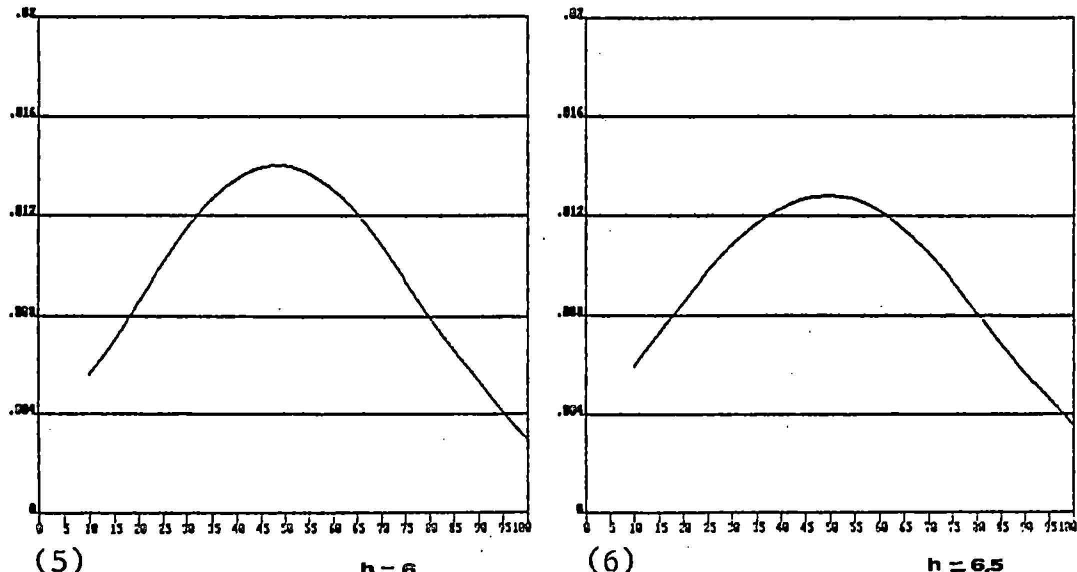

5.6. (5,6)Stima Kernel (parabolico) della densità della variabile Y=diametro
per i dati GLR, ottenute per diversi valori del parametro di smussamento

Capitolo VI: come verificare le ipotesi (caso parametrico).

6.1 Ipotesi statistiche.

Lo scopo della "verifica delle ipotesi" è di "aiutare" un ricercatore, un amministratore, un clinico, ecc., a prendere una decisione su qualche caratteristica di una popolazione esaminando l'andamento della stessa caratteristica in un campione estratto dalla popolazione stessa.

L'ipotesi è, in generale, espressa da una proposizione riguardante una o più popolazioni.

La verifica di una ipotesi è basata sul calcolo di un indicatore o statistica, funzione dei risultati delle osservazioni, che conduce, secondo una regola fissata in precedenza, ad accettare o a respingere l' ipotesi con una certa probabilità di conclusione errata allorchè l'ipotesi da controllare viene confrontata con un'altra ipotesi alternativa.

Accettare l'ipotesi formulata non significa necessariamente che essa sia da ritenersi esatta, ma semplicemente che non si ritiene, in base al criterio fissato, che vi siano motivi sufficienti per preferire l'ipotesi alternativa, tenuto conto delle informazioni disponibili.

Nella costruzione di un test delle ipotesi i passi fondamentali sono:

1 . ANALISI DEI DATI DISPONIBILI (se essi sono di tipo quantitativo, qualitativo, discreti, continui, ecc.). I dati infatti determinano il test che è opportuno utilizzare.

2 . VERIFICA DEGLI ASSUNTI DI BASE (ad esempio tipo di distribuzione della variabile casuale considerata: Gauss, Binomiale, ecc., eguaglianza delle varianze dei campioni da confrontare, indipendenza dei dati campionari, ecc.).

3 . IMPOSTAZIONE DELL'IPOTESI STATISTICA (ad esempio: studio dell'eguaglianza delle medie di due campioni contro l'alternativa che stabilisce invece la differenza; studio della indipendenza contro un legame di

dipendenza delle due o più variabili ecc.).

Come si può notare esistono sempre due ipotesi nei test di verifica: la prima ipotesi, quella da verificare è detta IPOTESI NULLA ed è indicata con H_o, la seconda è detta IPOTESI ALTERNATIVA ed è indicata con H_1 o A.

4 . COSTRUZIONE DELLA "STATISTICA" che può essere determinata sulla base dei dati del campione e viene utilizzata per prendere la decisione riguardo alla ipotesi nulla (H_o) formulata.

5 . DETERMINAZIONE DELLA DISTRIBUZIONE DELLA "STATISTICA" che dipende dalla distribuzione dei dati del campione.

6 . DEFINIZIONE DELLA REGOLA DI DECISIONE cioè delle condizioni per cui si accetta o si rifiuta l'ipotesi nulla sulla base di una probabilità di errore solitamente denotata con α detto livello di significatività del test, o di altri criteri.

Nel caso di osservazioni sperimentali pianificate il tipo di dati da rilevare viene proprio scelto in base all'ipotesi da verificare. In tal caso il passo 3) precede il passo 1). Si osservi che nel prendere una decisione si possono commettere degli errori:

a) Rifiutare l'ipotesi quando è vera;

b) Accettare l'ipotesi quando è falsa.

Per fissare le idee, supponiamo che X sia una variabile casuale definita su uno spazio di probabilità. Sia $f(x/\theta)$ la sua p.d.f. con $\theta \in \Omega \subseteq R^n$, ($\theta$ sono i parametri della distribuzione). Diamo le seguenti definizioni:

DEFINIZIONE 6.1

Una proposizione riguardante il parametro $\theta \in \omega \subset \Omega$ si dice ipotesi statistica su θ e si denota con H_o. L'affermazione che $\theta \in \bar{\omega}$ è ancora una ipotesi statistica su θ detta alternativa rispetto a H_o e si denota con H_1 oppure con A.

Se $\omega = \{\theta_o\}$ contiene un solo elemento, H_o si dice ipotesi semplice ed analogamente per H_1.

DEFINIZIONE 6.2

Un TEST su una ipotesi statistica è una regola che, nota una realizzazione della variabile casuale X, ci consente di decidere se accettare o rifiutare l'ipotesi in esame.

DEFINIZIONE 6.3

Se $\mathcal{A}$ rappresenta l'insieme dei punti campione $\underline{x}$, sia C un suo sottoinsieme tale che, in accordo con un prestabilito test, se il punto campione appartiene a C si rifiuta l'ipotesi nulla: allora C è detta REGIONE CRITICA.

DEFINIZIONE 6.4

Sia β una funzione definita su Ω tale che:

$$\beta(\theta) = Prob \ (\text{rifiutare } H_o/\theta)$$

e $\quad 1 - \beta(\theta) = Prob \ (\text{accettare } H_o/\theta)$

se $\theta \in \omega$ allora $\beta(\theta)$ rappresenta la probabilità di rifiutare H_o quando è vera: $\beta(\theta)$ rappresenta l'ERRORE di I TIPO e si suole indicare il suo valore con α.

Se $\theta \in \bar{\omega}$ allora $1 - \beta(\theta)$ è la probabilità di accettare H_o quando è falsa; essa rappresenta l'ERRORE di II TIPO che si suole indicare il suo valore con β.

La restrizione di β a $\bar{\omega}$ è detta FUNZIONE POTENZA DEL TEST.

Se H_o è una ipotesi composta il livello di significatività o dimensione della regione critica rappresenta l'estremo superiore della probabilità di commettere errori del I tipo:

$$\alpha = \sup_{\theta \in \omega}[\beta(\theta)]$$

È ovvio che si desidera rendere α il più piccolo possibile, preferibilmente 0, ed allo stesso tempo rendere la potenza la più grande possibile, preferibilmente 1. Naturalmente massimizzare la potenza significa minimizzare la probabilità di errori di II tipo.

Nello schema seguente vengono riassunte le informazioni relative ai rischi di errore connessi con un test o, più esattamente, con la conclusione che ne deriva.

$$\text{IPOTESI VERA}$$

IPOTESI ACCOLTA

DOPO IL TEST

	H_o	H_1
H_o	Conclusione esatta	Errore di II tipo
	pr$=1-\alpha$	pr $=\beta$
H_1	Errore di I tipo	Conclusione esatta
	pr $=\alpha$	pr $=1-\beta$

ERRORE I TIPO: (α) RIFIUTARE L'IPOTESI H_o QUANDO è VERA

ERRORE II TIPO: (β) ACCETTARE L'IPOTESI H_o QUANDO è VERA H_1

POTENZA DEL TEST: $1-\beta$ RIFIUTARE L'IPOTESI H_o QUANDO è VERA H_1

α è detto LIVELLO DI SIGNIFICATIVITÀ DEL TEST.

6.2 Test basati sul rapporto di verosimiglianza.

Uno dei metodi per costruire test di verifica delle ipotesi è quello del rapporto di verosimiglianza.

Sia $X_1, X_2, \ldots X_n$, un campione per una variabile casuale X avente p.d.f. $f(x/\theta)$ con $\theta \in \Omega \subset R^n$.

Sia $\omega \subset \Omega$ un sottoinsieme dello spazio dei parametri, vogliamo verificare $H_o : \theta \in \omega$ contro tutte le alternative.

Si definiscono allora le funzioni di verosimiglianza:

$$L(\omega) = \prod_{i=1}^{n} f(x_i/\theta) \qquad \text{con} \quad \theta \in \omega$$

$$L(\Omega) = \prod_{i=1}^{n} f(x_i/\theta) \qquad \text{con} \quad \theta \in \Omega$$

Siano $L(\hat{\omega})$ e $L(\hat{\Omega})$ i massimi di tali funzioni, definiamo il rapporto:

$$\lambda = \lambda(x_1, x_2, \ldots x_n) = \frac{L(\hat{\omega})}{L(\hat{\Omega})}$$

RAPPORTO DI VEROSIMIGLIANZA.

Sia $\lambda_o \in]0,1[$ Un valore arbitrario scelto a priori. Il principio del test del rapporto di verosimiglianza afferma che:

si rifiuta H_o se e solo se $\lambda \leq \lambda_o$.

Si osservi che la funzione $\lambda(x_1, x_2, \ldots x_n)$ definisce una STATISTICA e il livello di significatività α è dato da:

$$\alpha = P[\lambda(x_1, x_2, \ldots x_n) \leq \lambda_o | H_o]$$

In appendice 1 viene ricavato con tale metodo il test per il confronto tra due medie descritto in modo intuitivo nel paragrafo 6.4.

6.3 Un'applicazione ai problemi di classificazione.

Considereremo in questo paragrafo un esempio di applicazione delle tecniche dei test di ipotesi ad un problema particolare, che consentirà di mettere in luce aspetti generali, riscontrabili in tutti i tipi di applicazione di tali metodologie e che riguardano, soprattutto, la relazione tra errori di I e di II tipo. Supponiamo di dover classificare un individuo in una delle seguenti classi:

A1= individui normali rispetto al metabolismo dei glicidi;

A2= individui con ridotta tolleranza agli idrati di carbonio;

A3= individui diabetici.

Nel capitolo III sono state esaminate le distribuzioni di probabilità del tasso glicemico a digiuno e dopo due ore dalla somministrazione di 75 grammi di glucosio e sono stati individuati dei valori critici (ascisse critiche), a partire da tutte le informazioni disponibili, da utilizzare per la classificazione in base alla prima o alla seconda misura.

Il problema può essere ora riesaminato nell'ambito delle tecniche di verifica di ipotesi, dove, trattandosi in un certo senso di una sperimentazione pianificata, il passo 3) precede il passo 1).

3) Sia H_o ="l'individuo in esame non è normale", che, con riferimento ai parametri delle distribuzioni si può formulare: H_o ="il valore del tasso glicemico a digiuno X del paziente in esame ha distribuzione gaussiana con media 106 e deviazione standard 19.53 oppure con media 167 e deviazione standard 60.39". O in modo analogo, se si prende in considerazione la misura Y relativa al tasso glicemico a due ore dalla somministrazione di 75 grammi di glucosio.

1) Supponiamo di rilevare la misura X (sia x il suo valore) o la Y (sia y il suo valore).

2) Vengono stabilite le forme delle distribuzioni condizionate di X e di Y.

4) La "statistica" in questo caso coincide con la misura rilevata.

5) La distribuzione della statistica coincide con la distribuzione della misura rilevata.

6) Si sceglie un criterio di classificazione, tra quelli esaminati nel capitolo III, e si calcolano, di conseguenza, le ascisse critiche (zone di rifiuto dell'ipotesi nulla), oppure sulla base del rapporto di verosimiglianza con λ_o, per esempio, uguale a uno.

Così come è stata formulata, l'ipotesi H_o implica la volontà di discriminare tra A1 e A2∪A3, considerata come un'unica classe di individui "non normali".

È evidente che le probabilità di errore di I e di II tipo sono legate solo alla scelta effettuata nel punto 6). Prendiamo quindi in considerazione tale problema in relazione al criterio di classificazione adottato.

Risulta:

P(errore di I tipo)=1-sensibilità

P(errore di II tipo)=1-specificità.

Calcoliamo la sensibilità e la specificità dei diversi tipi di test, che si ottengono in base alle scelte delle ascisse critiche, delineate nel capitolo III.

Per valutare la specificità del test occorre valutare l'area sotto la gaussiana, che descrive l'andamento della misure nella classe degli individui A1, che rimane a sinistra delle diverse ascisse critiche, ottenute in base ai diversi criteri, per discriminare gli individui A1 dagli altri.

Per la misure X tali ascisse risultano:

1) ascissa bayesiana: 113.8;   specificità=0.982;

2) ascissa non bayesiana (determinata ponendo equiprobabili le tre classi): 93.4;   specificitá=0.813.

Per misure Y si ha

1) ascissa bayesiana: 156.74   sensibilità=0.758;

2) ascissa non bayesiana: 130.54   sensibilità=0.885.

Si ottiene quindi la seguente tabella per gli errori di I e II tipo relativi alle diverse impostazioni e alle diverse misure.

| | caso bayesiano | | caso non bayesiano | |
	X	Y	X	Y
P(errore di I tipo)				
	0.422	0.242	0.185	0.115
P(errore di II tipo)				
	0.018	0.013	0.187	0.101

Lo stesso problema, impostato nell'ambito della teoria "classica" dei tests di ipotesi con un livello di significatività fissato, per esempio al 5%, porta alla determinazione delle ascisse critiche: 73 per le misure X, 108 per le misure Y.

Se però si assume come ipotesi nulla da sottoporre a verifica: H_o ="l'individuo in esame è normale", con lo stesso livello di significatività, si ottengono le ascisse critiche: 105 per le misure X, 141 per le misure Y.

Si lascia per esercizio il calcolo della sensibilità e specificità relative agli ultimi due casi prospettati. Osserviamo comunque che al variare della formulazione per H_o gli errori di I tipo diventano di secondo e viceversa.

È opportuno effettuare alcune considerazioni "critiche" sulle conseguenze delle diverse scelte per il criterio di classificazione che determina le ascisse critiche.

Le diverse scelte sono caratterizzate, essenzialmente, dal diverso tipo di informazioni di cui si decide di tener conto (o di cui si dispone) nella determinazione delle ascisse critiche e, nel caso del livello di significatività, di come è formulata l'ipotesi H_o da sottoporre a verifica.

La scelta legata al livello di significatività tiene infatti conto solo della probabilità di un errore di I tipo, che viene fissata ad un livello standard.

Essendo la valutazione della probabilità di un errore di I tipo legata esclusivamente alla distribuzione di probabilità delle misure, condizionata all'informazione "è vera H_o ", il criterio varia in relazione alla formulazione scelta per H_o. Nel caso preso in esame, per quanto riguarda la prima formulazione di H_o, si deve infatti valutare l'ascissa critica x tale che:

$$P(X \leq x|\text{l'individuo in esame non è normale}) = 0.05 = \int_{-\infty}^{x} f_1(\xi)d\xi$$

con:

$$f_1(x) = \frac{1}{2}N_2(x) + \frac{1}{2}N_3(x)$$

che è la densità di probabilità degli individui "non normali", ottenuta come mistura (o media) delle densità dei due possibili tipi di individui "non normali".

Nel caso della seconda formulazione occorre invece valutare l'ascissa critica ponendo:

$$P(X \geq x | \text{l'individuo in esame è normale}) = 0.05 = \int_{x}^{+\infty} f_2(\xi) d\xi$$

con:

$$f_2(x) = N_1(x)$$

e $N_1(x), N_2(x), N_3(x)$ sono le densità gaussiane relative alle misure X (o Y) nelle tre classi considerate (capitolo III).

In ogni caso, nella determinazione delle ascisse, si tiene conto solo di una delle distribuzioni di probabilità delle misure, o solo quella relativa agli individui "non normali", o solo quella relativa agli individui "normali".

La determinazione delle ascisse critiche non bayesiane è basata sul rapporto di verosimiglianza:

$$\lambda(x) = \frac{N_1(x)}{N_2(x)}$$

Il valore di x è scelto in modo tale che il rapporto, calcolato in x, sia uguale ad 1.

Nella determinazione di tale ascissa si tiene quindi conto sia della distribuzione delle misure nella classe A1 che della distribuzione delle misure nella classe A2. Per motivi di semplicità di calcolo non è stata utilizzata la distribuzione $f_1(x)$ nella determinazione dell'ascissa. L'esatta distribuzione $f_1(x)$ è stata però utilizzata per la valutazione della sensibilità e specificità del test ottenuto.

Il calcolo delle ascisse bayesiane è stato effettuato ponendo uguale ad uno il rapporto delle probabilità a posteriori:

175

$$\lambda^*(x) = \frac{P(A_1|x)}{P(A_2|x)} = \frac{p_1 N_1(x)}{p_2 N_2(x)}$$

dove di nuovo, per semplicità di calcolo, si è utilizzato come denominatore $p_2 N_2(x)$ invece di $\frac{1}{2}(N_1(X) + N_2(X))(p_1 + p_2)$.

Per il calcolo della sensibilità e specificità si è comunque utilizzata la distribuzione esatta $f_1(x)$ delle misure degli individui "non normali".

Dall'esame dei valori della sensibilità e specificità, relativi ai vari criteri di classificazione, si può ben rilevare come l'informazione legata alla prevalenza degli individui "non normali" nella popolazione in esame, di cui si tiene conto solo nel caso bayesiano, agisca in modo tale da aumentare la specificità, diminuendo quindi la sensibilità, così da limitare il numero atteso di falsi positivi (errore di II tipo), a scapito di quello di falsi negativi (errore di I tipo), dato che la probabilità a priori di $H_o(p_2 + p_3)$ è bassa rispetto a quella dell'ipotesi alternativa (p_1) e di questo si vuole tenere conto.

L'importanza dell'informazione relativa alla prevalenza è già stata sottolineata nel capitolo III a proposito degli screenings.

Per quanto riguarda il criterio basato sul rapporto di verosimiglianza, dato che ogni informazione sulla prevalenza è esclusa dall'analisi, si ottiene quasi un perfetto bilanciamento tra sensibilità e specificità, come pure tra le probabilità dei due diversi tipi di errore (anche tenuto conto delle approssimazioni introdotte).

Quanto poi al confronto con la sensibilità e specificità relative al criterio basato sui livelli di significatività si ottiene una sensibilità molto alta, a scapito della specificità, nella prima formulazione di H_o, e una situazione intermedia tra il caso bayesiano e il caso non bayesiano, nella seconda formulazione.

La prima formulazione non prevede più del 5% di falsi negativi, la seconda di falsi positivi.

Giova ancora ricordare comunque che il 5% di falsi positivi può portare ad un numero atteso di classificazioni errate anche molto elevato, quando la prevalenza della malattia è bassa.

In ogni caso c'è da rilevare che Y è una misura più adatta di X a discriminare tra individui normali e non normali. Tutte le probabilità di errore, a parità di criterio, sono circa la metà di quelle relative ad X.

Anche per questo problema si può comunque proporre un test più affidabile mediante la ripetizione delle misure in modo indipendente, in analogia con quanto visto nel capitolo III a proposito degli screenings.

Non è invece possibile utilizzare come misure indipendenti X e Y congiuntamente, in quanto certamente correlate positivamente. Per utilizzarle assieme occorrerebbe quindi conoscere la distribuzione congiunta delle due misure. Sfortunatamente i dati raccolti sono stati memorizzati in modo tale da non consentire la stima di tale distribuzione.

Come si vede è possibile procedere secondo diverse impostazioni che possono tutte, in qualche misura, avere un fondamento razionale. Le differenze di base sono essenzialmente dovute al tipo di informazioni di cui si intende tenere conto e (o) al tipo di conseguenze in cui, eventualmente, si incorre.

Un più completo esame del problema, in particolare per quanto riguarda la formalizzazione delle possibili conseguenze, verrà svolto nel capitolo XI. Per ora basti sottolineare che il tipo di criterio da adottare in un problema di questo genere deve essere comunque indicato dal medico, cui spetta la decisione finale, e non dal "tecnico" (statistico o matematico), che fornisce il supporto per le elaborazioni dei dati.

6.4 Confronti tra due popolazioni.

6.4.1 Confronto tra le medie di due campioni indipendenti.

Molto spesso si vogliono confrontare i risultati relativi a due campioni per decidere se essi provengano da una stessa popolazione oppure no.

Ad esempio, se si considerano i pazienti morti per glioma entro il primo anno dall'inizio della malattia (sottoinsieme GLR1) e quelli in vita dopo il primo anno (sottoinsieme GLR4), potrebbe essere interessante vedere se il diametro del tumore è oppure no un fattore prognostico, e quindi verificare se c'è o meno differenza "sistematica" tra le distribuzioni del diametro nei due gruppi considerati.

Spesso ipotesi di questo tipo possono essere verificate confrontando le medie dei campioni sia che le varianze dei due campioni si suppongano uguali, sia diverse, note oppure no, e le distribuzioni della variabile casuale considerata di tipo normale.

TEST PER LA DIFFERENZA DELLE MEDIE IN CAMPIONI ESTRATTI DA DUE POPOLAZIONI NORMALI CON VARIANZA UGUALE INCOGNITA.

Dati due campioni indipendenti di n_1 e n_2 elementi con media campionaria rispettivamente $\bar{X}_1$ e $\bar{X}_2$, vogliamo verificare l'ipotesi che le medie delle popolazioni, da cui i campioni sono stati estratti, siano uguali oppure diverse. Le popolazioni si suppongono distribuite in modo normale con varianza σ^2 comune ma incognita.

In modo formale ciò equivale a verificare l'ipotesi nulla $H_o : \mu_1 = \mu_2$

contro l'alternativa $H_1 : \mu_1 \neq \mu_2$.

Indichiamo con $X_{1j}(j = 1, 2, \ldots n_1)$ e $X_{2j}(j = 1, 2, \ldots n_2)$ le misure eseguite rispettivamente per il primo e secondo campione.

Poichè si è ipotizzato che le varianze siano incognite, ma omogenee, è ovvio che ogni insieme di dati fornisce una stima della varianza della popolazione:

$$S_1^2 = \sum_{j=1}^{n_1}(X_{1j} - \bar{X}_1)^2/(n_1 - 1) \quad ; \quad \bar{X}_1 = \sum_{j=1}^{n_1} X_{1j}/n_1$$

$$S_2^2 = \sum_{j=1}^{n_2}(X_{2j} - \bar{X}_2)^2/(n_2 - 1) \quad ; \quad \bar{X}_2 = \sum_{j=1}^{n_2} X_{2j}/n_2$$

Come stima della varianza della popolazione conviene scegliere allora una media ponderata di S_1^2 e S_2^2 data da:

$$S_p^2 = \frac{(n_1 - 1)S_1^2 + (n_2 - 1)S_2^2}{(n_1 - 1) + (n_2 - 1)} = $$

$$\frac{\sum_{j=1}^{n_1}(X_{1j} - \bar{X}_1)^2 + \sum_{j=1}^{n_2}(X_{2j} - \bar{X}_2)^2}{n_1 + n_2 - 2}$$

Il test è basato sulla statistica:

$$T = \frac{(\bar{X}_1 - \bar{X}_2)}{S_p \cdot \sqrt{\frac{1}{n_1} + \frac{1}{n_2}}} \qquad (t_{calc} \quad \text{è il valore effettivamente assunto})$$

che è distribuita come una t-Student con gradi di libertà dati da $n_1 + n_2 - 2$.

Fissato α se $|t_{calc}| > t_{tab,gl,\alpha}$ si rifiuta l'ipotesi che i due campioni siano stati estratti dalla stessa popolazione ($t_{tab,gl\alpha}$ è il valore ottenuto dalle tavole in corrispondenza di gl gradi di libertà e livello di significatività α).

Ora, se teniamo conto di quanto detto nel presente paragrafo e dei punti fondamentali di un test di verifica delle ipotesi analizzati nel paragrafo 6.1, riprendendo l'esempio sul confronto dei diametri medi relativi ai sottoinsiemi GLR1 e GLR4, si ha:

1) DATI:

Misure dei diametri del tumore sui 73 pazienti del gruppo GLR1 e sui 62 del gruppo GLR4. Le medie e le deviazioni standard (vedi Tabella 2.21) sono:

$\bar{x}_1 = 54.27\ mm$ e $s_1 = 19.22\ mm$

$\bar{x}_2 = 44.94\ mm$ e $s_2 = 19.60\ mm$

2) ASSUNZIONI:

I dati costituiscono due campioni indipendenti ciascuno estratto da una popolazione gaussiana. Le varianze sono incognite ma assunte uguali (omogenee). (Una tale ipotesi può comunque essere verificata mediante un test statistico descritto in seguito)

3) IPOTESI STATISTICA:

$$H_o : \mu_1 = \mu_2 \quad ; \quad H_1 : \mu_1 \neq \mu_2$$

(le medie dei diametri sono uguali contro l'alternativa che siano invece diverse)

4) STATISTICA PER IL TEST:

$$T = \frac{\bar{X}_1 - \bar{X}_2}{S_p \sqrt{\frac{1}{n_1} + \frac{1}{n_2}}}$$

5) DISTRIBUZIONE DELLA STATISTICA PER IL TEST:

Quando l'ipotesi nulla è vera la statistica T segue una distribuzione t-Student con gradi di libertà $n_1 + n_2 - 2 = 73 + 62 - 2 = 133$.

6) REGOLA DI DECISIONE:

Dato, per esempio, $\alpha = 0.05$, i valori critici del test sono ± 1.98

Si rifiuta H_o se non si verifica che $-1.98 < t_{calc} < +1.98$.

7) CALCOLO DELLA STATISTICA:

$$t_{calc} = \frac{54.27 - 44.94}{\sqrt{376.17(1/73 + 1/62)}} = 2.789$$

8) DECISIONE STATISTICA:

Si rifiuta l'ipotesi nulla poichè il t calcolato cade nella regione critica cioè all'esterno dell'intervallo definito al punto 6).

9) DECISIONE CLINICA:

Sulla base dei dati si possono ritenere non uguali i diametri nei due gruppi e pertanto concludiamo che il diametro può influenzare la prognosi.

TEST PER LA DIFFERENZA DELLE MEDIE IN CAMPIONI ESTRATTI DA DUE POPOLAZIONI NORMALI CON VARIANZA NOTA.

In precedenza abbiamo considerato incognita la varianza dei due gruppi da porre a confronto e l'abbiamo stimata sulla base dei dati campionari con S^2.

Supponiamo ora di conoscere il valore delle varianze delle popolazioni da cui i campioni sono stati estratti. In tal caso, seguendo lo schema dato nel paragrafo 6.1 il test può così essere costruito:

1) DATI:

Sono di tipo quantitativo e misurabili su una scala continua;

2) ASSUNZIONI:

I dati costituiscono due campioni indipendenti estratti da popolazioni normalmente distribuite con varianza nota, $N(\mu_1, \sigma_1^2)$ e $N(\mu_2, \sigma_2^2)$

3) IPOTESI STATISTICA:

Da verificare è $H_o : \mu_1 = \mu_2$ contro $H_1 : \mu_1 \neq \mu_2$

4) STATISTICA PER IL TEST:

Mediante il metodo della massima verosimiglianza si costruisce la statistica:

$$Z = \frac{(\bar{X}_1 - \bar{X}_2) - (\mu_1 - \mu_2)}{\sqrt{\frac{\sigma_1^2}{n_1} + \frac{\sigma_2^2}{n_2}}}$$

dove $\bar{X}_1$ e $\bar{X}_2$ rappresentano le medie campionarie nei due campioni.

5) DISTRIBUZIONE DELLA STATISTICA:

Quando l'ipotesi nulla è vera la statistica Z segue una distribuzione normale standard $N(0, 1)$.

6) REGOLA DI DECISIONE:

Se, per esempio, $\alpha = 0.05$, i valori critici di z si determinano dalle tavole della distribuzione normale standardizzata e sono ± 1.96. Pertanto si rifiuta l'ipotesi nulla se Z calcolato sui dati non cade nell'intervallo $[-1.96, +1.96.]$ Se $\alpha = 0.01$ i valori critici sono ± 2.58. Dalle tavole è possibile ricavare i valori critici di z per qualunque livello di significatività.

6.4.2 Metodi di confronto per coppie.

Nella precedente discussione il test era basato sul confronto di medie di campioni indipendenti.

In talune situazioni sperimentali è verosimile ipotizzare grandi variazioni tra i soggetti dell'esperimento.

Ad esempio un gruppo di animali selezionati in un esperimento di alimentazione potrebbe dare risultati molto diversi a causa della differenza tra i soggetti per età , sesso, peso iniziale, ecc..

Cioè può accadere che le differenze osservabili tra le due popolazioni non siano legate alla variabile considerata, ma alla presenza di sorgenti di variazione estranee. Nell'utilizzo del t-test bisogna essere sufficientemente certi che le variazioni dovute ai fattori estranei, non siano la causa della differenza, cioè non portino comunque, di per se stesse, a rifiutare l'ipotesi nulla.

Per eliminare il più possibile le sorgenti di variazioni estranee si procede al metodo di confronto con coppie appaiate, in modo che le coppie siano il più possibile simili rispetto al maggior numero di variabili che possono creare variazioni estranee.

Il piano sperimentale è basato sul seguente criterio:

si scelgono le unità in coppia, in modo che i membri di ogni coppia concordino il più possibile rispetto ai fattori di variabilità (es.: età, sesso,...) la cui influenza si desidera eliminare. Dopo di ciò un membro di ciascuna coppia è assegnato a caso a uno dei due gruppi da porre a confronto.

È anche possibile che uno stesso individuo possa risultare controllo di se stesso, ad esempio possono essere rilevate misure prima che il soggetto sia sottoposto ad un particolare trattamento e dopo che il trattamento è stato applicato, come nel caso della rilevazione del tasso glicemico a digiuno e dopo un certo periodo di tempo dalla somministrazione di glucosio; o sono rilevate sul soggetto misure di una stessa variabile ma in tempi diversi, ad esempio la misura della pressione arteriosa al mattino e alla sera. Un altro esempio di appaiamento è quello relativo al peso in grammi della parte destra del fegato e quello della parte sinistra in un fissato gruppo di individui (Tabella 2.12).

Il primo tipo di appaiamento è spesso detto artificiale, mentre il secondo è detto naturale in quanto le misure sono effettuate sullo stesso soggetto.

Supponiamo, quindi, che le osservazioni per il primo gruppo siano X_{1j} $(j = 1, 2, \ldots n)$ e per il secondo gruppo X_{2j} $(j = 1, 2, \ldots n)$. Per l'accoppiamento si ha uno stesso numero di elementi n per ogni gruppo.

L'ipotesi statistica da verificare sia $H_o : \mu_d = 0$ contro l'alternativa $H_1 : \mu_d \neq 0$.

Sia $D_j = X_{1j} - X_{2j}$ la differenza tra le osservazioni nei due gruppi.

Il test è basato sulla statistica:

$$T = \frac{\bar{d}}{S_d/\sqrt{n}}$$

dove $\bar{d} = \sum_{j=1}^{n} D_j/n$ è la media delle differenze e $S_d = \sqrt{S_d^2}$ con $S_d^2 = \sum_{j=1}^{n} (D_j - \bar{d})^2/(n-1)$ è la varianza.

La statistica T ha una distribuzione t-Student con gradi di libertà n-1. Questo valore di T si confronta con t ricavato dalle tavole della distribuzione t-Student, data in appendice, e si rifiuta l'ipotesi se il T calcolato cade nella zona di rifiuto, cioè se $|t_{calc}| > |t_{tab}|$ in base al livello di significatività scelto.

Riprendendo i dati relativi al peso delle due parti del fegato in 20 soggetti, riportati in Tabella 2.12, abbiamo che:

1) i dati sono relativi al peso (in grammi) della parte destra (X) e sinistra (Y) del fegato di 20 individui;

2) i campioni sono appaiati e le differenze delle misure relative alle due parti dell'organo si assume costituiscano un campione estratto da una popolazione con distribuzione normale;

3) l'ipotesi da verificare è che la media delle differenze sia uguale a zero $H_o : \mu_d = 0$ contro l'alternativa $H_1; \mu_d \neq 0$;

4) per questi dati la differenza media è $\bar{d} = 160.5$ con $S_d = 11.51$ gr., il valore della statistica per il test è $T = 13.945$;

5) sappiamo che la statistica T segue una distribuzione t-Student con n-1 gradi di libertà, pertanto fissato, per esempio, $\alpha = 0.05$, si trova un valore tabulato pari a $t = 2.093$;

6) poichè il valore della statistica calcolata sui dati risulta maggiore di quello tabulato si rifiuta l'ipotesi nulla e, pertanto, possiamo concludere che i pesi delle due parti del fegato sono significativamente differenti tra loro. Osserviamo che il valore ottenuto risulta significativamente diverso da zero anche con altre scelte del livello di significatività ($\alpha = 0.01, \quad \alpha = 0.001$).

6.4.3 Test per il confronto di due varianze.

Nel confrontare due campioni, oltre a considerare la differenza tra le medie, potrebbe essere interessante, o necessario, controllare se le varianze differiscano significativamente. In un test di questo tipo non è necessario fare alcuna assunzione sulle medie dei due campioni, al contrario di quanto avveniva nel caso del test t-Student sulle medie, in cui era necessario ipotizzare l'uguaglianza delle varianze.

Supponiamo quindi di avere due campioni indipendenti di dimensione n_1 e n_2 rispettivamente.

Siano:

$$\bar{X}_1 = \sum_{j=1}^{n_1} X_{1j} / n_1 \quad \text{la media del primo campione}$$

$$\bar{X}_2 = \sum_{j=1}^{n_2} X_{2j} / n_2 \quad \text{la media del secondo campione}$$

$$S_1^2 = \sum_{j=1}^{n_1}(X_{1j} - \bar{X}_1)^2/(n_1 - 1) \quad \text{la varianza del primo campione}$$

$$S_2^2 = \sum_{j=1}^{n_2}(X_{2j} - \bar{X}_2)^2/(n_2 - 1) \quad \text{la varianza del secondo campione}$$

Il test per l'uguaglianza delle varianze è basato sulla statistica $F = S_1^2/S_2^2$ che si dimostra avere una distribuzione di Fisher con gradi di libertà $n_1 - 1$ e $n_2 - 1$.

Per comodità conviene comunque porre al numeratore la varianza più grande. Se F calcolato risulta maggiore del valore F tabulato, in corrispondenza a un livello di significatività α prefissato, si rifiuta l'ipotesi di uguaglianza delle varianze.

Se riprendiamo i dati relativi all'esempio analizzato nel paragrafo 6.4.1 in cui $s_1 = 19.22$ e $s_2 = 19.60$, abbiamo che F calcolata è data da: $F_{cal} = 384.16/369.41 = 1.04$ e il valore critico ottenuto dalle tavole della distribuzione di Fisher per $\alpha = 0.05$, è $F_{tab} = 1.48$ che, essendo maggiore di quello calcolato, conduce al non rifiuto dell'ipotesi nulla. Pertanto possiamo concludere che le varianze relative al diametro del tumore per i gruppi GLR1 e GLR4 possono ritenersi uguali.

Se le varianze dei due campioni fossero risultate significativamente diverse il test t -Student per le medie avrebbe dovuto essere modificato.

6.4.4 Test t-Student modificato.

Supponiamo di considerare le misure del diametro del tumore per i pazienti affetti da glioma in vita nel primo anno dall'inizio della malattia (sottoinsieme GLR3 con n = 17) e quelli in vita per più di un anno (sottoinsieme GLR4 con n = 62).

Le medie e le deviazioni standard dei due gruppi sono rispettivamente:

$$\bar{x}_1 = 48.00 \qquad s_1 = 11.40$$

$$\bar{x}_2 = 44.94 \qquad s_2 = 19.60$$

Se confrontiamo le due varianze e cioè verifichiamo l'ipotesi nulla $H_o : \sigma_1^2 = \sigma_2^2$ contro l'alternativa $H_1 : \sigma_1^2 \neq \sigma_2^2$, mediante il test descritto nel precedente paragrafo, troviamo un valore di F calcolato pari a 2.96; il valore tabulato con 16 e 61 gradi di libertà, per $\alpha = 0.05$, è 1.8. Pertanto, poichè F calcolato sui dati è maggiore del valore di F tabulato, si rifiuta l'ipotesi di uguaglianza delle varianze.

In tutti i casi simili a quello ora descritto non è possibile applicare il test t-Student per il confronto delle medie di due campioni indipendenti, visto nel paragrafo 6.4.1, ma è necessario utilizzare un test t modificato.

La statistica per il test, in questo caso, è data da:

$$T' = \frac{\bar{X}_1 - \bar{X}_2}{\sqrt{\frac{S_1^2}{n_1} + \frac{S_2^2}{n_2}}}$$

che segue ancora una distribuzione t-Student ma con gradi di libertà dati, secondo la formula di Dixon-Massey, da:

$$gl = \frac{\left[(S_1^2/n_1) + (S_2^2/n_2)\right]^2}{(S_1^2/n_1)^2/n_1 + (S_2^2/n_2)^2/n_2}$$

Pertanto, nel caso del confronto tra i diametri dei gruppi GLR3 e GLR4, si ottiene un valore della statistica t'= 0.82 con gradi di libertà dati dalla formula di Dixon-Massey pari a circa 48. Il valore tabulato della t-Student ad un livello di significatività del 5% e con 48 gradi di libertà è pari a 2.01, e, poichè il t' calcolato sui dati è più piccolo di quello tabulato, non è possibile ritenere significativamente diversi i diametri dei due gruppi; pertanto per questi due gruppi il diametro non può essere considerato un fattore prognostico discriminante.

OSSERVAZIONE 1. Esistono altri test per il confronto di medie in campioni indipendenti con varianze disomogenee (vedi Bibliografia).

OSSERVAZIONE 2. Nel test t-Student viene fatta l'assunzione di normalità sulla distribuzione della variabile casuale considerata per il confronto. Si osservi comunque che, anche se la variabile considerata non segue una distribuzione normale ma i campioni sono piuttosto grandi, il test t è ancora affidabile. Comunque, per grandi deviazioni dalla distribuzione gaussiana e per piccoli campioni, possono essere utilizzati più opportunamente i test non parametrici.

6.4.5 Test per il confronto di due proporzioni.

Nel paragrafo 4.2 abbiamo parlato della distribuzione binomiale e, con riferimento ai dati di soggetti affetti da glioma, abbiamo considerato i pazienti che non presentavano crisi epilettica come primo sintomo e quelli che la presentavano.

Supponiamo ora, in generale, di voler confrontare le proporzioni relative a individui che presentano o meno una certa caratteristica in due gruppi. In tali casi è possibile utilizzare il test che andremo di seguito a descrivere.

1) DATI :

Sono ottenuti generalmente per conteggio e misurati su una scala numerica discreta. Essi sono sintetizzabili mediante proporzioni di soggetti che presentano la caratteristica di interesse nei campioni da confrontare.

2) ASSUNZIONI:

La variabile aleatoria considerata segue una distribuzione binomiale e i campioni sono indipendenti.

3) IPOTESI STATISTICA:

Può così essere formulata $H_o : p_1 = p_2$ contro $H_1 : p_1 \neq p_2$.

4) STATISTICA PER IL TEST:

La statistica sotto l'ipotesi nulla H_o è data da:

$$Z = \frac{\frac{X_1 - 1/2}{n_1} - \frac{X_2 - 1/2}{n_2}}{\sqrt{pq\left(\frac{1}{n_1} + \frac{1}{n_2}\right)}}$$

dove X_1 = numero di soggetti con la caratteristica nel primo gruppo;

X_2 = numero di soggetti con la caratteristica nel secondo gruppo;

n_1 = numero di soggetti nel primo gruppo;

n_2 = numero di soggetti nel secondo gruppo;

$p = (X_1 + X_2)/(n_1 + n_2)$ e $q = 1 - p$.

5) DISTRIBUZIONE DELLA STATISTICA:

Se l'ipotesi nulla è vera la Z ha una distribuzione di Gauss standardizzata N(0,1).

6) REGOLA DI DECISIONE:

Se $\alpha = 0.05$ i valori critici di z sono ± 1.96, se $\alpha = 0.01$ i valori critici sono ± 2.58. Si rifiuta H_0 se non accade che il valore di z calcolato sui dati campionari cada all'interno dell'intervallo determinato dai valori critici.

Il test precedentemente descritto può essere utilizzato per verificare se le proporzioni di soggetti che presentano crisi epilettica nei gruppi GLR1 e GLR4, che rappresentano rispettivamente i pazienti affetti da glioma e morti nel primo anno dall'inizio della malattia e quelli in vita dopo il primo anno, sono da ritenersi uguali oppure no.

In questo caso i dati necessari per il test sono:

$x_1 = 13$, $n_1 = 73$, $p_1 = 0.178$; $x_2 = 45$, $n_2 = 62$ $p_2 = 0.726$; $p = 0.43$, $q = 0.57$.

Sulla base dei precedenti dati, calcolando la statistica data in 4), si ottiene: Z-calcolato $= -6.39$. Si rifiuta quindi l'ipotesi di uguaglianza delle proporzioni sia ad un livello di significativita del 5% che dell'1%. Il test è pertanto altamente significativo e quindi possiamo concludere che la presenza di crisi epilettica come primo sintomo sembra migliorare la prognosi. Si osservi comunque che l'assenza di crisi epilettica non significa assenza di sintomi diversi, che, in questo caso, possono invece condurre ad una prognosi più infausta.

OSSERVAZIONE 3. È possibile utilizzare tutti i test precedentemente descritti, con piccole modifiche delle statistiche, anche per verificare la significatività di una media (con varianza nota oppure no), di una proporzione, di una varianza, in una fissata popolazione da cui è stato estratto un campione.

In tal caso comunque, così come nei test descritti in questo Capitolo, gli stessi intervalli di confidenza possono adeguatamente essere usati per effettuare una verifica di ipotesi. L'intervallo di confidenza infatti non solo stima l'entità di un effetto e misura la fiducia che si può riporre in questa stima, ma, se l'intervallo di confidenza al livello $(1 - \alpha)$ associato con le osservazioni contiene il valore zero, non ci sono prove sufficienti per respingere l'ipotesi di non uguaglianza (o ipotesi nulla) con una significatività pari a α. Al contrario, se l'intervallo non contiene lo zero, ci sono elementi sufficienti per rifiutare l'ipotesi nulla con significatività pari a α.

Di seguito sono riportate le statistiche per i test citati:

1) PER LA SIGNIFICATIVITÀ DI UNA MEDIA CON VARIANZA NOTA:

$$Z = \frac{\bar{X} - \mu_o}{\sigma/\sqrt{n}}$$

dove la variabile casuale o aleatoria si suppone distribuita secondo una $N(\mu_o, \sigma^2)$ e, di conseguenza, Z segue una distribuzione N(0,1) sotto l'ipotesi nulla.

2) PER LA SIGNIFICATIVITÀ DI UNA MEDIA CON VARIANZA INCOGNITA:

$$T = \frac{\bar{X} - \mu_o}{S/\sqrt{n}}$$

che segue una distribuzione t-Student con n-1 gradi di libertà sotto l'ipotesi nulla.

3) PER LA SIGNIFICATIVITÀ DI UNA PROPORZIONE:

$$Z = \frac{X - np - 1/2}{\sqrt{np(1-p)}}$$

dove X si suppone essere distribuita secondo una binomiale B(n,p) e Z, per n grande e $p \simeq 0.5$, segue, sotto l'ipotesi nulla, una distribuzione N(0,1).

OSSERVAZIONE 4. In tutti i pacchetti software disponibili, che prevedano procedure statistiche (SAS, SPSS, BMDP, ecc.), è possibile trovare routines che svolgono automaticamente i calcoli previsti nelle tecniche legate ai test di ipotesi, precedentemente descritti.

Inoltre gli outputs di tali routines prevedono, tra l'altro, anche l'informazione relativa alla probabilità delle code delle distribuzioni, che vengono determinate dal valore osservato della statistica, rendendo quindi superfluo l'uso delle tavole. Per esempio il comando del pacchetto SPEAKEASY "Z = TRELATE (X,Y:T,DF)" effettua un test t sulle medie di due insiemi di dati: indipendenti X e Y e fornisce in uscita:

- in T il risultato del calcolo della statistica t;

- in DF in numero di gradi di libertà;

- in Z il valore della probabilità che la densità t con DF gradi di libertà attribuisce alla coda a destra del valore T calcolato.

L'ultima informazione rende possibile un confronto immediato con qualsiasi livello di significatività standard, fissato a priori, sia per un test di tipo unilaterale che bilaterale.

Per completezza vengono comunque riportate in appendice 2 le usuali tavole statistiche, anche perchè il loro utilizzo può consentire una migliore comprensione delle varie tecniche e dei loro limiti di applicabilità, nonchè l'acquisizione di una sensibilità numerica, auspicabile nell'affrontare i problemi sopra esposti.

Capitolo VII: come verificare le ipotesi (caso non parametrico).

7.1 Tabelle di contingenza.

Una delle più frequenti applicazioni della distribuzione χ^2 è nella verifica dell'ipotesi nulla che due criteri di classificazione (o due variabili aleatorie) siano indipendenti.

Noi diciamo che due criteri di classificazione sono indipendenti se la distribuzione di un certo numero di individui secondo un criterio è la stessa di quella relativa all'altro criterio.

Ad esempio, se i pazienti affetti da glioma sono stati suddivisi negli strati secondo l'esito e il tempo di osservazione, e per essi è stato inoltre rilevato l'indice funzionale, diciamo che lo strato e l'indice funzionale sono indipendenti se le proporzioni relative ai diversi livelli dell'indice funzionale nei diversi strati, sono le stesse (i dati classificati secondo i due criteri sono riportati nella Tabella 2.23).

Siamo quindi, in generale, interessati a verificare l'ipotesi nulla che nella popolazione i due criteri di classificazione (per esempio strato e indice funzionale) siano indipendenti. Se, in base a qualche regola stabilita a priori, l'ipotesi è rifiutata concludiamo che i due criteri non sono da considerarsi indipendenti.

Supponiamo ora di avere un campione di N osservazioni classificate rispetto a due criteri o variabili (solitamente qualitative), una avente r categorie e l'altra c categorie. La tabella così classificata è detta TABELLA DI CONTINGENZA rxc (Tavola 2).

La frequenza osservata dei dati o il conteggio dell' i-esimo livello della variabile riga e il j-esimo livello della variabile colonna, che è la frequenza nella ij- esima cella della tabella è rappresentata con n_{ij}. Il numero totale di osservazioni nella i-esima categoria della variabile riga è denotata con $n_{i.}$ e il numero totale di osservazioni nella j-esima categoria della variabile colonna da

$\ \ \ \ \ \ \ k$ i	1	2	$\cdots$	s	$n_{i.}$
1	n_{11}	n_{12}	$\cdots$	n_{1s}	$n_{1.}$
2	n_{21}	n_{22}		n_{2s}	$n_{2.}$
$\cdot$	$\cdot$	$\cdot$	$\cdots$	$\cdot$	$\cdot$
$\cdot$	$\cdot$	$\cdot$	$\cdots$	$\cdot$	$\cdot$
$\cdot$	$\cdot$	$\cdot$	$\cdots$	$\cdot$	$\cdot$
r	n_{r1}	n_{r2}		n_{rs}	$n_{r.}$
$n_{.k}$	$n_{.1}$	$n_{.2}$	$\cdots$	$n_{.s}$	$n_{..}$

Tavola 2.Tabella di contingenza $r \times c$.

$n_{.j}$. Questi sono noti con il nome di totali marginali e sono dati da:

$$n_{i.} = n_{i_1} + n_{i_2} + \cdots + n_{i_c} = \sum_{j=1}^{c} n_{ij}$$

$$n_{.j} = n_{1j} + n_{2j} + \cdots + n_{rj} = \sum_{i=1}^{r} n_{ij}$$

Inoltre:

$$n_{..} = \sum_{i=1}^{r} \sum_{j=1}^{c} n_{ij} = \sum_{i=1}^{r} n_{i.} = \sum_{j=1}^{c} n_{.j}$$

rappresenta il numero totale di osservazioni nel campione ed è usualmente denotato con N.

Il fondamentale quesito a cui si cerca di dare risposta nello studio delle tabelle di contingenza è se le variabili relative alla classificazione di riga e di colonna considerate siano o no indipendenti.

Supponiamo allora che nella popolazione da cui il campione è stato estratto la probabilità che una osservazione appartenga all' i-esimo livello (o categoria) della variabile riga e al j-esimo livello (o categoria) della variabile colonna sia p_{ij}, la frequenza F_{ij} attesa nella ij-esima cella della tavola in un campione di N individui è data allora da:

$$F_{ij} = N p_{ij}$$

Ora, se $p_{i.}$ rappresenta la probabilità che una osservazione appartenga alla i-esima categoria della variabile riga, e $p_{.j}$ rappresenta la corrispondente probabilità relativa alla j-esima categoria della variabile colonna, allora l'indipendenza tra le due variabili nella popolazione, per la legge di moltiplicazione delle probabilità, porta a concludere che:

$$p_{ij} = p_{i.}p_{.j}$$

e in termini di frequenze:

$$F_{ij} = Np_{i.}p_{.j}$$

Le probabilità possono poi essere stimate mediante le frequenze relative dai dati del campione (stime di massima verosimiglianza):

$$\hat{p}_{i.} = \frac{n_{i.}}{N} \quad ; \quad \hat{p}_{.j} = \frac{n_{.j}}{N}$$

e quindi il valore atteso della frequenza della cella ij, in caso di indipendenza, è dato da:

$$\hat{F}_{ij} = E_{ij} = N\hat{p}_{i.}\hat{p}_{.j} = \frac{Nn_{i.}n_{.j}}{N^2} = \frac{n_{i.}n_{.j}}{N}$$

Se le variabili sono realmente indipendenti le frequenze stimate E_{ij} e quelle osservate n_{ij} differiscono solo per errori accidentali, se invece le variabili non sono indipendenti le differenze contengono una parte "sistematica", devono pertanto, con alta probabilità, risultare "significative". Un possibile test può essere basato sulle differenze delle quantità n_{ij} e E_{ij}.

L'ipotesi nulla H_o : $p_{ij} = p_{i.}p_{.j}$ può quindi essere verificata facendo ricorso alla statistica χ^2 proposta da Pearson (1904), data da:

$$\chi^2 = \sum_{i=1}^{r}\sum_{j=1}^{c} \frac{(n_{ij} - E_{ij})^2}{E_{ij}}$$

Poichè la statistica è basata sulle differenze $(n_{ij} - E_{ij})^2$ ci aspettiamo che se χ^2 è piccolo H_o sia vera.

Si può dimostrare che la statistica segue una distribuzione della famiglia $\chi^2(\nu)$ sotto l'ipotesi nulla, ed il test delle ipotesi può essere effettuato confrontando il valore calcolato con quello tabulato, una volta fissato il livello di significatività α. I gradi di libertà di questa distribuzione sono $(r-1) \cdot (c-1)$ e corrispondono al numero di celle nella tabella che possono essere riempite arbitrariamente quando i totali marginali sono fissati. Se riprendiamo i dati in Tabella 2.23, in cui sono riportate le frequenze assolute osservate relative ai quattro valori dell'indice funzionale e ai quattro strati, definiti sulla base dell'esito e del tempo di osservazione ($n = n_{ij}$ e $F = E_{ij}$) si ha che $\chi^2 = 72.075$.

Ora il χ^2 tabulato, con gradi di libertà $(4-1) \times (4-1) = 9$ per $\alpha = 0.05$, è pari a 16.919, pertanto possiamo rifiutare l'ipotesi nulla e considerare gli strati e l'indice funzionale non indipendenti tra loro.

7.1.1 Tabelle di contingenza 2×2.

Le più semplici tabelle di contingenza sono quelle in cui le due variabili sono dicotomiche (tavola 3).

		VARIABILE 1		
		CATEGORIA 1	CATEGORIA 2	TOTALE
VARIABILE 2	CATEGORIA 1	a	b	a+b
	CATEGORIA 2	c	d	c+d
	TOTALE	a+c	b+d	N

Tavola 3. Tabella di contingenza 2×2.

In questo tipo di tabella la forma della statistica si riduce a:

$$\chi^2 = \frac{N(ad - bc)^2}{(a + b)(b + d)(a + c)(c + d)}$$

con un solo grado di libertà.

7.1.1.1- Correzione di Yates per la continuità.

Nel derivare la distribuzione della statistica χ^2 abbiamo utilizzato la distribuzione continua normale come approssimazione della distribuzione discreta di probabilità delle frequenze osservate (distribuzione multinomiale).

Per rendere valida l'approssimazione, Yates suggerì una correzione ottenuta sottraendo 0.5 dalle differenze $(n_{ij} - E_{ij})$ positive e aggiungendo 0.5 a quelle negative. Tale correzione può essere applicata direttamente nella formula per le tabelle 2×2 :

$$\chi^2 = \frac{N(|ad - bc| - 0.5N)^2}{(a+b)(c+d)(a+c)(b+d)}$$

OSSERVAZIONE 1. Se il campione è di dimensione relativamente grande la correzione non porta notevoli modifiche, essa va comunque applicata quando N è piccolo e le osservazioni all'interno delle celle sono minori di 5. Per campioni piccoli e frequenze minori di 5 è comunque consigliabile utilizzare il test esatto di Fisher.

OSSERVAZIONE 2. Una caratteristica del test ora descritto è che le entità del campione sono classificate secondo due criteri di classificazione. Il numero osservato delle entità che cadono nelle singole celle è valutato dopo l'estrazione del campione. In tali casi i totali di riga e colonna sono quantità casuali che non cadono sotto il controllo dell'osservatore.

Se le righe o le colonne della tabella possono essere poste sotto il controllo del ricercatore, cioè si può pensare di estrarre campioni indipendenti da diverse popolazioni, si ha che i totali marginali sono fissati a priori. In questa ultima situazione il test è detto di omogeneità e confronta diverse popolazioni o proporzioni. Dal punto di vista matematico, comunque, la procedura è la stessa. Pertanto tra un test χ^2 per l'indipendenza o per l'omogeneità l'unica differenza consiste nelle procedure di campionamento.

7.1.2 Confronto di dati correlati in una tabella di contingenza 2×2.

In questo caso le osservazioni contenute nelle caselle della tabella non sono indipendenti perchè ottenute sulle stesse unità campionarie prima e dopo l'intervento di un fattore, quale una particolare terapia, di cui si vuole accertare l'influenza, o perchè i campioni sono stati appaiati secondo certe caratteristiche comuni.

Questo problema di confronto di proporzioni correlate è stato affrontato e risolto da Mc Nemar (1955), il quale ha elaborato un metodo che consente di valutare la significatività dei mutamenti che si possono riscontrare in una classificazione dicotomica in seguito all'intervento del fattore considerato.

Adottando i segni P e A (presenza e assenza) per indicare due condizioni alternative riscontrabili sulle unità campionarie e registrando la situazione rilevata "prima" e "dopo" l'intervento del fattore, si ottiene una tabella del tipo riportato nella tavola 4.

		PRIMA O CAMPIONE 1	
		P	A
	P	a	b
DOPO O CAMPIONE 2			
	A	c	d

Tavola 4.Tabella per il confronto dei dati correlati.

Le unità del campione che subiscono un cambiamento passando dalla situazione iniziale a quella che segue l'intervento del fattore, vengono registrate nella casella c, se esse passano dalla condizione P a quella A, nella casella b quando avviene il contrario.

Nelle caselle a e d sono, invece, registrate le unità che non subiscono alcun cambiamento.

La somma (c+b) rappresenta dunque il numero di unità che hanno cambiato condizione.

In assenza di modificazioni significative indotte dal fattore, si può verosimilmente ritenere che le unità mutate debbano distribuirsi per metà in un senso e per metà nell'altro. In altre parole la quantità $(c+b)/2$ rappresenta la frequenza attesa delle caselle b e c sotto l'ipotesi nulla H_o.

Mc Nemar ha suggerito l'utilizzo della seguente statistica:

$$\chi^2 = \frac{(b-c)^2}{(b+c)}$$

Il valore così ottenuto può essere considerato, sotto l'ipotesi nulla H_o, come una determinazione numerica della variabile casuale χ^2 con 1 grado di libertà .

In luogo della precedente formula conviene tuttavia impiegare la formula:

$$\chi^2 = \frac{(|c-b|-1)^2}{(b+c)}$$

che tiene conto del fatto che la distribuzione campionaria è discreta mentre la distribuzione χ^2 è continua.

Per decidere in merito alla conformità o meno dei risultati all'ipotesi nulla, basta confrontare il valore di χ^2 calcolato sui dati con quello teorico ricavato dalle tavole al fissato livello di significatività α e, al solito, decidere per il rifiuto dell'ipotesi nulla ove il valore calcolato risulti maggiore di quello tabulato.

Se la frequenza attesa $(c+b)/2$ è molto piccola (minore di cinque) il test di Mc Nemar va abbandonato a favore di un test binomiale.

7.1.3 Test per la verifica dei trend in tabelle $2 \times k$.

Consideriamo i dati riportati in Tabella 7.1, che si riferiscono alla classificazione di pazienti affetti da tumore gliale morti entro un anno (sottoinsieme GLR1) e vivi oltre un anno (sottoinsieme GLR4) classificati anche secondo l'indice funzionale.

Come si può notare in tabella all'aumentare dell'indice funzionale aumenta la proporzione di soggetti con prognosi più sfavorevole.

In tutti quei casi in cui avviene che le frequenze relative crescono con l'ordine delle classi è possibile effettuare un test di regressione lineare.

In questi casi il χ^2 totale con k-1 gradi di libertà può essere diviso in due parti: una parte che tiene conto della componente lineare crescente delle frequenze

Tabella 7.1. Classificazione dei pazienti affetti da tumore gliale secondo l'indice funzionale nei sottogruppi GLR1 e GLR4.

variabili	valori dell'indice funzionale z_j				
	1	2	3	4	TOT
GLR1: x_j	7	35	27	4	x=73
GLR4: $n_j - x_j$	43	16	3	0	n-x=62
Totale: n	50	51	30	4	n=135
Proporzioni: p	0.14	0.69	0.90	1.0	p=0.54˙

con 1 grado di libertà e l'altra che spiega la deviazione dalla linearità con k-2 gradi di libertà, ottenuta per differenza tra il χ^2 totale e il χ^2 lineare.

Per le tabelle $2 \times k$ uno dei metodi per individuare la componente lineare è dovuto a Cochran (1954).

Si osservi che in generale i k livelli ordinati della variabile di classificazione possono essere sostituiti con numeri che rappresentano dei punteggi z_j. Molto spesso tali punteggi sono presi simmetrici ad esempio $-2, -1, 0, 1, 2$, ma non necessariamente equidistanziati, cioè possono anche essere del tipo: $-4, -2, 0, 1, 2, 3$.

Questa scelta dei punteggi ha solo il vantaggio di alleggerire i calcoli. Sulla base di quanto detto il χ^2 per valutare la componente lineare è dato da:

$$\chi^2_{lin} = \frac{\left(\sum_{j=1}^{k} x_j z_j - x \sum_{j=1}^{k} n_j z_j / n \right)^2}{\hat{p}(1 - \hat{p}) \left(\sum_{j=1}^{k} n_j z_j^2 - (\sum_{j=1}^{k} n_j z_j)^2 / n \right)}$$

con 1 grado di libertà .

Riprendendo i dati dell'esempio (tabella 7.1). i risultati possono essere evidenziati nella tabella 7.2.

OSSERVAZIONE 3. Si può stimare anche $\hat{b} = S_1 / S_2$ dove:

$$S_1 = \sum_{j=1}^{k} n_j (p_j - \hat{p})(z_j - \bar{z}) \quad ; S_2 = \sum_{j=1}^{k} n_j z_j^2 - \left(\sum_{j=1}^{k} n_j z_j \right)^2 / n$$

Tabella 7.2. Sintesi degli indici relativi al test sul trend per i dati della tabella 7.1.

SORGENTE	VALORE DEL	GRADI DI LIBERTA'	SIGNIFICATIVITA
Componente lineare	50.44	1	$p < 0.01$
Deviazione dalla linearita'	5.25	2	$p < 0.01$
Totale	55.69	3	$p < 0.01$

e verificare l'ipotesi nulla $H_o : b = 0$ sulla base della deviata normale standardizzata Z con:

$$\hat{Z} = \hat{b}/S_{\hat{b}} \quad ; \quad S_{\hat{b}} = \sqrt{\hat{p}(1-\hat{p})/S_2}$$

è opportuno osservare che in questo caso la somma dei punteggi z_j non deve essere nulla.

7.2 Test χ^2 per l'adattamento dei dati ad una distribuzione teorica.

Il test χ^2 può essere impiegato anche come test per l'adattamento di una distribuzione empirica ad una distribuzione teorica.

Considereremo le tre distribuzioni fondamentali: Binomiale, Poisson, Normale, già descritte nel Capitolo IV.

7.2.1 Adattamento di una distribuzione empirica alla distribuzione Binomiale.

La distribuzione Binomiale è legata ad una variabile aleatoria che misura il numero di successi x su n prove indipendenti con probabilità p di successo. La sua espressione matematica è già stata ampiamente trattata.

Solitamente p non è noto ed è stimato "a posteriori" da:

$$\hat{p} = \frac{numero \quad di \quad successi}{numero \quad di \quad prove}$$

Qualora non fosse noto il numero di successi si valuta il valor medio $M(x)$ degli effettivi successi avuti sulle n prove. Se x rappresenta il numero di successi

f_x la frequenza osservata per quel particolare $x(x = 0, 1, 2, \ldots n)$

$$M(x) = \sum_{x=0}^{n} x f_x / \sum_{x=0}^{n} f_x = \sum_{x=0}^{n} x f_x / N$$

dove N è il numero delle osservazioni campionarie pertanto $\hat{p} = M(x)/n$.

I valori attesi si calcolano utilizzando l'espressione binomiale e pertanto:

$$E_x = N \binom{n}{x} \hat{p}^x (1 - \hat{p})^{n-x}$$

Un vincolo da imporre è che $\Sigma_x E_x = N$

Infine se O_x rappresenta i successi osservati la bontà dell'adattamento si valuta tramite la formula nota del χ^2 data da:

$$\chi^2 = \sum_{x=o}^{n} \frac{(0_x - E_x)^2}{E_x}$$

In questo caso χ^2 ha n-2 gradi di libertà in quanto abbiamo dovuto stimare p e imporre il vincolo sulla somma delle frequenze attese.

7.2.2 Adattamento di una distribuzione empirica alla distribuzione di Poisson.

È noto (capitolo IV) che la distribuzione di Poisson è caratterizzata da un solo parametro λ che rappresenta la media (e la varianza). Il parametro è stimato mediante:

$$\hat{\lambda} = \bar{x} = \Sigma x f_x / \Sigma f_x$$

In questo caso

$$E_x = N \frac{\hat{\lambda}^x e^{-\hat{\lambda}}}{x!}$$

La bontà dell'adattamento si saggia mediante la consueta formula del χ^2 precedentemente data.

Per controllare se la distribuzione empirica dei dati campionari è conforme alla ipotizzata distribuzione teorica si entrerà nella tavola del χ^2 con un numero di gradi di libertà pari al numero delle classi della distribuzione di frequenza dei dati osservati, diminuito di una unità in quanto il parametro è stato stimato sul campione. Si rifiuterà la bontà dell'adattamento se il χ^2 calcolato è maggiore di quello tabulato per un fissato livello α.

OSSERVAZIONE 4. Il valore estremo della distribuzione di Poisson poichè $n \to \infty$, si potrà calcolare sottraendo dall'unità i valori delle probabilità precedenti.

7.2.3 Adattamento di una distribuzione empirica alla distribuzione Normale.

Passiamo infine a trattare della verifica di "normalità" di una distribuzione empirica mediante il calcolo del test χ^2.

Anche in questo caso, dovendosi confrontare frequenze realmente osservate con frequenze teoriche, ricavate in base all'assunto di distribuzione normale, l'unico elemento di novità è dato dal calcolo di queste ultime che, come vedremo, può essere facilmente eseguito utilizzando una tavola dell'integrale di probabilità della distribuzione normale.

Allo scopo di potersi servire opportunamente della tavola, si procede al calcolo dei valori della variabile normale standardizzata, che dovranno essere ottenuti a partire dai valori limite delle classi con esclusione del limite inferiore e del limite superiore, rispettivamente appartenenti alla prima e all'ultima classe.

Questa deviata normale standardizzata si ottiene con la nota formula:

$$Z_i = \frac{X_i - \bar{X}}{S}$$

in cui $\bar{X}$ ed S rappresentano la media aritmetica e la deviazione standard ed $i = 1, 2, \ldots k$, ove k rappresenta il numero delle classi.

La probabilità del verificarsi dei valori di Z in un determinato intervallo può essere immediatamente valutata dalle tavole. Moltiplicando queste probabilità per il numero totale delle osservazioni otteniamo le frequenze attese, da confrontare con quelle empiriche tramite la nota formula del χ^2.

Valgono anche in questo contesto le osservazioni già fatte a proposito della validità del test quando una o più frequenze attese è molto piccola o comunque minore di 5. Poichè, generalmente, questa condizione invalidante il test riguarda soprattutto le frequenze estreme, si può e si deve ricorrere ad una correzione per la continuità raggruppando in modo conveniente le classi alle code della distribuzione. Ciò porta naturalmente ad una riduzione del numero dei gradi di libertà di χ^2, giacchè il raggruppamento conduce ad una riduzione del numero delle classi.

Si osservi inoltre che dalla distribuzione empirica sono stati ricavati tre valori: il numero totale delle osservazioni, la media e la varianza. Questi valori rappresentano quindi altrettanti vincoli da sottrarre al numero delle classi onde ottenere il numero dei gradi di libertà del test .

Una breve osservazione va fatta in relazione al test descritto in modo informale nel Capitolo IV, in cui si valuta la bontà dell'adattamento di una distribuzione empirica ad una distribuzione normale sulla base degli indici di asimmetria e di curtosi. Anche in quel caso si perviene ad una statistica che ha una distribuzione χ^2 con 1 grado di libertà.

È opportuno osservare che, in generale, le distribuzioni "teoriche" cui si fa riferimento rappresentano un modello matematico degli andamenti reali che, necessariamente, introduce delle approssimazioni, trascurando eventualmente aspetti considerati poco rilevanti per il problema in esame.

È importante osservare che, se il modello non è la realtà, ma solo una sua approssimazione, come avviene in generale, il risultato del test tenderà ad essere sempre più significativo (a livelli sempre più bassi) al crescere del numero di osservazioni, indipendentemente dal grado di approssimazione alla realtà.

È possibile estendere il test di adattamento al caso in cui si voglia verificare la bontà dell'adattamento "reciproco" tra due distribuzioni osservate. In tal caso basta semplicemente assumere una delle due come distribuzione teorica (multinomiale) e utilizzare il metodo, precedentemente introdotto, per verificare l'adattamento dell'altra.

In ogni caso nell'utilizzo di tale metodo per la verifica della bontà dell'adattamento possono presentarsi dei problemi, legati al tipo di statistica utilizzato, che ne limitano l'applicabilità.

7.3 Applicazioni e considerazioni critiche.

Consideriamo i dati riportati nella tabella 2.14. Proviamo ad utilizzare il test del χ^2 per confrontare le distribuzioni per classi di età della popolazione femminile e maschile degli Stati Uniti, rilevate al Censimento del 1980.

Per far questo calcoliamo la distribuzione attesa di frequenze X per la popolazione maschile, assumendo come probabilità delle varie classi quella stimata mediante le frequenze relative della popolazione femminile (distribuzione multinomiale), e confrontiamola con la distribuzione di frequenze osservata Y per la popolazione maschile, mediante il calcolo dell'indice:

$$\chi^2_{17} = \sum_{i=1}^{18} \frac{(X_i - Y_i)^2}{X_i}$$

Utilizzando i dati (in migliaia di individui) della tabella 2.14, si ottiene:

$$\chi^2_{17} = 2855.8$$

che risulta significativo a qualsiasi livello standard α fissato.

Supponiamo ora di misurare le frequenze assolute prendendo come unità di misura 100 000 individui, lasciando invariate le proporzioni (cioè le distribuzioni), ed effettuiamo di nuovo il calcolo del χ^2. In questo caso otteniamo:

$$\chi^2_{17} = 28.558$$

che risulta significativo al livello standard $\alpha = 0.05$, ma non al livello $\alpha = 0.01$.

Confrontando poi i due valori ottenuti ci accorgiamo che la divisione per 100 delle misure rilevate (frequenze assolute delle classi) ha provocato una divisione per 100 dell'indice. Si può facilmente constatare, infatti, che il χ^2 è un indice omogeneo e quindi poco adatto a "saggiare" l'uguaglianza tra due distribuzioni, in quanto, pur di aumentare il numero delle osservazioni, lasciando invariate le distribuzioni da confrontare, si può ottenere la significatività dell'indice a qualsiasi livello.

Effettuiamo comunque un analogo confronto tra le frequenze attese X della popolazione maschile, calcolate in base alla distribuzione nelle classi prevista dal modello matematico, e confrontiamola con le frequenze osservate Y. Prendendo come unità di misura 1000 individui, si ottiene:

$$\chi^2_{17} = 221.52$$

mentre, se si considera come unità di misura 100000 individui, si ottiene:

$$\chi^2 = 2.2152$$

Il primo dei due valori risulta significativo a qualsiasi livello standard, il secondo mai.

Da tutte queste considerazioni si potrebbe concludere che l'indice χ^2 sia inutilizzabile come indicatore della bontà di un'approssimazione, ma proprio gli esempi riportati suggeriscono una "ragionevole" utilizzazione.

Infatti, a parità di unità di misura utilizzata, si ottiene che il valore del χ^2 relativo al confronto tra le distribuzioni per età della popolazione maschile e femminile è circa 13 volte il valore del χ^2 relativo alla distribuzione per età della popolazione maschile prevista dal modello e quella osservata al Censimento, indicando quindi un buon accordo tra le previsioni e le osservazioni; la previsione fornita dal modello è quindi migliore di quella che si potrebbe ottenere sulla base della distribuzione della popolazione femminile, confermando, ancora una volta, quanto già osservato nel Capitolo II, sulla base della regressione.

Tutto questo suggerisce un uso dell'indice χ^2 come valutazione di una distanza, da confrontare con un'altra (o altre), relativa ad una diversa situazione, ma utilizzando una stessa numerosità campionaria (o stessa unità di misura), in modo da poter trarre indicazioni su un possibile ordinamento di vari modelli di previsione proposti per un certo problema, in base all'ordinamento ottenuto per i diversi valori del χ^2, tutti riferiti ad una stessa distribuzione osservata, evitando considerazioni basate su eventuali livelli di significatività.

È un abuso e un inconveniente dei test di significatività, usati come strumenti di verifica, quello di trasformare un indicatore analitico (la statistica) in una regola di comportamento, codificando anche i livelli di significatività.

7.4 Altri tipi di test non parametrici.

Nel caso della verifica delle ipotesi in ambito parametrico, l'ipotesi nulla da verificare è basata su uno o più parametri di una o più popolazioni di cui è possibile ipotizzare una certa distribuzione.

In molti casi in campo biologico e medico risulta difficile conoscere la distribuzione della popolazione da cui il campione è stato estratto, e fare quindi ipotesi circa i parametri di tale distribuzione (o distribuzioni). In tali casi vengono in aiuto i cosiddetti metodi non parametrici.

Confrontati con i metodi parametrici quelli non parametrici presentano i seguenti vantaggi:

a) permettono di verificare ipotesi che non sono proposizioni ristrette ai parametri;

b) possono essere applicati quando non è nota la forma della distribuzione della variabile nella popolazione da cui il campione/i è stato estratto;

c) sono più facili da utilizzare da un punto di vista computazionale;

d) sono più idonei quando i dati sono misurati su una scala a ranghi o le variabili sono di tipo classificatorio.

Sebbene le procedure non parametriche presentino i precedenti vantaggi esse hanno anche una serie di svantaggi tra cui ricordiamo:

A) se i dati possono essere analizzati mediante procedure parametriche queste ultime sono più "potenti" di quelle non parametriche;

B) l'applicazione di procedure non parametriche può risultare troppo laboriosa nel caso di grandi campioni.

Tra le procedure non parametriche largamente diffuse in campo biomedico ricordiamo il test dei ranghi per campioni indipendenti, che può essere, in un certo senso, considerato l'analogo non parametrico del test t-Student per il confronto di medie in campioni indipendenti, il test di Wilcoxon per dati appaiati, che può essere considerato l'analogo del t-Student per campioni appaiati, il test di Spearman sulla correlazione, l'analogo parametrico sarà discusso nel capitolo seguente.

7.4.1 Test per la somma dei ranghi in campioni indipendenti.

Consideriamo 20 pazienti tra i 192 affetti da glioma e supponiamo di voler confrontare l'ampiezza del diametro nei soggetti che presentano o meno neovascolarizzazione. In questo caso essendo il campione piccolo e non potendo inoltre fare ipotesi di distribuzione normale sulla variabile casuale diametro, è consigliabile applicare un test non parametrico.

I campioni considerati, ottenuti stratificando rispetto alla presenza di neovascolarizzazione, sono indipendenti ed il test non parametrico si applica secondo il seguente algoritmo:

1 . si pongono in ordine crescente i valori dei due campioni come se fossero di un unico campione;

2 . si attribuisce un rango a tali valori (se ci sono più valori uguali si attribuisce a ciascun valore la media dei ranghi corrispondenti);

3 . si calcola la somma dei ranghi per ciascun campione separatamente;

4 . si confronta la somma dei ranghi del campione più piccolo con i valori riportati nella tavola 7 (appendice 2);

5 . se la somma dei ranghi calcolata sul campione è interna all'intervallo dei valori riportati nella tavola 7, si accetta l'ipotesi nulla, se è esterna all'intervallo si rifiuta l'ipotesi nulla con un livello di significatività α.

I risultati del test ed i dati campionari sono riportati in tabella 7.3

Tabella 7.3. Misura del diametro e rispettivi ranghi per i soggetti affetti da glioma che presentano o meno neovascolarizzazione.

Neovascolarizzazione =1		Neovascolarizzazione=0	
diametro	rango	diametro	rango
90	20	40	8
55	13.5	70	18.5
35	4	60	16
45	10	20	1
70	18.5	35	4
60	16	30	2
50	11.5	35	4
50	11.5	36	6
40	8		
60	16		
55	13.5		
40	8		
R1=150.5		RO=58.5	

Confrontando i valori dei ranghi calcolati sulla base dei dati con quelli riportati nella tavola in appendice, si rifiuta l'ipotesi nulla e cioè possiamo concludere che esiste, presumibilmente, una differenza significativa per il diametro del tumore nei due gruppi di soggetti considerati.

7.4.2 Test dei ranghi con segno di Wilcoxon per campioni appaiati.

Consideriamo le prime dieci coppie di valori (X,Y) relative al peso in grammi della parte destra e sinistra del fegato riportati in Tabella 2.12, e supponiamo di voler verificare se esiste una differenza significativa tra il peso delle due parti dell'organo. Supponiamo di non poter fare alcuna ipotesi sulla distribuzione della variabile peso. Inoltre, in questo caso, siamo in presenza di dati appaiati e pertanto il test di verifica delle ipotesi di tipo non parametrico si effettua sulla base del seguente algoritmo:

1 . si valutano le differenze d_i tra le misure ottenute relative ai due campioni appaiati; se le differenze sono nulle devono essere escluse con conseguente riduzione della numerosità del campione;

2 . si pongono in ordine crescente i valori assoluti delle differenze;

3 . si attribuisce un rango alle differenze;

4 . si attribuiscono ai ranghi i segni delle differenze a cui essi corrispondono;

5 . si valuta la somma dei ranghi positivi R_+ e quella dei ranghi negativi R_-;

6 . si verifica sulle tavole di Wilcoxon (tavola 8 dell'appendice) la posizione della somma dei ranghi valutata sui dati campionari;

7 . si accetta l'ipotesi nulla (di nessuna differenza) se le somme cadono all'interno dell'intervallo trovato sulla tavola, una volta fissato α; si rifiuta l'ipotesi nulla, cioè si conclude che esiste una differenza significativa tra i due campioni, se le somme cadono all'esterno dell'intervallo.

Dai dati riportati in Tabella 7.4 possiamo concludere che esiste una differenza significativa per il peso delle due parti dell'organo, infatti la somma dei

Tabella 7.4.Peso della parte destra e sinistra del fegato e relativi ranghi (test di Wilcoxon).

Soggetti										
destra: x	105	100	167	83	58	75	118	157	93	125
sinistra: y	304	327	332	210	215	165	244	332	185	350
d=x-y	199	227	165	127	157	90	126	175	92	225
rango +/-	+8	+10	+6	+4	+5	+1	+3	+7	+2	+9

R+=55; R-=0

ranghi calcolata sulla base dei dati campionari è pari a 55 che cade all'esterno dell'intervallo dei valori dati dalla tavola del test di Wilcoxon.

7.4.3 Coefficiente di correlazione dei ranghi di Spearman.

Questo indice di correlazione serve per misurare il grado di legame che esiste tra variabili casuali non necessariamente distribuite secondo una normale.

Il coefficiente di correlazione di Spearman è dato da:

$$r_s = 1 - \frac{6 \sum_{i=1}^{n} d_i^2}{n(n^2 - 1)} \quad , \quad -1 \le r_s \le +1$$

dove d_i rappresenta la differenza dei ranghi tra le variabili di cui si studia la correlazione.

Per effettuare il test si procede secondo lo schema seguente:

1 . dati i valori delle variabili X e Y si assegnano i ranghi rispettivamente ad X e a Y;

2 . si determina la differenza d_i dei ranghi precedentemente assegnati;

3 . si calcola il coefficiente di correlazione r_s;

4 . si determina sulle tavole di Spearman (tavola 9 in appendice) il valore r_s tabulato, fissato α, e lo si confronta con quello calcolato sulla base dei dati;

5 . se il valore di r_s, calcolato sui dati del campione, risulta maggiore di quello trovato sulle tavole, si rifiuta l'ipotesi nulla, cioè le due variabili non si ritengono indipendenti, altrimenti si accetta l'ipotesi di non correlazione.

Considerando ancora i dati dell'esempio precedente ed applicando il test ora descritto (tabella 7.5), si trova un valore per r_s pari a 0.827, e, poichè il valore calcolato è maggiore di quello tabulato per $\alpha = 0.05$, che è pari a 0.648, si accetta l'ipotesi di correlazione tra il peso delle due parti del fegato.

Si noti che il valore ottenuto è superiore anche a quello critico relativo ad $\alpha = 0.01$, che risulta pari a 0.794.

Tabella 7.5. Peso della parte destra e sinistra del fegato e relativi ranghi (test di Spearman).

					Soggetti					
destra: x	105	100	167	83	58	75	118	157	93	125
rango: Rx	6	5	10	3	1	2	7	9	4	8
sinistra: y	304	327	332	210	215	165	244	332	185	350
rango: Ry	6	7	8.5	3	4	1	5	8.5	2	10
Rx−Ry	0	−2	1.5	0	−3	1	2	0.5	2	−2

Capitolo VIII: le relazioni funzionali in campo biomedico: regressione e correlazione.

8.1 Modelli di regressione.

Lo scopo della verifica di un modello statistico non è, nella maggior parte dei casi, quello di dimostrare una "verità", ma di accertare semplicemente l'esistenza di un accordo tra le previsoni effettuate in base alle ipotesi (modello) e le osservazioni sperimentali. L'accordo viene quindi generalizzato alla descrizione di tutte le altre osservazioni compiute nelle stesse condizioni sperimentali, fino a prova contraria.

Ogni altra generalizzazione di tipo induttivo richiederebbe il ricorso al principio di causalità stretta e al principio di uniformità della natura.

Bisogna inoltre tener presente che la scelta di un modello non ha la pretesa di pervenire alla trascrizione della realtà in tutta la sua complessità, ma ne rappresenta sempre un'immagine approssimata parziale e semplificata, valida fintanto che spieghi sufficientemente gli aspetti rilevanti per un certo problema, suscettibile di variazioni e miglioramenti non appena si renda necessario spiegarne altri.

Il risultato di un test effettuato su un modello, quindi, va considerato piuttosto come una misura dell' accordo tra il modello e l'esperienza.

La descrizione quantitativa di un qualsiasi fenomeno, sociale, medico, economico, ecc., necessita nella stragrande maggioranza dei casi di una pluralità di variabili.

I metodi di regressione sono tra i più poderosi strumenti di analisi statistica idonei a risolvere tali problemi; essi permettono di identificare quali sono le variabili che agiscono significativamente sulla determinazione di un fenomeno.

I problemi di regressione e correlazione nascono nei casi sperimentali in cui l'interesse del ricercatore è rivolto all'analisi delle variazioni di due o più variabili, allo scopo di mettere in evidenza eventuali relazioni esistenti tra loro.

Nei modelli di regressione si hanno a disposizione una serie di variabili indipendenti o esplicative mediante le quali si vuole spiegare il comportamento di una o più variabili dette "dipendenti".

Si consideri come esempio la situazione relativa ai 192 pazienti affetti da tumori gliali, di cui sono note alcune caratteristiche come età, sintomatologia, stato di salute, localizzazione del tumore, diametro del tumore, presenza di neovascolarizzazione, durata del periodo di osservazione, esito.

È di interesse medico, ad esempio, studiare il tempo di sopravvivenza in funzione di alcune delle altre variabili per individuare quelle che maggiormente influenzano la prognosi e quindi intervenire, se possibile, in modo da migliorarla.

Tutte le indagini solitamente vengono fatte su campioni e pertanto si presenta il problema della generalizzazione dei risultati ottenuti dal campione alla popolazione da cui è stato estratto, per cui è di obbligo il ricorso all'inferenza statistica.

Nella pratica moderna della statistica è raro che un ricercatore utilizzi le tecniche di analisi multivariata e di regressione senza disporre di un calcolatore e, nella maggior parte dei casi, anche di un idoneo software statistico.

Il modello di regressione semplice, di solito studiato nella statistica elementare, è alla base di problemi più complessi; la metodologia della regressione semplice comprende la maggior parte dei test che vengono adottati come criteri decisionali nei modelli più complessi.

La regressione semplice, come la correlazione, si riferisce alle relazioni intercorrenti tra due sole variabili. A differenza del modello di correlazione, nel quale le due variabili sono ipotizzate come determinate in tutto o in parte da una causa comune (dipendenza in senso indiretto), nella regressione semplice le due variabili sono legate da una dipendenza funzionale di tipo "causale" (dipendenza in senso diretto); l'una viene detta variabile dipendente e si indica, di solito, con il simbolo Y, l'altra è la variabile indipendente e si indica col simbolo X.

La dipendenza più semplice che può intercorrere tra due variabili è quella rettilinea, la funzione di regressione risulta:

$$Y = a + bX$$

I termini a e b sono i coefficienti della retta di regressione; in particolare a viene detto termine noto, o intercetta all'origine, e corrisponde al valore di Y quando X è uguale a zero, e b si dice propriamente coefficiente di regressione semplice: b è la variazione della variabile dipendente che corrisponde ad una variazione unitaria della variabile indipendente.

Applicazioni di tale modello sono già state fornite nel Capitolo II dove si è studiato, tra l'altro, l'andamento della statura dei figli in funzione di quella dei padri.

8.2 Determinazione dei parametri di regressione.

Il primo obiettivo nell'analisi dei modelli di regressione è quello di individuare univocamente il modello stesso e, nel caso della regressione semplice ad esempio, gli unici valori dei parametri a e b che consentono la migliore approssimazione ai dati sperimentali, secondo un opportuno criterio scelto a priori.

Discuteremo ora, piuttosto brevemente, il metodo statistico per la determinazione dei parametri in un generico modello di regressione lineare, secondo il criterio dei minimi quadrati.

Sia Y la variabile dipendente e X quella indipendente, indichiamo con (X_i, Y_i) le coppie di valori osservati.

Poichè nella determinazione dei valori subentrano fluttuazioni o errori casuali, indichiamo con e l'errore di misura connesso alla determinazione dell'osservazione.

Il modello probabilistico che stabilisce la regressione di Y su X può essere espresso dalla relazione:

$$Y_i = a + bX_i + e_i \qquad i = 1, 2, \ldots, N$$

dove a e b sono i parametri del modello che devono essere stimati.

Si presuppone inoltre che ad ogni valore X, considerato fisso, cioè privo di errore, corrisponda una popolazione di valori Y indipendenti e normalmente distribuiti, con media situata sulla retta di regressione e deviazione standard costante (varianze omogenee indipendenti da X).

Vale la pena di rilevare che questi presupposti di normalità della distribuzione e omogeneità delle varianze non sono necessari per la stima puntuale di a e b con il metodo dei minimi quadrati, ma per la costruzione dei test statistici e la definizione dei limiti di confidenza.

Per il modello di regressione si desume che la distribuzione della Y, per ogni valore della X, coincide con la distribuzione della variabile e; il valore medio di e è nullo e la varianza (incognita) è uguale a σ^2.

Pertanto:

$$e \sim N(0, \sigma).$$

La media dei valori Y per ogni livello della variabile X è:

$$E(Y/X_i) = \mu_i = a + b X_i.$$

In altre parole, μ_i è il valore della Y corrispondente a X_i, che si otterrebbe se essa non fosse soggetta a fluttuazioni casuali.

Dai dati del campione possiamo ottenere le stime di a e b : $\hat{a}, \hat{b}$. Per fare previsioni circa il valore atteso della Y si può utilizzare l'equazione:

$$\hat{Y}_i = \hat{a} + \hat{b} X_i$$

La stima di a e b si ottiene, utilizzando il metodo dei minimi quadrati, minimizzando la quantità:

$$Q(a, b) = \sum_{i=1}^{N} [Y_i - (a + b X_i)]^2 = \sum_{i=1}^{N} e_i^2.$$

La soluzione si ha dal calcolo delle derivate parziali di Q rispetto ad a e b e risolvendo il sistema omogeneo:

$$\frac{\partial Q}{\partial a} = 2N\hat{a} + 2\hat{b}\sum_{i=1}^{N} X_i - 2\sum_{=1}^{N} Y_i = 0$$

$$\frac{\partial Q}{\partial b} = 2\hat{b}\sum_{i=1}^{N} X_i^2 + 2\hat{a}\sum_{i=1}^{N} X_i - 2\sum_{i=1}^{N} X_i Y_i = 0$$

Effettuando i conti si ha:

$$\hat{a} = \sum_{i=1}^{N} \frac{Y_i}{N} - \hat{b}\sum_{i=1}^{N} \frac{X_i}{N} = \bar{Y} - \hat{b}\bar{X}$$

$$\hat{b} = \frac{\sum_{i=1}^{N} X_i Y_i - \left(\sum_{i=1}^{N} X_i \sum_{j=1}^{N} Y_j\right)/N}{\sum_{i=1}^{N} X_i^2 - \frac{1}{N}\left(\sum_{i=1}^{N} X_i\right)^2} = \frac{\sum_{i=1}^{N}(X_i - \bar{X})(Y_i - \bar{Y})}{\sum_{i=1}^{N}(X_i - \bar{X})^2}$$

OSSERVAZIONE 1. Si può dimostrare che le stime $\hat{a}$ e $\hat{b}$, ottenute con il metodo dei minimi quadrati, sono le "migliori" stime lineari, hanno cioè la minima varianza rispetto a tutte le stime lineari e corrette. Inoltre è possibile dimostrare che, se la distribuzione di Y/X è normale, le stime ottenute con il metodo dei minimi quadrati sono le stesse di quelle che si otterrebbero con il metodo della massima verosimiglianza.

Le soluzioni per $\hat{a}$ e $\hat{b}$ comunque sono ottenibili solo se:

$$\sum_{i=1}^{N}(X_i - \bar{X})^2 \neq 0$$

cioè se le X_i non sono tutte uguali tra loro.

L'equazione di regressione può essere scritta alternativamente come:

$$\hat{Y}_i = \hat{a} + \hat{b}X_i = \bar{Y} - \hat{b}\bar{X} + \hat{b}X_i = \bar{Y} + \hat{b}(X_i - \bar{X})$$

da cui si desume che la retta passa per il punto $(\bar{X}, \bar{Y})$.

Già nel Capitolo II sono stati riportati i valori di $\hat{a}$ e $\hat{b}$ nello studio della regressione semplice relativa al peso in grammi della parte sinistra del fegato (Y) in funzione della parte destra (X) di venti soggetti.

Per le considerazioni relative a questo modello si faccia riferimento al Capitolo II, qui riportiamo soltanto il valore di $\hat{a} = 77.33$ e $\hat{b} = 1.7715$ che ci consentono di scrivere la retta come:

$$\hat{Y} = 77.33 + 1.7715\,X$$

8.3 Analisi della varianza della regressione.

Stimata la retta di regressione, è necessario verificare se essa rappresenti adeguatamente la relazione "reale" tra le due variabili. Il test statistico di verifica può essere eseguito per mezzo di una opportuna tecnica detta di "analisi della varianza", che consente di verificare se le variazioni della Y associate con quelle della X siano significativamente maggiori di quelle casuali.

Consideriamo la figura 8.1 e poniamo l'attenzione sui valori osservati Y_i, sui valori prodotti dal modello $\hat{Y}_i$ e sulla media $\bar{Y}$.

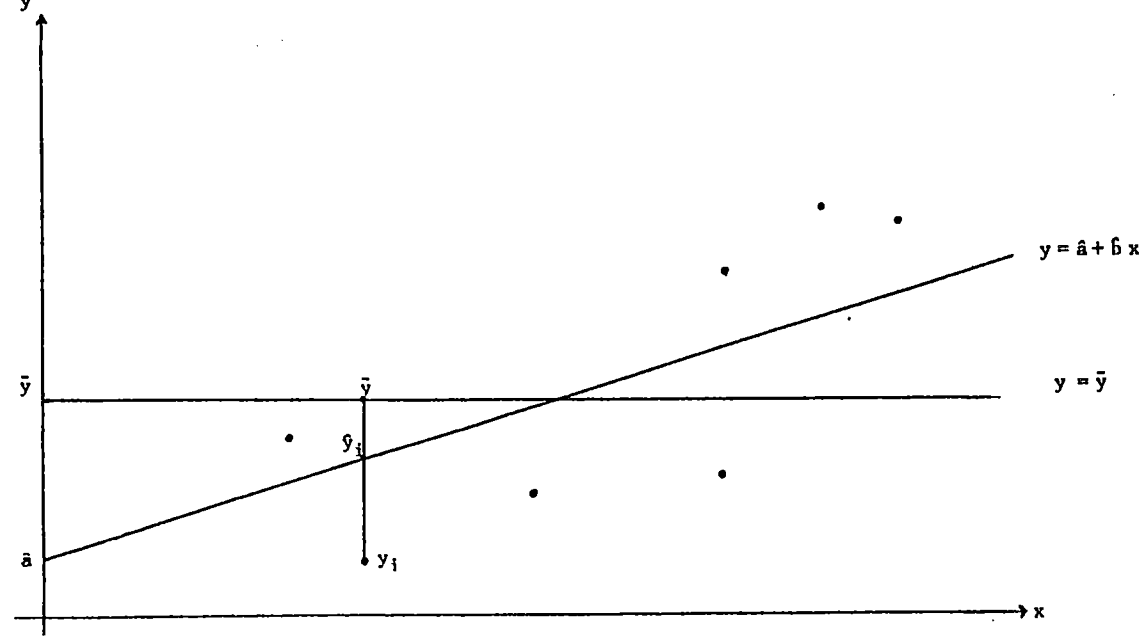

Figura 8.1.Grafico della scomposizione della distanza: $y_i - \bar{y} = (y_i - \hat{y}_i) + (\hat{y}_i - \bar{y})$

Si osserva quindi la distanza che ogni punto osservato Y_i ha dalla retta orizzontale passante per il valore medio $\bar{Y}$, si calcola per ogni i la quantità $(Y_i - \bar{Y})$ che prende il nome di Deviazione Totale.

Si misura poi la distanza verticale che ogni valore sulla retta di regressione $\hat{Y}_i$ ha da $\bar{Y}$, cioè $(\hat{Y}_i - \bar{Y})$ che prende il nome di Deviazione Spiegata.

Infine si misura la distanza verticale che ogni osservazione Y_i ha dalla retta di regressione, cioè $(Y_i - \hat{Y}_i)$ che prende il nome di Deviazione Residua o Non Spiegata.

Si osservi che la deviazione totale è uguale alla somma della deviazione spiegata e di quella non spiegata cioè:

$$(Y_i - \bar{Y}) = (\hat{Y}_i - \bar{Y}) + (Y_i - \hat{Y}_i) \qquad \text{per ogni} \quad i.$$

Elevando al quadrato e sommando ogni deviazione si ottiene:

$$\sum_{i=1}^{N}(Y_i - \bar{Y})^2 = \sum_{i=1}^{N}(\hat{Y}_i - \bar{Y})^2 + \sum_{i=1}^{N}(Y_i - \hat{Y}_i)^2$$

e cioè:

$$\text{SS}_{\text{TOTALE}} = \text{SS}_{\text{REGRESSIONE}} + \text{SS}_{\text{RESIDUA}}$$

Queste quantità possono essere considerate come misure di dispersione o di variabilità.

Si osserva che la devianza totale è così scomposta in due quote additive:

$$\text{SS}_{\text{RES}} = \sum_{i=1}^{N}(Y_i - \hat{Y}_i)^2 \qquad = \text{Devianza dalla regressione o residua:}$$
Somma dei quadrati degli scarti delle osservazioni dalla retta di regressione.

$$\text{SS}_{\text{REG}} = \sum_{i=1}^{N}(\hat{Y}_i - \bar{Y})^2 \qquad = \text{Devianza della regressione (dovuta alla}$$
regressione): Somma dei quadrati degli scarti dei valori stimati dalla media delle Y_i.

Dall'equazione di regressione si ha:

$$(\hat{Y}_i - \bar{Y}) = b(X_i - \bar{X})$$

da cui risulta:

$$\sum_{i=1}^{N}(\hat{Y}_i - \bar{Y})^2 = \hat{b}^2 \sum_{i=1}^{N}(X_i - \bar{X})^2 = \frac{\left[\sum_{i=1}^{N}(X_i - \bar{X})(Y_i - \bar{Y})\right]^2}{\sum_{i=1}^{N}(X_i - \bar{X})^2}$$

Alla devianza della regressione corrisponde un solo grado di libertà; infatti essa è completamente definita una volta fissato il valore di $\hat{b}$.

I gradi di libertà nella devianza della Y risultano perciò così ripartiti:

<table>
<tr><td>DEVIANZA
TOTALE</td><td></td><td>DEVIANZA DELLA
REGRESSIONE</td><td></td><td>DEVIANZA DALLA
REGRESSIONE</td></tr>
<tr><td>N-1</td><td>=</td><td>1</td><td>+</td><td>N-2</td></tr>
</table>

Allora

$$\text{VSS}_{\text{REGR}} = \sum_{i=1}^{N}(\hat{Y}_i - \bar{Y}_i)^2/1 \qquad e \qquad \text{VSS}_{\text{RES}} = \sum_{i=1}^{N}(Y_i - \hat{Y}_i)^2/(N-2)$$

sono due variabili aleatorie con appropriate medie, varianze, distribuzioni.

Si dimostra che:

$$E[\text{VSS}_{\text{REGR}}] = \sigma^2 + \hat{b}^2 \sum_{i=1}^{N}(X_i - \bar{X})^2$$

$$E[\text{VSS}_{\text{RES}}] = \sigma^2$$

Se i presupposti alla base del modello, errori 'e' distribuiti normalmente con medie nulle e varianze omogenee sono validi, allora:

$$\sum_{i}(Y_i - \hat{Y}_i)^2/\sigma^2 \qquad e \qquad \sum_{i}(\hat{Y}_i - \bar{Y})^2/\sigma^2$$

(quest'ultima quando $b = 0$), sono distribuite indipendentemente secondo la legge χ^2 rispettivamente con $N - 2$ e 1 grado di libertà.

Pertanto il rapporto:

$$F = \text{VSS}_{\text{REGR}}/\text{VSS}_{\text{RES}}$$

è una Fisher con gradi di libertà 1, $N - 2$.

Tale rapporto può essere utilizzato per saggiare l'ipotesi di non dipendenza
lineare di Y su X e cioè:

$$H_0 : b = 0 \qquad \text{contro}$$

$$H_1 : b \neq 0$$

ed, in particolare, una volta fissato un livello di significatività α se:

$$F_{\text{calc}} > F_{1,N-2,\alpha}$$

si rifiuta l'ipotesi nulla e cioè si conclude che il modello lineare descrive "bene"
i dati disponibili.

OSSERVAZIONE 2. Per comodità di calcoli si consideri:

$$\sum_{i=1}^{N}(Y_i - \bar{Y})^2 = \sum_{i=1}^{N} Y_i^2 - \left(\sum_{i=1}^{N} Y_i\right)^2 / N$$

$$\sum_{i=1}^{N}(\hat{Y}_i - \bar{Y})^2 = b^2 \sum_{i=1}^{N}(X_i - \bar{X})^2 = b^2 \left[\sum_{i=1}^{N} X_i^2 - \left(\sum_{i=1}^{N} X_i\right)^2 / N\right]$$

SS Residua = differenza tra le prime due.

Riprendendo i dati relativi al peso delle due parti del fegato e tenendo conto
dei risultati riportati in tabella 8.1, possiamo effettuare l'analisi della varianza
della regressione per verificare l'ipotesi nulla che il coefficiente di regressione $\hat{b}$
= 1.7715 risulti significativamente diverso da zero e cioè:

$$H_0 : b = 0$$

$$H_1 : b \neq 0$$

I risultati sono riportati nella seguente tabella 8.2.

Tabella 8.1. Dati relativi alla regressione semplice del peso della parte sinistra del fegato (Y) in funzione di quello della parte destra (X).
YY= valori previsti dal modello; R=residui; SY=errore standard di Y; SYP=errore standard di YY.

X	Y	YY	R	SY	SYP
***	***	******	*******	******	*******
105	304	263.34	-40.66	45.576	9.9753
100	327	254.48	-72.518	45.622	10.185
167	332	373.17	41.174	48.542	19.46
83	210	224.37	14.366	46.104	12.165
58	215	180.08	-34.922	47.692	17.231
75	165	210.19	45.194	46.502	13.593
118	244	286.37	42.37	45.66	10.353
157	332	355.46	23.459	47.642	17.092
93	185	242.08	57.081	45.76	10.787
125	350	298.77	-51.23	45.827	11.068
160	382	360.77	-21.227	47.896	17.789
85	183	227.91	44.909	46.022	11.848
80	254	219.05	-34.948	46.241	12.672
53	152	171.22	19.221	48.128	18.402
37	343	320.03	-22.972	46.31	12.921
106	212	265.11	53.111	45.572	9.9569
168	380	374.95	-5.0543	48.64	19.704
76	285	211.97	-73.034	46.446	13.402
78	173	215.51	42.509	46.34	13.03
132	338	311.17	-26.829	46.079	12.068

Analizzando i risultati riportati in Tabella 8.2 possiamo concludere che il coefficiente di regressione è significativamente diverso da zero ($p < 0.05$) e che il peso della parte sinistra del fegato varia di 1.77 volte relativamente a quello della parte destra.

Tabella 8.2. Tavola dell'analisi della varianza relativa alla regressione del peso della parte sinistra del fegato (Y) in funzione di quello della parte destra (X), in venti soggetti.

Sorgenti di variazione	Devianze	g.l.	Varianze	F-calc.	F-tab.	P
REGRESSIONE	77733	1	77733	39.306	4.41	<0.05
RESIDUA	35597	18	1977.6			
TOTALE	113330	19	5964.7			

I risultati dell'analisi della varianza consentono inoltre di valutare la proporzione della devianza della Y attribuibile alla relazione lineare con la X calcolando il rapporto:

$$R^2 = \frac{\sum_{i=1}^{N}(\hat{Y}_i - \bar{Y})^2}{\sum_{i=1}^{N}(Y_i - \bar{Y})^2} = \frac{SS_{REGR}}{SS_{TOT}}$$

Questa statistica è detta COEFFICIENTE DI DETERMINAZIONE e può essere utilizzata allo scopo di valutare l'utilità dell'equazione di regressione per effettuare delle previsioni circa i valori della variabile Y.

I valori di R^2 possono variare tra 0 e 1. Se $R^2 = 1$ vuol dire che tutti i valori osservati cadono sulla retta di regressione.

Se $R^2 = 0$ la linea di regressione e la media (linea orizzontale) coincidono.

In quest'ultima circostanza nessuna variazione delle Y può essere spiegata dalla regressione.

Quindi quando R^2 è grande la regressione spiega una grossa percentuale della variabilità dei valori osservati Y, se invece R^2 è piccolo l'utilità della retta di regressione per spiegare la variabilità di Y è dubbia.

Nel caso del peso delle parti del fegato si trova $R^2 = 0.6859$, cioè solo il 68.6% dei dati è spiegato dal modello di regressione lineare semplice, il rimanente 31.4% è attribuibile ad "altre" cause. Pertanto il modello considerato potrebbe non essere "il migliore" modello per descrivere i dati; altre variabili indipendenti potrebbero essere prese in considerazione, o un altro tipo di modello potrebbe essere più idoneo per rappresentare i dati sperimentali.

Infine si osservi che una stima della varianza del modello è data da:

$$\hat{\sigma}^2 = \frac{1}{N-2} \sum_{i=1}^{N}[Y_i - (\hat{a} + \hat{b}X_i)]^2$$

Cioè dalla varianza residua, che nel caso dell'esempio è pari a   1977.61.

8.4 Grado di precisione delle stime.

Il termine $\bar{Y}$ e il coefficiente di regressione $\hat{b}$ sono stime campionarie dei parametri della popolazione e pertanto sono soggetti ad errore di campionamento. Dato che la variabile X è supposta priva di errore di campionamento, la variabilità intorno alla retta di regressione viene espressa in termini di Y e misurata dall'errore sperimentale S^2.

Per analogia con la varianza di una media, la varianza di $\bar{Y}$ è data da $S_{\bar{Y}}^2 = S^2/N$ dove S^2 è una stima di σ^2, ad esempio la VSS residua.

La varianza di $\hat{b}$ può essere ottenuta tenendo conto che il coefficiente di regressione è una combinazione lineare della variabile casuale Y:

$$\hat{b} = \frac{\sum_{i=1}^{N}(X_i - \bar{X})(Y_i - \bar{Y})}{\sum_{i=1}^{N}(X_i - \bar{X})^2} = \frac{\sum_{i=1}^{N}(X_i - \bar{X})Y_i - \bar{Y}\sum_{i=1}^{N}(X_i - \bar{X})}{\sum_{i=1}^{N}(X_i - \bar{X})^2}$$

da cui poichè

$$\bar{Y}\sum_{i=1}^{N}(X_i - \bar{X}) = 0$$

si ha:

$$\hat{b} = \frac{(X_1 - \bar{X})}{\sum_{i=1}^{N}(X_i - \bar{X})^2}Y_1 + \frac{(X_2 - \bar{X})}{\sum_{i=1}^{N}(X_i - \bar{X})^2}Y_2 + \cdots + \frac{(X_N - \bar{X})}{\sum_{i=1}^{N}(X_i - \bar{X})^2}Y_N$$

I coefficienti:

$$a_i = \frac{(X_i - \bar{X})}{\sum_{i=1}^{N}(X_i - \bar{X})^2}$$

sono costanti, poichè abbiamo supposto noti i valori di X_i quindi:

$$\hat{b} = a_1 Y_1 + a_2 Y_2 + \cdots + a_N Y_N$$

e, essendo le Y_i indipendenti, si ha:

$$\sigma_{\hat{b}}^2 = V(\hat{b}) = a_1^2 V(Y_1) + a_2^2 V(Y_2) + \cdots + a_N^2 V(Y_N) =$$

$$a_1^2 \sigma_{Y_1}^2 + a_2^2 \sigma_{Y_2}^2 + \cdots + a_N^2 \sigma_{Y_N}^2$$

Poichè abbiamo ipotizzato le varianze omogenee, cioè:

$$\sigma^2_{Y_1} = \sigma^2_{Y_2} = \cdots = \sigma^2_{Y_n} = \sigma^2$$

si ha:

$$\sigma^2_b = (a_1^2 + a_2^2 + \cdots + a_N^2)\sigma^2 =$$
$$= \left[\frac{(X_i - \bar{X})^2}{(\sum(X_i - \bar{X})^2)^2} + \cdots + \frac{(X_N - \bar{X})^2}{(\sum(X_N - \bar{X})^2)^2} \right] \sigma^2 =$$
$$= \frac{\sigma^2}{\sum(X_i - \bar{X})^2}$$

la cui stima è:

$$S^2_b = S^2 / \sum(X_i - \bar{X})^2$$

e pertanto l'errore standard di $\hat{b}$ e la rispettiva stima campionaria S^2_b sono:

$$\sigma_{\hat{b}} = \sqrt{\sigma^2_b} \quad e \quad S_{\hat{b}} = \sqrt{S^2_{\hat{b}}}$$

Inoltre si può provare che $E(\hat{b}) = b$. Se Y/X è normalmente distribuita, anche $\hat{b}$, come funzione lineare di Y risulta normalmente distribuita con media e varianza precedentemente calcolate.

Pertanto:

$$(\hat{b} - b)/S_{\hat{b}}$$

è una variabile aleatoria distribuita secondo la t-Student con $N - 2$ gradi di libertà.

L'errore standard di $\hat{b}$ può essere utilizzato per determinare i limiti di confidenza di $\hat{b}$ e saggiare l'ipotesi:

$$H_0 : b = b' \quad (\text{con } b' = 0 \quad o \quad b' \neq 0) \quad contro \quad H_1 : b \neq b'$$

I limiti di confidenza di $\hat{b}$ sono:

$$\hat{b} \pm t_{N-2,\alpha} S_{\hat{b}}$$

e la significatività della differenza $(\hat{b} - b')$ viene invece verificata per mezzo della statistica che segue una distribuzione t-Student:

$$T_{N-2} = \frac{\hat{b} - b'}{S_{\hat{b}}}$$

Se $b' = 0$ allora $H_0 : b = 0$ può essere verificata anche utilizzando la statistica $t_{N-2,\alpha}$.

Questo test coincide con quello eseguito sulla base dell'analisi della varianza cioè:

$$F = \text{VSS}_{\text{REG}}/\text{VSS}_{\text{RES}}$$

Si ricorda infatti che $F_{1,\nu} = t_\nu^2$.

Fissato il livello di significatività α se $t_{\text{calc}} > t_{N-2,\alpha}$ si rifiuta l'ipotesi nulla.

OSSERVAZIONE 3. Il test F derivato dall'analisi della varianza saggia solo l'ipotesi nulla che $H_o : b = 0$ contro l'alternativa $H_1 : b \neq 0$. Mentre con il test t-Student è possibile saggiare anche l'ipotesi nulla che b sia uguale ad un qualsiasi valore, non necessariamente nullo, contro tutte le alternative. Cioè:

$$H_0 : b = b' \qquad H_1 : b \neq b' \qquad (b' \neq 0)$$

Anche la significatività dell'intercetta, ove questo abbia senso, può essere verificata mediante un test statistico.

Si dimostra che per verificare $H_0 : a = a'$ contro $H_1 : a \neq a'$ si costruisce la statistica:

$$T_{N-2} = \frac{\hat{a} - a'}{S_{\hat{a}}}$$

dove:

$$S_{\hat{a}}^2 = \text{VSS}_{\text{RES}} \left[\frac{1}{N} + \frac{\bar{X}^2}{\sum_{i=1}^{N}(X_i - \bar{X})^2} \right]$$

La statistica T ha una distribuzione t-Student con $N - 2$ gradi di libertà. Si rifiuta l'ipotesi nulla se T calcolato sui dati risulta maggiore di quello trovato sulle tavole della t-Student, una volta fissato il livello di significatività .

Inoltre i limiti di confidenza per $\hat{a}$ sono dati da:

$$\hat{a} \pm t_{N-2,\alpha} \cdot S_{\hat{a}}$$

Tabella 8.3. Valori dei parametri $\hat{a}$ e $\hat{b}$, errori delle stime, intervalli di confidenza al 95% e statistica T per il modello di regressione relativo ai pesi delle due parti del fegato in venti soggetti.

Valori dei parametri	Errori standard	Intervallo di confidenza al 95%	T-calc.	Significativita' H_0: a=0 , b=0
a=77.33	32.042	77.33±67.32	2.413	p<0.05
b=1.7715	0.283	1.7715±0.595	6.259	p<<0.05

In Tabella 8.3 vengono riportati i valori di $\hat{a}$, $\hat{b}$, $S_{\hat{a}}$, $S_{\hat{b}}$, l'intervallo di confidenza per i parametri della regressione e il valore della statistica t_{N-2} Student per l'esempio precedentemente considerato.

Anche con il test t si ottiene un b significativamente diverso da zero. Qualche osservazione va fatta sul test di verifica per $H_0 : a = 0$.

Infatti, nell'eseguire le inferenze relative all'intercetta, si dovrebbe innanzi tutto osservare se l'intercetta cade entro l'intervallo dei punti osservati. Quando i punti sono molto distanti da $x = 0$, la determinazione dell'intercetta implica una considerevole estrapolazione della retta. Pertanto in casi in cui i punti sono ad una considerevole distanza dall'intercetta, le inferenze relative ad essa sono di poco o di nessun interesse, ed è questo il caso dell'esempio relativo al peso delle due parti del fegato; in questo studio non ha alcun senso valutare il valore di una parte del fegato pari a zero.

Infine se l'equazione di regressione viene utilizzata per stimare $\hat{Y}_i$ in relazione ad un fissato X_i, presente nel campione sperimentale, può essere necessario determinare il grado di precisione della stima.

Si osservi che la variabile:

$$\hat{Y} = \bar{Y} + \hat{b}(X - \bar{X})$$

dipende dalla variabilità di $\bar{Y}$ e di $\hat{b}$ e, essendo queste due quantità indipendenti, è:

$$S_{\hat{Y}_i}^2 = S_{\bar{Y}}^2 + S_{\hat{b}}^2 (X_i - \bar{X})^2 = \frac{S^2}{N} + \frac{S^2}{\sum (X_i - \bar{X})^2}(X_i - \bar{X})^2$$

l'errore standard di $\hat{Y}$ è pertanto uguale a:

$$S_{\hat{Y}_i} = S\sqrt{\frac{1}{N} + \frac{(X_i - \bar{X})^2}{\sum_i (X_i - \bar{X})^2}}.$$

e l'intervallo di confidenza per $E(Y/X_i)$ è dato da:

$$\hat{Y}_i \pm t_{N-2,\alpha} \cdot S_{\hat{Y}_i}.$$

Si osservi che l'errore standard di $\hat{Y}_i$, e conseguentemente l'intervallo di confidenza, sono minimi per $X_i = \bar{X}$ e crescono man mano che X_i si allontana dalla media $\bar{X}$.

Pertanto il grado di precisione delle stime $\hat{Y}_i$ è massimo per valori molto vicini a $\bar{X}$ e si riduce col crescere del valore assoluto di $X_i - \bar{X}$.

Quando la retta di regressione non viene utilizzata per stimare $\hat{Y}_i$, ma il valore Y_i per un solo individuo per cui sia noto X_i, è necessario tener conto che:

$$Y_i = \hat{Y}_i + e_i$$

e pertanto:

$$S_{Y_i}^2 = S^2 + \frac{S^2}{N} + \frac{S^2}{\sum(X_i - \bar{X})^2}(X_i - \bar{X})^2 =$$

$$= S^2\left[1 + \frac{1}{N} + \frac{(X_i - \bar{X})^2}{\sum(X_i - \bar{X})^2}\right]$$

I limiti di confidenza sono:

$$\hat{Y}_i \pm t_{N-2,\alpha} S_{Y_i}$$

dove:

$$S_{Y_i} = \sqrt{S_{Y_i}^2}.$$

Infine si fa osservare che in Tabella 8.1 sono riportati anche gli errori standard per Y_i (SY) e $\hat{Y}_i$ (SYP) che consentono di calcolare gli intervalli di confidenza per i valori osservati (Y_i) e per i valori previsti $(\hat{Y}_i)$ sulla base delle precedenti formule. I calcoli si lasciano per esercizio.

RIEPILOGO.

Nella regressione lineare semplice ci sono due variabili di interesse: X, che è detta variabile indipendente, i cui valori sono sotto il controllo dell'investigatore, e Y che è detta variabile dipendente. Ad ogni valore di X, considerato fisso, corrispondono uno o più valori di Y. In questi casi si parla di regressione di Y su X.

- I valori della variabile indipendente X sono considerati "fissi"; la variabile X è ritenuta non aleatoria.

- La variabile X è misurata senza errore; poichè nessuna procedura di misura è perfetta, è più corretto dire che la grandezza della misura dell'errore per X è trascurabile;

- Per ogni valore di X vi è una sottopopolazione di valori di Y; nelle procedure inferenziali di stima e di verifica delle ipotesi si assume che le Y siano distribuite secondo una gaussiana;

- Le varianze di Y sono omogenee;

- Si assume che le Y siano legate a X secondo una retta: $Y = $ a $+$ b X; geometricamente a rappresenta l'intercetta e b rappresenta la pendenza della retta, b è detto coefficiente di regressione;

- I valori di Y si assumono tra loro indipendenti; nel selezionare il campione si assume che i valori di Y per un dato X non dipendono dai valori di Y per un altro X.

Varianza dovuta agli scostamenti intorno alla retta:

$$S^2 = \frac{\sum (Y_i - \hat{Y}_i)^2}{N - 2} .$$

Varianza di $\bar{Y}$:

$$S_{\bar{Y}}^2 = S^2/N$$

Varianza di $\hat{b}$ e intervallo di confidenza:

$$S_{\hat{b}}^2 = \frac{S^2}{\sum (X_i - \bar{X})^2} \qquad ; \qquad \hat{b} \pm t_{N-2,\alpha} \cdot S_{\hat{b}}$$

Varianza di $\hat{a}$ e intervallo di confidenza:

$$S_{\hat{a}}^2 = S^2 \left[\frac{1}{N} + \frac{\bar{X}^2}{\sum (X_i - \bar{X})^2} \right] \qquad ; \qquad \hat{a} \pm t_{N-2,\alpha} \cdot S_{\hat{a}}$$

Varianza e intervallo di confidenza per $\hat{Y}_i$:

$$S_{\hat{Y}_i}^2 = S^2 \left[\frac{1}{N} + \frac{(X_i - \bar{X})^2}{\sum (X_i - \bar{X})^2} \right] \qquad ; \qquad \hat{Y}_i \pm t_{N-2,\alpha} \cdot S_{\hat{Y}_i}$$

Varianza e intervallo di confidenza per Y_i :

$$S_{Y_i}^2 = S^2 \left[1 + \frac{1}{N} + \frac{(X_i - \bar{X})^2}{\sum (X_i - \bar{X})^2} \right] \qquad ; \qquad Y_i \pm t_{N-2,\alpha} \cdot S_{Y_i}$$

Nota

$$S^2 = \frac{\sum (Y_i - \hat{Y}_i)^2}{N - 2} = \frac{\sum (Y_i - \bar{Y})^2 - [\sum (X_i - \bar{X})(Y_i - \bar{Y})]^2 / \sum (X_i - \bar{X})^2}{N - 2}$$

8.5 Cenni sulla regressione multipla.

In molti casi la variabile Y può dipendere da più variabili indipendenti, come nel caso dello studio del tempo di sopravvivenza dei 192 pazienti affetti da tumori gliali in funzione di altre variabili quali l'età, il diametro del tumore, lo stato del paziente.

Supponiamo quindi, in generale, che esista una relazione lineare tra una variabile Y e p variabili indipendenti o esplicative $X_1, \ldots, X_p$, perturbata da un errore e. Se abbiamo un campione di n osservazioni su Y e sulle X corrispondenti possiamo scrivere:

$$Y_i = b_1 X_{1i} + b_2 X_{2i} + \cdots + b_p X_{pi} + e_i \qquad i = 1, 2, \ldots, n.$$

I coefficienti di regressione b e i parametri della distribuzione dell'errore e sono incogniti, pertanto l'obiettivo primario è quello di ottenerne le stime.

Il precedente modello può essere espresso in forma compatta utilizzando la notazione matriciale e cioè:

$$Y = Xb + e$$

dove:

$Y = (Y_1, Y_2, \ldots, Y_n)$ rappresenta il vettore delle osservazioni $(n \times 1)$,

$b = (b_1, b_2, \ldots, b_p)$ rappresenta il vettore dei parametri incogniti $(p \times 1)$,

$e = (e_1, e_2, \ldots, e_n)$ rappresenta il vettore degli errori di misura $(n \times 1)$,

$$X = \begin{pmatrix} X_{11} & X_{21} & \ldots & X_{p_1} \\ X_{12} & X_{22} & & X_{p_2} \\ & & & \\ X_{1n} & X_{2n} & & X_{p_n} \end{pmatrix}$$

la matrice dei valori delle variabili indipendenti $n \times p$ $(n > p)$.

Poichè le variabili aleatorie e_i $i = 1, 2, \ldots, n$ sono errori casuali, è ragionevole supporre che:

$$E(e_i) = 0 \qquad \mathrm{Var}(e_i) = \sigma^2 \qquad i = 1, 2, \ldots, n$$

ed inoltre che siano non correlati, cioè $\mathrm{Cov}(e_i, e_j) = 0 (i \neq j)$.

Tutto ciò si può esprimere in forma matriciale in:

$$E(e) = 0 \qquad \Sigma_e = \sigma^2 I_n$$

dove Σ_e rappresenta la matrice di varianza e covarianza degli errori e I_h è la matrice unitaria di dimensione $n \times n$.

Sulla base di queste ultime considerazioni si ha immediatamente:

$$E(Y) = Xb = \eta \qquad e \qquad \Sigma_Y = \sigma^2 I_n$$

Si osservi che η_i sono funzioni lineari dei parametri b e si chiamano funzioni di regressione lineare.

Il primo obiettivo è quello di stimare i parametri e lo si può fare utilizzando ancora, per esempio, il metodo dei minimi quadrati.

8.6 Stimatori dei minimi quadrati.

Il vettore b si può determinare tramite il principio dei minimi quadrati secondo cui b deve essere tale da rendere minima la somma dei quadrati degli errori.

Se

$$Y = Xb + e$$

bisogna minimizzare la quantità:

$$\|Y - Xb\|^2 = \|e\|^2 = \sum_{i=1}^{n} e_i^2$$

e cioè determinare il minimo della quantità:

$$S(Y, b) = \sum_{i=1}^{n} \left(Y_i - \sum_{j=1}^{p} X_{ij} b_j \right)^2 .$$

Le stime si ottengono risolvendo il sistema di equazioni normali dato da:

$$\frac{\partial S(Y, b)}{\partial b_k} = 0 \qquad\qquad k = 1, 2, \ldots, p$$

Ora:

$$\frac{\partial S(Y, b)}{\partial b_k} = 2 \sum_{i=1}^{n} \left(Y_i - \sum_{j=1}^{p} X_{ij} b_j \right) (-X_{ik}) =$$

$$= -2 \sum_{i=1}^{n} (Y_i X_{ik}) + 2 \sum_{i=1}^{n} \sum_{j=1}^{p} X_{ik} X_{ij} b_j = 0$$

da cui:

$$\sum_{i=1}^{n} \sum_{j=1}^{p} X_{ik} X_{ij} b_j = \sum_{i=1}^{n} Y_i X_{ik}$$

o in forma matriciale:

$$X'Xb = X'Y$$

o equivalentemente:

$$Sb = X'Y \qquad se \qquad S = X'X$$

Valgono i seguenti teoremi che riportiamo senza dimostrazione:

TEOREMA 1.

Ogni stima dei minimi quadrati $\hat{b}$ di b è una soluzione delle equazioni normali ed ogni soluzione delle equazioni normali è una stima dei minimi quadrati.

Si osservi che se X è una matrice di rango massimo (cioè rango$(X) = p$) allora $S = X'X$ è una matrice simmetrica non singolare $(p \times p)$. Esiste allora S^{-1} e pertanto le equazioni normali forniscono:

$$\hat{b} = S^{-1}X'Y$$

Valé il seguente teorema:

TEOREMA 2.

Se X ha rango massimo $r(X) = p$ allora esiste ed è unica la stima dei minimi quadrati $\hat{b}$ di b data da:

$$\hat{b} = S^{-1}X'Y$$

Questa stima è lineare in Y, non affetta da errore sistematico ed ha una matrice di covarianza data da:

$$\sum_{\hat{b}} = \sigma^2 S^{-1}$$

Ed inoltre:

TEOREMA 3.

Se $Y = Xb + e$, $E(Y) = Xb = \eta$ $\sum_{Y} = \sigma^2 I_n$. Sotto l'ipotesi che $r < n$ sia il rango di X, uno stimatore di σ^2 non affetto da errore sistematico è dato da:

$$\hat{\sigma}^2 = \|Y - \hat{\eta}\|^2/(n - r).$$

Consideriamo, a titolo di esempio, il seguente modello di regressione per studiare l'andamento del tempo di sopravvivenza (Y) dei 192 soggetti affetti da tumore gliale in funzione di tre variabili esplicative: l'età (X_1), il diametro del tumore (X_2), lo stato del paziente (X_3). Si ricorda che la variabile stato è ottenuta come combinazione di altre tre variabili e cioè : l'età standardizzata, la presenza di crisi epilettica e l'indice funzionale. Si osservi comunque che per l' analisi della sopravvivenza sono più idonei i metodi descritti nei Capitoli IX e X.

Applicando quanto detto precedentemente per il modello atto a descrivere questi dati si ottengono S e S^{-1} date da:

$$S = \begin{pmatrix} 192 & 8788 & 9642 & 459 \\ 8788 & 456870 & 443319 & 25805 \\ 9642 & 443319 & 559602 & 23379 \\ 459 & 25805 & 23379 & 1731.2 \end{pmatrix}$$

$$S^{-1} = \begin{pmatrix} 0.8887 & -.0015 & -6.6E-4 & .0081 \\ -.0015 & 5E-5 & 3E-7 & -4E-4 \\ -6.6E-4 & 3E-7 & 1.3E-5 & -9.5E-6 \\ .0081 & -4E-4 & -9.5E-6 & .0047 \end{pmatrix}$$

e quindi $\hat{b}$=(35.732, 0.194, -0.0683, -7.8431). Pertanto il modello può così essere riscritto:

$$\hat{Y} = 35.732 + 0.194\,X_1 - 0.068\,X_2 - 7.843\,X_3$$

con

$$\hat{\sigma}^2 = 56125/(192 - 4) = 298.54.$$

8.7 Analisi della varianza applicata al modello di regressione multipla.

Con l'analisi della varianza è possibile saggiare la significatività della equazione di regressione multipla e di ogni coefficiente considerato singolarmente, nonchè fornire le stime per σ^2.

Analogamente a quanto fatto nell'analisi della regressione semplice, la devianza totale della variabile dipendente Y può essere scomposta in due quote additive:

$$\sum(Y_i - \bar{Y})^2 = \sum(\hat{Y}_i - \bar{Y})^2 + \sum(Y_i - \hat{Y}_i)^2$$

$$SS_{\text{TOT}} = SS_{\text{REGR}} + SS_{\text{RES}}$$

con gradi di libertà per la devianza totale dati da $n - 1$ cioè dal numero di osservazioni meno uno, per la devianza di regressione dati da k (numero dei coefficienti di regressione), per la devianza residua dati da $n - k - 1$.

Ora

$$\text{MS}_\text{RES} = \text{SS}_\text{RES}/(n - k - 1)$$

è una stima corretta di σ^2 se sono valide le assunzioni del modello, e quindi

$$[\text{MS}_\text{RES} \cdot (n - k - 1)]/\sigma^2 \sim \chi^2_{n-k-1}.$$

Se è vera l'ipotesi nulla:

$$H_0 : b_1 = b_2 = \cdots = b_r = 0$$

allora:

$$\text{MS}_\text{REG} = \text{SS}_\text{REG}/(k) \qquad \text{è un'altra stima corretta di} \quad \sigma^2 \qquad \text{ed inoltre:}$$

$$[\text{MS}_\text{REG} \cdot (k)]/\sigma^2 \sim \chi^2_k$$

Pertanto l'ipotesi nulla H_0 relativa ai coefficienti di regressione parziali contro l'ipotesi alternativa H_1 che almeno un $b_j \neq 0$ può essere verificata sulla base della statistica:

$$F = \text{MS}_\text{REG}/\text{MS}_\text{RES}$$

dove F ha una distribuzione di Fisher con gradi di libertà k e $n - k - 1$. Se F calcolato sui dati risulta maggiore di quello tabulato per i fissati gradi di libertà, una volta scelto il livello di significatività α, si rifiuta l'ipotesi nulla.

MS_REG è una stima in eccesso per σ^2 nel caso in cui il modello non risulti adeguato per quanto concerne l'ipotesi di linearità della regressione.

Il test statistico relativo all'adeguatezza del modello può essere costruito come test per la linearità di un modello di regressione semplice quando per ogni combinazione di valori delle variabili X siano stati ottenuti due o più valori per Y. Infatti in questo caso la devianza residua può essere scomposta in due quote: una dovuta all'errore e l'altra alla devianza della linearità. In pratica capita più frequentemente di avere una singola osservazione Y per ogni combinazione delle X.

In questo caso informazioni circa la linearità della regressione possono essere ottenute con lo studio grafico dei residui ($d_i = Y_i - \hat{Y}_i$) associando questi valori a quelli corrispondenti delle variabili indipendenti. Per esempio se non ci sono deviazioni rilevanti dalla linearità per quanto riguarda la variabile X, ci possiamo attendere che i punti (X_{ij}, d_i) siano disposti casualmente sul grafico X/d.

L'analisi dei residui può mettere in evidenza altre anomalie per quanto riguarda le assunzioni del modello: ad esempio si può saggiare l'ipotesi di normalità della distribuzione degli errori.

La bontà dell'adattamento dell'equazione di regressione ai dati sperimentali può essere misurata come correlazione tra i valori stimati $\hat{Y}_i$ e quelli osservati Y_i.

Il coefficiente di correlazione tra i valori attesi e quelli osservati è indicato come coefficiente di correlazione multipla R ed è dato da:

$$R = \frac{\sum_i (Y_i - \bar{Y})(\hat{Y}_i - \bar{Y})}{\sqrt{\sum_i (Y_i - \bar{Y})^2 \sum_i (\hat{Y}_i - \bar{Y})^2}}$$

oppure da:

$$R^2 = \mathrm{SS_{REG}}/\mathrm{SS_{TOT}}.$$

R^2 misura la quota della devianza della Y legata alle variazioni delle X incluse nell'equazione di regressione:

$1 - R^2$ è la quota di devianza della Y dovuta ad altre cause, ad esempio cause accidentali o di errore, altre variabili, termini non lineari non considerati nell'equazione di regressione.

Riprendendo i dati dell'esempio si ha per essi la tabella 8.4 per l'analisi della varianza.

Dai risultati dell'analisi riportati in tabella si evince che, sebbene l'ipotesi nulla $H_0 : b_1 = b_2 = b_3 = 0$ venga rifiutata, il valore di R^2 è piuttosto basso,

Tabella 8.4. Tavola dell'analisi della varianza per il modello di regressione multipla relativo al tempo di sopravvivenza (Y) di 192 soggetti affetti da tumore gliale in funzione dell'età, diametro del tumore, stato di salute.

Sorgenti di variazione	Devianze	g.l.	Varianze	F-calc.	P	R^2
REGRESSIONE	27106	3	9035.3	30.265	<0.05	0.3257
RESIDUA	56125	188	298.54			
TOTALE	83231	191				

cioè il modello proposto spiega solo il 33% della variabilità dei dati; pertanto altri modelli contenenti altre variabili indipendenti o trasformazioni di esse, dovrebbero essere provati.

8.8 Intervalli di confidenza per le stime.

Un altro problema inferenziale che si presenta è quello di determinare gli intervalli di confidenza per le diverse stime.

Tenendo conto di quanto affermato nei Teoremi 2 e 3 e che:

1. i diversi valori della componente casuale sono tra loro indipendenti;

2. i valori attesi della media e varianza sono 0 e σ^2;

3. i coefficienti b_i sono combinazioni lineari delle variabili Y;

si dimostra che:

$$\mathrm{var}(\hat{b}) = \sigma^2 (X'X)^{-1}$$

e pertanto la varianza di ogni coefficiente $\hat{b}_i$ si ottiene moltiplicando σ^2 per l'elemento di posto (i, i) sulla diagonale principale della matrice $(X'X)^{-1}$, che indichiamo con a_{ii}, mentre la covarianza di $\hat{b}_i \hat{b}_j$ si trova moltiplicando σ^2 per i termini (i, j) della matrice S^{-1}.

Ora σ^2 è stimato da:

$$S^2 = \sum_{i=1}^{n} e_i^2 / (n - r).$$

Inoltre $\hat{b}$ sono funzioni lineari di variabili aleatorie con distribuzioni normali Y e pertanto sono essi stessi distribuiti secondo una normale:

$$\hat{b}_i \sim N(b_i, a_{ii}\sigma^2).$$

Allora:

$$T = \frac{\hat{b}_i - b_i}{\sqrt{\sum e_i^2/(n-r)}\sqrt{a_{ii}}}$$

ha una distribuzione t-Student con $n-r$ gradi di libertà.

Pertanto per verificare l'ipotesi nulla:

$$H_0 : b_i = b_i'$$

si usa la distribuzione t per determinare la regione critica.

Infine l'intervallo di confidenza per b_i è dato da:

$$\hat{b}_i \pm t_{n-r,\alpha/2}\sqrt{a_{ii}}.S$$

Sempre per i dati analizzati nell'esempio, relativi a pazienti affetti da tumore gliale, si trova che la matrice di varianze e covarianze per i coefficienti di regressione b_i è data da:

$$\sum_{\hat{b}} = \begin{pmatrix} 26.5 & -.45 & -.19 & 2.42 \\ -.45 & .016 & E-4 & -.12 \\ -.19 & E-4 & .0039 & -.0028 \\ 2.42 & -.12 & -.0028 & 1.40 \end{pmatrix}.$$

Gli intervalli di confidenza e i relativi test t-Student per i singoli coefficienti sono riportati nella tabella 8.5.

Tabella 8.5. Stima dei parametri, intervalli di confidenza e test delle ipotesi per il modello di regressione multipla.

Coefficiente b	Valore b	Errore stand.	Intervallo di confid. al 95%	T-calc. H_o: b=0	Significativita'
INTERCETTA	35.732	0.298	35.148-36.316	119.90	p<0.0001
ETA'	0.194	0.007	0.180-0.208	27.71	p<0.0001
DIAMETRO	-0.068	0.004	-0.076-0.060	17.00	p<0.0001
STATO	-7.843	0.069	7.978-7.708	113.67	p<0.0001

8.9 Verifica di ipotesi su b.

Molto spesso nella pratica si hanno da verificare ipotesi particolari sui coefficienti di regressione. Tali ipotesi possono essere formalizzate in un certo numero di relazioni linearmenti indipendenti tra i parametri b. Siano queste equazioni espresse ad esempio come:

$$c : Lb = 0.$$

Se con C rappresentiamo il modello completo $Y = Xb + e$ si valuta la quantità:

$$S(Y, b) = \|Y - Xb\|^2$$

indicata con S_C e S_c il minimo di tale quantità, valutato rispettivamente per il modello completo e nell'insieme delle ipotesi determinate dalle equazioni linearmente indipendenti, si può dimostrare che la statistica utilizzata per verificare l'ipotesi nulla sui coefficienti di regressione, e data da:

$$F = (n - r)(S_c - S_C)/qS_C$$

segue una distribuzione di Fisher con q e $n - r$ gradi di libertà (q è il numero di relazioni tra i parametri). Pertanto si rifiuterà l'ipotesi nulla se:

$$(n - r)(S_c - S_C)/qS_C > F_0$$

dove:

$$F_0 = F_{q,n-r,\alpha}.$$

OSSERVAZIONE 4. S_c si ottiene sostituendo in $S(Y, b)$ le stime $\hat{b}$ ottenute per il modello lineare che soddisfa l'ipotesi nulla, mentre S_C si ottiene sostituendo in $S(Y, b)$ le stime di b per il modello inizialmente ipotizzato.

Se per i dati sin ora analizzati imponiamo la condizione:

$$c : b_1 = 0$$

si ha $S_c = 56815$ e $S_C = 56125$ $n - r = 188$ $q = 1$, da cui $F = 2.3112$. Poichè F tabulato con 1 e 188 gradi di libertà al fissato livello di significatività $\alpha = 0.05$, è pari a 3.84, possiamo accettare l'ipotesi che il modello ridotto

$\hat{Y} = b_o + b_2 X_2 + b_3 X_3$, spiega comunque "bene" i dati osservati. Si noti inoltre che R^2 per questo modello è pari a 0.318, cioè ben poco diverso da quello del modello completo: $\hat{Y} = b_o + b_1 X_1 + b_2 X_2 + b_3 X_3$, per cui sembra che l'età non influenzi molto la variabile dipendente tempo di sopravvivenza. Si osservi comunque che l'informazione data da X_1 è già in qualche modo contenuta nella variabile X_3 (si guardi la definizione di X_3).

Invece se consideriamo:

$$c : b_1 = 0 \qquad e \qquad b_3 = 0$$

si ha : $S_c = 82515$ $\quad S_C = 56125$ $\quad n - r = 188$ $\quad q = 2$ e $F = 44.198$ che risulta maggiore del valore di F tabulato con 2 e 188 gradi di libertà ad un livello di significatività $\alpha = 0.05$. Infatti F tabulato è uguale a 3.00 In questo caso allora possiamo concludere che il diametro da solo è inadeguato a spiegare l'andamento del tempo di sopravvivenza.

8.10 Test F parziale per le variabili X.

In molte applicazioni della regressione multipla è necessario valutare se sia conveniente o meno includere una data variabile indipendente nel modello.

Se le X non sono tra loro correlate il contributo di ciascuna variabile è costante, indipendentemente dal fatto che nel modello siano considerate tutte o alcune soltanto.

Quando invece le X sono correlate la devianza della regressione attribuibile a ciascun termine varia a seconda delle dimensioni del modello. Pertanto, per poter misurare l'effetto dell'inserimento di una variabile in una equazione lineare, è necessario confrontare le devianze delle due regressioni. Ad esempio consideriamo i due modelli:

1) $\qquad\qquad \hat{Y} = \hat{b}_0 + \hat{b}_1 X_1 + \hat{b}_2 X_2 + \hat{b}_3 X_3$

2) $\qquad\qquad \hat{Y} = \hat{b}_0 + \hat{b}_2 X_2 + \hat{b}_3 X_3$

Si può misurare il contributo del termine $\hat{b}_1 X_1$ valutando l'incremento di devianza della regressione rispetto al modello più semplice, cioè:

$$SS(b_1|b_2, b_3) = SS(b_1, b_2, b_3) - SS(b_2, b_3)$$

con gradi di libertà 1 = 3 - 2.

Si osservi che $SS(b_1/b_2, b_3)$ è l'incremento della devianza della regressione dovuta all'aggiunta del termine $\hat{b}_1 X_1$ mentre $SS(b_1, b_2, b_3)$ e $SS(b_2, b_3)$ sono le devianze della regressione riferite ai modelli 1) e 2) rispettivamente.

Si ha:

$$SS(b_1/b_2, b_3) = b_1^2 \sum_{i=1}^{n} (X_{1i} - \bar{X}_1)^2$$

quando le covarianze tra la X e le altre variabili indipendenti sono uguali a zero.

Si può dimostrare che se $b_1 = 0$ e gli errori sono distribuiti normalmente, $SS(b_1/b_2, b_3)$ è un'altra stima per σ^2, pertanto $SS(b_1/b_2, b_3)/\sigma^2$ tende ad una χ^2 con un grado di libertà in modo indipendente dalla varianza residua $SS_{\text{RES}}/(n - k - 1)$ pertanto:

$$SS(b_1/b_2, b_3)/MS_{\text{RES}} \sim F_{1, n-k-1}$$

può essere utilizzata come una statistica per verificare l'ipotesi nulla sulla significatività di b_1.

Infine quindi la significatività dell'aumento della varianza della regressione in seguito all'inclusione di X_1 può essere valutata confrontando la quota di varianza della X_1 con la varianza residua.

Questo test è detto: TEST F PARZIALE DELLE VARIABILI X.

Quando viene eseguito per tutte le variabili può essere utilizzato come criterio per stabilire l'importanza relativa delle variabili da includere nella regressione.

Analogamente si può utilizzare tale test per valutare simultaneamente il contributo di gruppi di variabili. Ad esempio:

$$SS(b_4 b_5|b_1 b_2 b_3 b_6) = SS(b_1 b_2 b_3 b_4 b_5 b_6) - SS(b_1 b_2 b_3 b_6)$$

con gradi di libertà : 2 = 6 − 4

può essere utilizzata per valutare in un modello che prevede sei variabili indipendenti il contributo di X_4 e X_5 contemporaneamente.

In generale quindi la statistica da usare per il test è:

$$[SS(b_i/b_j)/gl]/MS_{RES}$$

che tende ad una distribuzione F di Fisher con gradi di libertà gl e $n - r$ (b_i, b_j sono vettori). Alcuni test parziali per il modello di regressione relativo allo studio della dipendenza del tempo di sopravvivenza, in funzione dell'età, del diametro del tumore, dello stato del paziente, in 192 soggetti affetti da tumori gliali, sono riportati nella tabella 8.6.

Tabella 8.6. Tavola dei test F-parziali per il modello di regressione multipla.

FONTI	g.l.	Devianze	Varianze	F -calc.	Significativita'
X1,X2,X3	3	27106.00	9035.30	30.265	p<0.001
X2 solo	1	715.76	715.76	2.397	p>0.05
X1,X3/X2	2	26390.24	13195.12	44.199	p<0.001
X2,X3 sole	2	26416.00	13290.00	44.240	p<0.001
X1/X2,X3	1	690.00	690.00	2.311	p>0.05
RESIDUO	188	56125.00	298.54		
TOTALE	191	83231.00			

Per una corretta interpretazione dell'analisi di regressione multipla è importante fare alcune considerazioni riguardo i test parziali.

Nel caso in cui si abbia un gruppo di variabili X altamente correlate tra loro è possibile che il test eseguito separatamente per ogni coefficiente di regressione parziale risulti non significativo, mentre l'eliminazione di tutte le variabili del gruppo comporta una riduzione significativa della devianza della regressione.

Pertanto, se l'obiettivo è quello di fare previsioni intorno a Y, è allora conveniente sempre tenere nel modello la variabile X che riassume più fedelmente e più esaurientemente l'informazione di tutte le variabili correlate del gruppo.

Quando si vuole ottenere una misura delle singole variabili X nei riguardi della risposta Y la quota di variazione della Y attribuibile alle variabili del gruppo deve essere intesa come dovuta alla variazione associata delle diverse

X del gruppo. Essa può derivare dai singoli effetti delle X, dagli effetti dell'associazione tra le X, da eventuali loro interazioni. Le stesse considerazioni valgono per le variabili escluse dal modello ma associate con quelle che vi sono comprese. Quando si hanno molte variabili, esistono diversi metodi di scelta delle variabili indipendenti per il "miglior" modello. Si rimanda al Draper & Smith per maggiori approfondimenti di tali tecniche di selezione.

8.11 Esame dei residui.

I metodi che andremo a descrivere sono utilizzati per verificare la validità di alcuni assunti, non solo per i modelli di regressione lineare, ma anche per quelli non lineari. I metodi proposti sono di tipo grafico, perciò facilmente applicabili.

Ricordiamo che i residui sono definiti come le n differenze $d_i = Y_i - \hat{Y}_i$ $1, 2, \ldots, n$, dove Y_i è l'osservazione e $\hat{Y}_i$ è il valore corrispondente ottenuto mediante il modello di regressione.

Quando abbiamo costruito il modello di regressione tra gli assunti fondamentali c'era che gli errori fossero distribuiti in modo gaussiano, indipendenti, con media zero e varianza comune σ^2.

Allora, se il modello proposto è corretto, gli errori devono rispettare tali assunti. Pertanto, analizzando i residui, è possibile verificare la validità delle ipotesi del modello proposto.

8.11.1 Plot dei residui completi.

Dal grafico completo che conduce ad un istogramma è possibile verificare se la ipotesi di normalità della distribuzione è accettabile, tenendo conto che la media dei residui dovrebbe essere uguale a zero. Questa condizione risulta sempre verificata se esiste un termine di intercetta nel modello proposto.

Lo studio, mediante test statistici sulla bontà dell'adattamento di una distribuzione empirica ad una teorica ipotizzata, può quindi essere utilizzato a completamento dell'analisi grafica.

Si osservi ancora che solitamente si assume $e_i \sim N(0,\sigma)$ e pertanto $e_i/\sigma \sim N(0,1)$. Se il modello è corretto:

$$S^2 = \sum_{i=1}^{n} e_i^2/(n-r)$$

è una stima di σ^2 ed inoltre, se ignoriamo errori di arrotondamento, è accettabile la condizione che: $\sum_{i=1}^{n} d_i/n = 0$. La quantità d_i/S è spesso chiamata deviata normale standardizzata dei residui d_i.

Allora d_i/S $(i = 1, 2, \ldots, n)$ possono essere messi su un grafico per poi verificare l'ipotesi che $e_i/S \sim N(0,1)$.

Poichè il 95% dei valori di una distribuzione normale standard cadono nell'intervallo (-1.96, +1.96) possiamo aspettarci che circa il 95% dei residui d_i/S cada nell'intervallo $(-2, +2)$ se gli errori seguono una distribuzione normale. Si osservi che se $(n - r)$ è piccolo i limiti possono essere più correttamente determinati usando la distribuzione t-Student con $n - r$ gradi di libertà.

In figura 8.2 viene riportato il plot dei residui standardizzati per il modello di regressione semplice analizzato all'inizio del Capitolo. Dall'analisi del grafico possiamo concludere che non c'è nessuna evidenza per non accettare la ipotesi di normalità per il modello proposto.

8.11.2 Plot dei residui in funzione di $\hat{Y}_i$.

Quando riportiamo a grafico i residui in funzione di $\hat{Y}_i$ ed essi si distribuiscono lungo una banda (fig. 8.3(1)) non c'è motivo di supporre alcuna violazione delle ipotesi del modello.

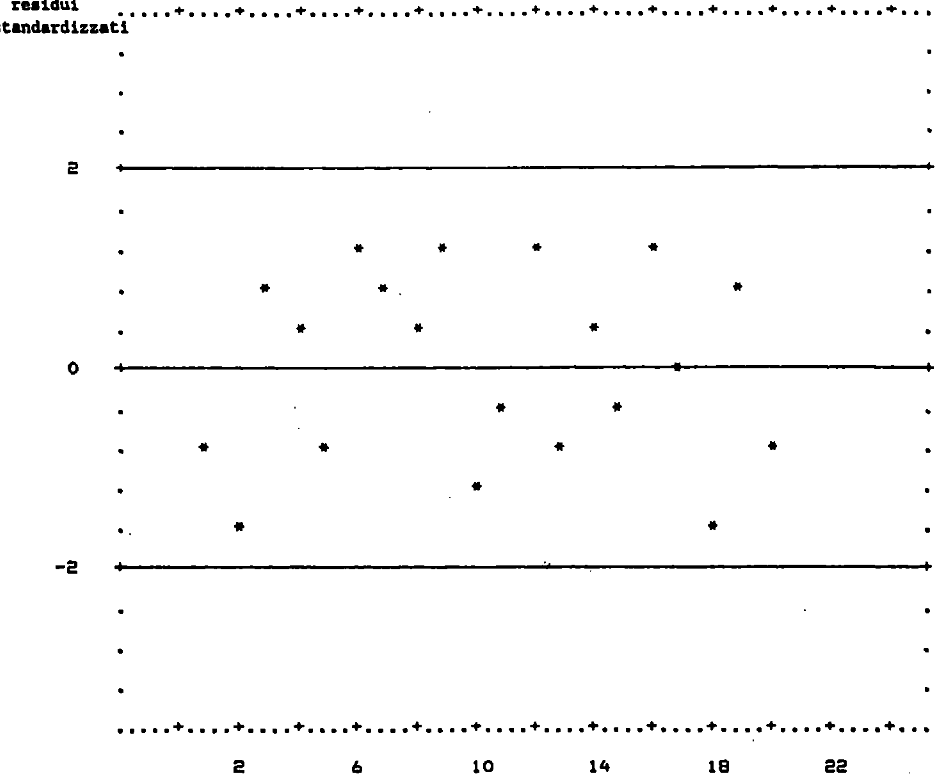

Figura 8.2. Andamento dei residui standardizzati per il modello di regressione semplice relativo al peso della parte destra (Y) in funzione della parte sinistra (X) del fegato.

Come esempio si veda la figura 8.4 in cui sono riportati i residui in funzione di $\hat{Y}_i$ per il modello di regressione semplice relativo ai dati della parte destra e sinistra del fegato di venti individui.

Se i dati si distribuiscono secondo lo schema riportato in fig. 8.3(2), significa che la varianza non è costante e pertanto è necessaria o una trasformazione delle variabili Y oppure l'utilizzo del metodo dei minimi quadrati pesati per ottenere le stime dei parametri.

Se i dati si distribuiscono secondo il grafico in fig. 8.3(3) significa che ci sono errori nell'analisi. Valori negativi dei residui indicano una sovrastima di $\hat{Y}_i$, valori positivi indicano una sottostima. Un effetto di questo genere può verificarsi quando è stato erroneamente omesso il termine intercetta (a).

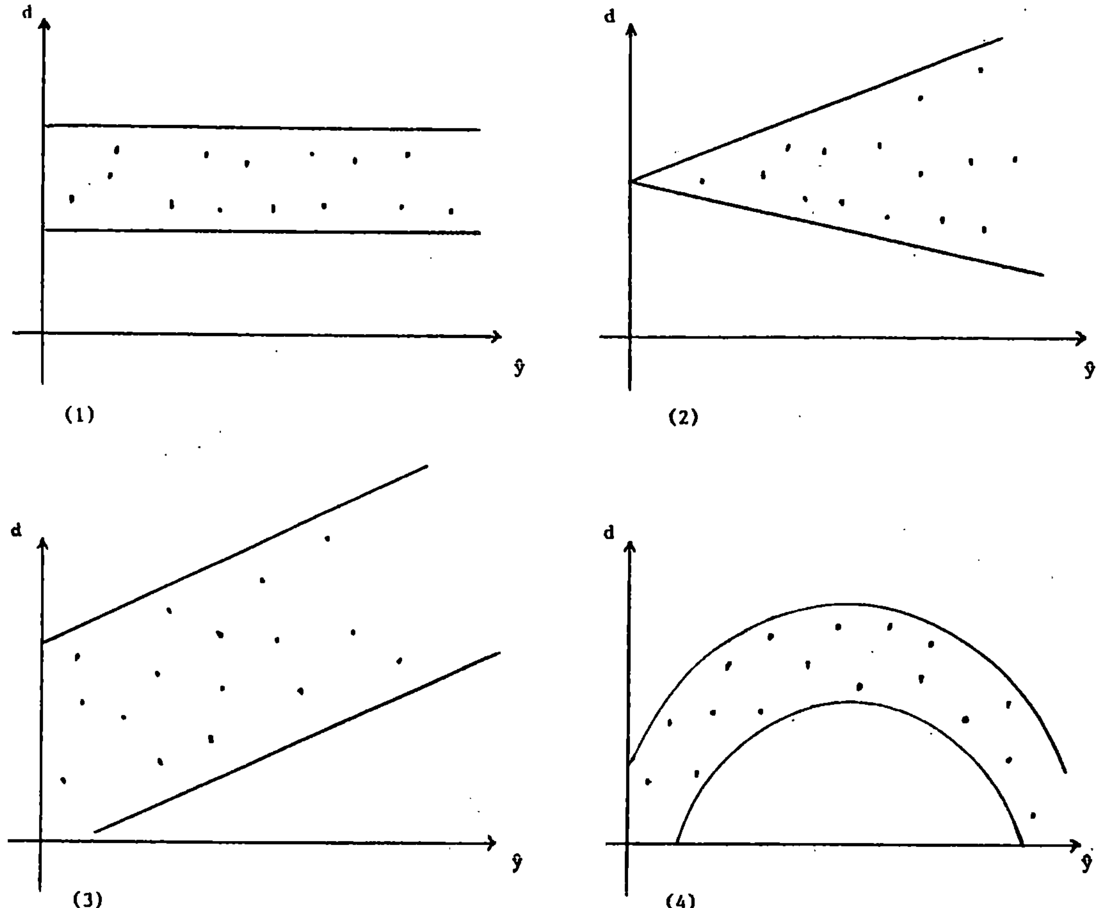

Figura 8.3. Possibili andamenti dei residui.

Se i dati si distribuiscono come in fig. 8.3.(4), il modello è inadeguato, bisogna introdurre nuovi termini, trasformare le Y_i, considerare interazioni, ecc.

8.11.3 Plot in funzione delle X_{ij}.

I tipi di grafici possibili sono gli stessi di quelli descritti nel paragrafo precedente. In questo caso la figura 8.3(1), indica nessuna anomalia, la figura 8.3(2) indica varianza non costante, la figura 8.3(3) errori di calcolo, gli effetti non sono stati ben presi in considerazione, la figura 8.3(4), ci dice che bisogna introdurre ulteriori termini ad esempio quadrati delle X_i, trasformazioni per Y_i ecc.

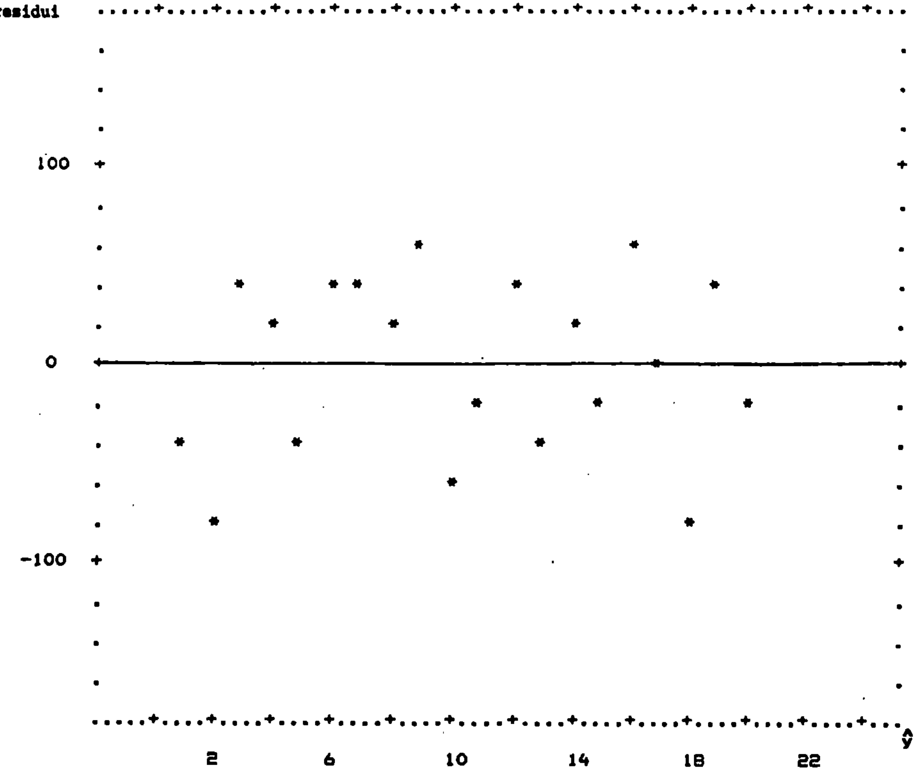

Figura 8.4 Andamento dei residui in funzione dei valori previsti per il modello di regressione semplice relativo al peso della parte destra (Y) in funzione della parte sinistra (X) del fegato.

È evidente che questo tipo di analisi non è consigliabile quando abbiamo un numero molto alto di variabili indipendenti presenti nel modello.

8.11.4 Plot in funzione del tempo.

Se i residui possono essere posti in grafico in ordine temporale allora la figura 8.3(1) indica che il tempo non influenza il modello per i dati considerati, la figura 8.3(2) indica che la varianza non è costante ma cresce con il tempo e pertanto è consigliabile adottare un metodo di stima dei minimi quadrati pesati, la figura 8.3(3) indica la necessità di includere nel modello un termine lineare in funzione del tempo, la figura 8.3(4) suggerisce di introdurre nel modello un termine lineare e uno quadratico in funzione del tempo. Ovviamente possono verificarsi combinazioni delle condizioni citate.

8.12 Correlazione e test di indipendenza.

Nella correlazione si cerca di determinare il grado di associazione di due variabili senza considerarne una dipendente e l'altra indipendente. Pertanto si parlerà più propriamente di correlazione quando il concetto di dipendenza "causale", implicito nella regressione, viene sostituito con quello più generale di dipendenza stocastica.

Si dice quindi "correlazione" la relazione tra due o più variabili dipendenti, almeno in parte, da cause comuni.

Nello studio della correlazione ci si propone di rispondere a due domande:

1. i dati osservati indicano che le due variabili variano congiuntamente;

e, in caso affermativo:

2. qual è il loro grado di associazione.

A queste domande si può rispondere calcolando, sulla base dei dati sperimentali, il coefficiente di correlazione del campione definito da:

$$r = \frac{\sum_i (X_i - \bar{X})(Y_i - \bar{Y})}{\sqrt{\sum (X_i - \bar{X})^2 \sum (Y_i - \bar{Y})^2}}$$

che è un indice che stabilisce il grado ed il tipo di associazione lineare tra le due variabili, il segno di r indica il tipo di associazione (positiva o negativa) e il valore assoluto ne specifica il grado; r può assumere valori tra -1 e +1 e varia a seconda del grado di associazione lineare tra le due variabili.

È importante tener presente che r misura l'associazione lineare tra le due variabili, nel senso che un basso valore di r non indica necessariamente mancanza di relazione tra X e Y, per esempio ci potrebbe essere una relazione stretta ma di tipo curvilineo come già descritto nel capitolo II.

Supponiamo ora di voler verificare la significatività del coefficiente di correlazione sulla base di una ipotesi statistica. Consideriamo allora le due variabili aleatorie X e Y e supponiamo che la distribuzione congiunta di (X, Y) sia una normale bivariata, cioè tale che:

$$f(x,y) = \frac{1}{2\pi\sigma_x\sigma_y\sqrt{1-\rho^2}} \exp\left[-\frac{1}{2(1-\rho^2)}\left[\left(\frac{x-\mu_x}{\sigma_x}\right)^2 + \left(\frac{y-\mu_y}{\sigma_y}\right)^2\right.\right.$$

$$\left.\left. -2\rho\left(\frac{x-\mu_x}{\sigma_x}\right)\left(\frac{y-\mu_y}{\sigma_y}\right)\right]\right]$$

$$\text{per} \quad -\infty < \binom{x}{y} < +\infty.$$

Come è facile osservare la distribuzione normale bivariata è definita dai 5 parametri $\mu_x, \mu_y, \sigma_x, \sigma_y, \rho$ cioè dalla media e varianza delle due variabili X e Y e dal loro coefficiente di correlazione ρ. Spesso si è interessati a sapere se X e Y si possono considerare indipendenti oppure no; nel caso di distribuzione di X e Y normale bivariata ciò corrisponde a verificare l'ipotesi nulla:

$$H_0 : \rho = 0$$

contro l'alternativa:

$$H_1 : \rho \neq 0$$

Si osservi che indipendenza e non correlazione sono equivalenti solo nel caso di normale bivariata. Infatti sostituendo $\rho = 0$ nella espressione della distribuzione congiunta di (X, Y) si trova che:

$$f(x,y) = f(x)f(y)$$

cioè la densità congiunta è fattorizzabile nel prodotto delle distribuzioni marginali normali di X e di Y.

Per la costruzione della statistica atta a verificare l'ipotesi nulla H_0 contro l'alternativa H_1 si stima, sulla base dei dati campionari, il coefficiente di correlazione, la stima è data da r. La statistica più opportuna risulta:

$$T = r\sqrt{\frac{n-2}{1-r^2}}$$

che, sotto l'ipotesi nulla, segue una distribuzione t-Student con $n - 2$ gradi di libertà.

Per i dati relativi alle misure della parte destra e sinistra del fegato, già considerati, si ha: $r = 0.828$ con un valore per la statistica $T = 6.2695$ che risulta altamente significativa ($p < 0.001$).

L'uso della statistica T è appropriato solo se si vuole verificare l'ipotesi nulla $H_0 : \rho = 0$. Se si desidera verificare l'ipotesi $H_0 : \rho = \rho_0 \neq 0$, Fisher suggerisce il seguente approccio. Si considera la quantità:

$$Z_r = \frac{1}{2} ln \left(\frac{1+r}{1-r} \right)$$

si può dimostrare che Z_r segue una distribuzione normale con media: $z_\rho = \frac{1}{2} ln \left(\frac{1+\rho}{1-\rho} \right)$ e deviazione standard: $\frac{1}{\sqrt{n-3}}$. Il test è allora basato sulla statistica:

$$Z = (Z_r - z_\rho)/(1/\sqrt{n-3})$$

che segue una distribuzione normale standard $N(0,1)$.

Il valore critico viene pertanto determinato utilizzando le tavole della distribuzione normale standard.

Capitolo IX: analisi di tempi di sopravvivenza (popolazioni omogenee).

9.1 I tempi di sopravvivenza.

L'analisi statistica dei cosiddetti tempi di sopravvivenza o tempi di fallimento, che ha lunga tradizione nelle scienze biomediche e ingegneristiche, è stata oggetto, negli anni recenti, di un rinnovato interesse da parte di vari settori della ricerca.

Tutt'altro che specifica è, infatti, la sua sfera di applicabilità nonostante l'evidente limitazione implicata dal termine "tempi di sopravvivenza".

L'elemento essenziale per cui un problema è ammissibile nell'ambito di tale analisi è costituito dalla presenza di una misura aleatoria non negativa legata al tempo di accadimento di uno o più eventi di interesse. È proprio la genericità estrema, con cui tale evento è definito, che consente di includere situazioni della più diversa natura, interessando vari campi di studio.

L'evento in questione può essere, ad esempio, il decesso di un paziente, la rottura di una componente di un'apparecchiatura, l'apprendimento di una certa operazione e così via.

Gli obiettivi di uno studio condotto sui tempi di sopravvivenza possono essere molteplici. A volte può interessare studiare la distribuzione del tempo di fallimento all'interno di una singola popolazione omogenea; più frequentemente le popolazioni prese in esame sono eterogenee e ciò che interessa è analizzare la dipendenza del tempo di sopravvivenza dalle caratteristiche che descrivono tale eterogeneità.

Un caso particolare è quello in cui l'eterogeneità è legata soltanto alla diversità di condizioni sperimentali e ciò che interessa è confrontare i tempi di sopravvivenza in corrispondenza alle diverse condizioni. Più complessa è la situazione in cui alla diversità di condizioni sperimentali si sovrappone l'intrinseca eterogeneità dei singoli individui della popolazione. Si pensi per esempio a studi condotti in campo medico per il confronto di trattamenti o per l'individuazione di fattori prognostici. In questi casi l'interesse è ancora quello di confrontare dei tempi di sopravvivenza, ma il quadro delle variabili, che possono influenzare tali tempi, può essere molto complesso.

Per chiarire meglio quanto fin qui detto, consideriamo alcuni problemi che possono essere trattati nell'ambito dell'analisi di sopravvivenza.

9.1.1 Esperimenti in vitro su materiale cellulare

Nello studio di terapie antitumorali una fase importante è costituita dagli studi condotti su popolazioni cellulari in vitro per l'analisi della risposta a diversi schemi di trattamento.

Consideriamo, per esempio, lo studio di terapie radiologiche. In questo caso la prima fase di una sperimentazione viene, generalmente, effettuata sottoponendo popolazioni cellulari a diversi tipi di dosaggio e analizzando le risposte in termini di proporzione di cellule sopravvissute ai vari trattamenti dopo un certo periodo di tempo. I tempi di sopravvivenza si riferiscono, in questo caso, ai periodi intercorsi tra l'inizio della somministrazione e gli istanti di morte delle varie cellule che costituiscono la popolazione cellulare in esame.

Per questo tipo di studi sono state sviluppate metodologie appropriate, l'analisi va generalmente sotto il nome di "analisi dose / risposta".

9.1.2 Analisi di tempi di insorgenza per malattie genetiche

Uno dei problemi di maggior interesse, affrontati dai consultori genetici, è legato alle metodologie di previsione in merito al tempo di insorgenza di malattie ereditarie, che rimangono asintomatiche per un certo periodo, la cui presenza non è quindi evidente al momento della nascita.

Appartengono a questa classe di malattie la distrofia muscolare o la chorea di Huntington.

Il tempo di sopravvivenza, in questo caso, coincide con il tempo trascorso dalla nascita al manifestarsi dei primi sintomi dalla malattia.

Anche per questo tipo di problemi sono state sviluppate metodologie appropriate.

9.1.3 Analisi di tempi di guasto per protesi.

L'interesse per studi legati al problema dell'affidabilità delle protesi è evidente. Si pensi, per esempio, agli studi sulla durata delle valvole cardiache artificiali.

Il tempo di sopravvivenza, in questo caso, coincide con il periodo in cui la protesi si mantiene funzionante.

Gli esperimenti legati a questo tipo di problemi hanno delle loro peculiarità, che verranno descritte nel seguito.

9.1.4 Identificazione di fattori prognostici.

Questo tipo di studi è legato all'eterogeneità delle risposte osservate, in termini di periodo di sopravvivenza propriamente detto, su gruppi di pazienti affetti, per esempio, da particolari malattie tumorali. In tale situazione si cerca di identificare quali siano le caratteristiche che identificano risposte più o meno favorevoli, anche con lo scopo, quando sia possibile, di agire in modo da influire positivamente sullo stesso periodo di sopravvivenza.

Per effettuare tale tipo di analisi sono stati registrati i dati relativi ai 192 pazienti affetti da tumore gliale, che abbiamo già lungamente trattato.

9.1.5 Studio del periodo di incubazione di malattie infettive.

In questo caso il tempo che interessa studiare è quello che intercorre tra il momento dell'infezione e il momento della comparsa dei primi sintomi della malattia. Attualmente un periodo di incubazione tra i più studiati è quello relativo all'A.I.D.S., infatti migliori conoscenze sulla distribuzione di probabilità di tale periodo potrebbero consentire previsioni più affidabili sullo sviluppo dell'epidemia, come pure una più mirata opera di prevenzione.

Nello studio di problemi legati ai tempi di sopravvivenza è innanzitutto necessario che tali variabili siano definite senza ambiguità. In altre parole devono essere definiti senza ambiguità sia l'evento che determina l'istante iniziale del periodo di sopravvivenza, sia l'evento che ne determina l'istante finale. Il problema della definizione di tali eventi, se risulta relativamente semplice in alcuni casi (per esempio il caso 9.1.3.), non lo è altrettanto in altri. Nel caso 9.1.2., per esempio, è facilmente identificabile l'istante dell'evento iniziale (la nascita), ma è estremamente difficile identificare senza ambiguità il verificarsi dell'evento finale, in quanto legato alla comparsa di sintomi, che non sempre sono prontamente individuati come tali. In altri casi può essere più complessa la definizione dell'evento iniziale. Nel caso 9.1.4., per esempio, potrebbe aver senso definire come evento iniziale quello legato alla comparsa della prima cellula tumorale, che però non sarebbe mai osservabile, oppure quello della diagnosi, che però pone il problema legato all'eterogeneità di atteggiamento dei vari individui rispetto alla malattia, che produce grande disparità tra diagnosi precoci e tardive. In ogni caso di tale disparità è possibile tener conto attraverso parametri legati allo stato di salute, da utilizzare nell'analisi. Pertanto il momento della diagnosi è generalmente assunto come istante iniziale per problemi di questo genere.

Una peculiarità legata all'analisi di tempi di sopravvivenza è dovuta alla presenza di dati mancanti, in particolare troncati (censored). Infatti può accadere che di uno dei due eventi che definiscono il tempo di sopravvivenza si sappia soltanto che è avvenuto prima di un certo istante, o dopo un certo istante, senza sapere esattamente quando. Infatti può accadere che al momento dell'analisi alcuni dei pazienti siano ancora in vita (caso 9.1.4.), oppure, nel caso 9.1.5., può essere difficilmente individuabile l'istante di trasmissione della malattia.

Nel caso dell'A.I.D.S., per esempio, questo accade generalmente, date anche le modalità di trasmissione della malattia stessa; è però possibile dire che l'istante di trasmissione è certamente precedente all'istante di sieroconversione.

9.2 Funzioni equivalenti per l'analisi di tempi di sopravvivenza.

Gli strumenti matematici di base per l'analisi di dati di sopravvivenza sono essenzialmente:

1) la funzione di ripartizione F(t), o la funzione di densità f(t) (se esiste), della variabile aleatoria T (tempo di sopravvivenza);

2) la funzione di sopravvivenza: $S(t) = 1 - F(t) = P(T > t)$=probabilità che il tempo di sopravvivenza sia maggiore di t;

3) la funzione rischio istantaneo di morte h(t)=f(t)/S(t);

4) la funzione cumulativa di rischio $H(t) = \int_o^t h(x)dx$.

Il significato di h(t) può essere ricavato mediante le seguenti considerazioni:

$$f(t) = \lim_{t' \to t} \frac{P(t < T \le t')}{t' - t}$$

$$P(t < T \le t') = F(t') - F(t) = \int_t^{t'} f(x)dx$$

$$P(t < T \le t'/t < T) = \frac{F(t') - F(t)}{S(t)} = \int_t^{t'} f(x)dx/S(t) =$$

$$= \frac{f(t'')(t' - t)}{S(t)} \qquad \text{(teorema della media)}$$

$f(t'')(t' - t)/S(t)$ = probabilità che si abbia $t < T \le t'$, sapendo che $t < T$, per un $t \le t'' \le t'$. Se $t' - t = dt$ è molto piccolo allora $t \simeq t' \simeq t''$ e si può approssimare la precedente espressione con $h(t)dt$ = probabilità che $t < T \le t + dt$, sapendo che $t < T$. In altre parole $h(t)dt$ è approssimativamente uguale alla probabilità che il tempo di sopravvivenza (per un generico individuo della popolazione in esame) sia non superiore a $t + dt$, se è noto che supera t. Dato che $t + dt$ è molto prossimo a t si parla di rischio istantaneo di morte.

È immediato verificare che :

$$h(t) = -\frac{d}{dt}\log S(t)$$

$$S(t) = \exp\{-H(t)\}$$

$$f(t) = h(t)\exp\{-H(t)\}$$

Da quanto fin qui detto è evidente che per l'analisi dei tempi di sopravvivenza è possibile utilizzare una qualunque delle funzioni equivalenti introdotte e calcolare le altre di conseguenza.

Un problema che può presentarsi nell'analisi di tempi di sopravvivenza riguarda il calcolo della distribuzione di un tempo $T = min(T1, T2)$ con T1 e T2 tempi di sopravvivenza indipendenti con funzioni di distribuzione note $F1(t), F2(t)$, oppure di un tempo $T' = max(T1, T2)$.

Ci si trova nel primo caso quando la morte, o il guasto, può essere determinato da due cause, che agiscono indipendentemente, cui corrispondono i tempi di sopravvivenza T1 e T2 rispettivamente. Nel caso di un'apparecchiatura questo può anche corrispondere alla situazione fisica in cui essa sia costituita da due componenti in serie con tempi di rottura T1 e T2.

Nel secondo caso la morte, o la rottura, avvengono solo quando due diverse componenti, cui corrispondono tempi di sopravvivenza T1 e T2, siano entrambe guaste. Un macchinario con componenti in parallelo soddisfa questo requisito. La cecità, associata a certe malattie genetiche, sopravviene quando entrambi gli occhi non sono più in grado di "vedere".

254

È evidente inoltre che i due schemi precedenti possono facilmente estendersi all'analisi del minimo o del massimo di più di due tempi di sopravvivenza indipendenti.

Vediamo dunque come sia possibile calcolare le funzioni di sopravvivenza, o di distribuzione, o di rischio, nelle due situazioni esposte.

$$1)\ T = min(T1, T2)$$

$$S(t) = P(T > t) = P(min(T1, T2) > t) = P((T1 > t) \cap (T2 > t)) =$$
$$= P(T1 > t)P(T2 > t) = S1(t)S2(t)$$

da cui segue che $S(t) < min(S1(t), S2(t))$ e $h(t) = h1(t) + h2(t)$.

In altre parole il rischio istantaneo di morte è dato dalla somma dei rischi istantanei di morte delle due componenti e la funzione di sopravvivenza dell'apparecchiatura è minore di tutte e due le funzioni di sopravvivenza delle singole componenti.

$$2) T' = max(T1, T2)$$

$$F(t) = P(T' \leq t) = P(max(T1, T2) \leq t) = P((T1 \leq t) \cap (T2 \leq t)) =$$
$$= P(T1 \leq t)P(T2 \leq t) = F1(t)F2(t)$$

pertanto si ha:

$$F(t) < min(F1(t), F2(t))\ e\ S(t) > max(S1(t), S2(t)).$$

In questo caso, quindi, si ha che la funzione di sopravvivenza dell'apparecchiatura è superiore alle funzioni di sopravvivenza delle singole componenti, pertanto si ha un'apparecchiatura con una vita media più elevata di quella delle singole componenti. Questo è il motivo per cui, nel caso di apparecchi di importanza vitale, si replicano le singole componenti e si mettono in parallelo, in modo da rendere più affidabile l'apparecchiatura complessiva.

9.3 I modelli parametrici più comuni nell'analisi dei tempi di sopravvivenza.

Nella tabella 9.1. sono sinteticamente riportati i modelli parametrici di uso più frequente nell'analisi dei tempi di sopravvivenza con le principali caratteristiche (per un'analisi più approfondita si rinvia al testo di Marubini e Valsecchi, 1987).

Osserviamo che il più semplice modello parametrico prevede una funzione rischio costante. Tale modello esponenziale si adatta a descrivere situazioni assai semplici, ma significative, legate, per esempio, all'analisi dose/risposta.

Supponiamo, infatti, di sottoporre a radiazioni una cellula di una popolazione cellulare, sia λ il numero medio di particelle radioattive che colpisce le cellula per unità di tempo. Supponiamo che si abbia la morte della cellula non appena questa venga colpita da una qualunque particella. Se indichiamo con T il tempo di sopravvivenza cellulare, si ha che $S(t) = exp(-\lambda t)$, che corrisponde proprio al modello esponenziale.

Nella situazione precedente si parla di modello dose/risposta tipo single target-single hit.

La cellula è considerata come un unico bersaglio (single target) e un unico colpo (single hit) è sufficiente a causarne la morte.

Il modello precedente può essere generalizzato per tener conto del fatto che le cellule sono in grado di riparare, almeno in parte, ai danni subiti dalle radiazioni. Si può pertanto ipotizzare che siano necessari n colpi a segno per causare la morte della cellula. In questa situazione si ottiene il modello gamma della tabella 9.1.

Gli altri due modelli della tabella 9.1. si utilizzano quando siano presenti delle ipotesi sull'andamento della funzione rischio compatibili con uno o con

MODELLO	FORMULAZIONE DEL MODELLO	DESCRIZIONE DELLA FUNZIONE RISCHIO h(t)
Esponenziale	$f(t)= \lambda \exp(-\lambda t); \; E(T)= \frac{1}{\lambda}, \; \sigma^2(T)= \frac{1}{\lambda^2}$ $S(t)= \exp(-\lambda t)$	Costante $= \lambda$
GAMMA* *si riduce ad un esponenziale per k=1	$f(t)= \frac{\lambda(\lambda t)^{k-1} e^{-\lambda t}}{\Gamma(k)}$; $E(T)= \frac{k}{\lambda}$, $\sigma^2(T)= \frac{k}{\lambda^2}$ $S(t)= 1-[\frac{1}{\Gamma(k)} \cdot \int_0^t u^{k-1} e^{-u} du]$ con $k > 0$, $\lambda > 0$, $\Gamma(k) = \int_0^\infty u^{k-1} e^{-u} du$	per k<1 monotona decrescente per k>1 monotona crescente per k=1 costante $= \lambda$
WEIBULL* *si riduce ad un esponenziale per α= 1	$f(t) = \lambda\alpha(\lambda t)^{a-1} \exp[-(\lambda t)^a]$; $E(T)=\frac{1}{\lambda}\Gamma(\frac{\alpha+1}{\alpha}), \sigma^2(T)=\frac{1}{\lambda^2}[\Gamma(\frac{\alpha+2}{\alpha})-\Gamma(\frac{\alpha+1}{\alpha})]$ $S(t)=\exp[-(\lambda t)^a]$	per α<1 monotona decrescente per α>1 monotona crescente per α=1 costante $=\lambda$
LOG-NORMALE	$f(t)=(2\pi)^{-\frac{1}{2}} (\sigma t)^{-1} \exp[-\frac{1}{2}(z^2)]; E(t)=e^{\mu+\frac{\sigma^2}{2}}, \sigma^2(T)=(e^\sigma-1)e^{2\mu+\sigma^2}$ $S(t)= 1-\Phi(z)$ con $\Phi(z)= \int_{-\infty}^z (2\pi)^{-\frac{1}{2}} e^{-u^2/2} du$ e $z= \frac{\ln(t)-\mu}{\sigma}$	cresce, raggiunge un massimo e poi decresce. Al variare di σ la forma di h(t) varia ma mantiene in ogni caso il comportamento descritto.

TABELLA 9.1

Modelli parametrici di uso frequente nell'analisi della sopravvivenza.

l'altro. È opportuno comunque notare che si tratta, in entrambi i casi, di modelli piuttosto flessibili, adatti quindi a svariate situazioni.

9.4 Come si presentano i dati relativi a tempi di sopravvivenza.

Il troncamento è una caratteristica dei dati di sopravvivenza.

In generale un risultato si dice troncato quando non si possiede l'informazione sul suo valore esatto, ma si sa soltanto che tale valore è superiore o inferiore a un valore noto.

I dati di sopravvivenza sono generalmente troncati verso l'alto: non si conosce esattamente il tempo di sopravvivenza di un certo individuo, si sa soltanto che supera un valore noto.

Per analizzare meglio il fenomeno, occorre prendere in esame le modalità più usuali di rilevazione dei dati.

9.4.1 Troncamento di I tipo.

Questo tipo di troncamento si verifica soprattutto nella sperimentazione in campo biomedico, ma anche in campo ingegneristico non è infrequente.

Un esperimento produce dati troncati di I tipo se il periodo di osservazione ha una lunghezza prefissata L. Come conseguenza i tempi di guasto sono esattamente noti solo se sono non superiori a L.

L'informazione fornita da un esperimento del genere può essere formalizzata come segue:

$$(t, \delta) = (t_1, \delta_1; t_2, \delta_2; \ldots; t_n, \delta_n)$$

dove:

$$t_i = min(L, T_i) \quad e \quad \delta_i = \begin{cases} 1 & se \quad T_i \leq L \\ 0 & altrimenti \end{cases}$$

La funzione di verosimiglianza in tal caso risulta, qualunque sia il modello utilizzato:

$$g(t, \delta) = \prod_{i=1}^{n} f(t_i)^{\delta_i} [S(L)]^{1-\delta_i}$$

Si può osservare, inoltre, che nulla varia sostanzialmente se i tempi di troncamento sono diversi (L_i) per ogni soggetto sottoposto a sperimentazione. In tal caso, infatti, basta sostituire L_i al posto di L nella precedente formula.

9.4.2 Troncamento di II tipo.

Quando si effettuano esperimenti per lo studio dell'affidabilità di apparecchiature, si sottopongono a esame di durata n elementi e si sospende l'esperimento quando un numero prefissato di essi ha cessato di funzionare. Sia k tale numero.

In un simile esperimento, quindi, solo i k tempi di sopravvivenza più piccoli, tra gli n possibili, sono rilevati esattamente. Si possiede quindi il seguente tipo di informazione:

$t : t_1 < t_2 < \cdots < t_k$, noti esattamente; $n - k$ valori maggiori di t_k.

È evidente che questo tipo di sperimentazione permette di ridurre costi e tempi degli esperimenti. Infatti solo i tempi più piccoli vengono osservati, e solo k apparecchi vengono sacrificati.

Naturalmente questo comporta una perdita di informazione.

Qualunque sia il modello utilizzato, la funzione di verosimiglianza si esprime:

$$f(t) = \binom{n}{k} f(t_1)f(t_2)\ldots f(t_k)[S(t_k)]^{n-k}$$

Dalla massimizzazione di tale funzione, rispetto ai parametri del modello utilizzato, si ottengono quindi le stime di massima verosimiglianza.

Utilizzando anche l'informazione a priori sui parametri del modello si può impostare il problema di stima in ambito bayesiano, come già visto nel capitolo V.

Si potrebbe pensare che risultati non troppo diversi si avrebbero sottoponendo a sperimentazione solo k apparecchi e osservando tutti i tempi di sopravvivenza.

È facile però verificare che questo non è vero.

Consideriamo, a tale proposito, il seguente esempio che utilizza il più semplice modello per i tempi di sopravvivenza: quello esponenziale.

I risultati ottenuti gettano comunque luce su questioni che si presentano in generale con qualsiasi modello e con qualsiasi tipo di troncamento.

Supponiamo quindi che T sia distribuito in modo esponenziale:

$$f(t) = \lambda \exp\{-\lambda t\}$$

e supponiamo di effettuare un esperimento con n apparecchi e, dopo aver osservato i primi k tempi di guasto, di procedere alla stima del parametro della distribuzione esponenziale con il metodo della massima verosimiglianza.

In questo caso la funzione di verosimiglianza si scrive:

$$V(\lambda) = \prod_{i=1}^{k} \lambda \exp\{-\lambda t_i\}[\exp\{-\lambda t_k\}]^{n-k}$$

Per procedere alla massimizzazione, calcoliamo il logaritmo della funzione di verosimiglianza, detto anche "funzione di logverosimiglianza", che risulta:

$$LV(\lambda) = k \log \lambda - \lambda \left[\sum_{i=1}^{k} t_i - (n-k)t_k \right]$$

da cui, derivando rispetto a λ e uguagliando a zero, si ottiene:

$$\hat{\lambda} = \frac{k}{\sum_{i=1}^{k} t_i + (n-k)t_k}$$

che, nel caso in cui si osservino tutti i tempi di guasto (k=n), si riduce a:

$$\hat{\lambda} = \frac{n}{\sum_{i=1}^{n} t_i}$$

Per apprezzare meglio il problema del troncamento consideriamo il risultato di un esperimento in cui $\lambda = 0.01$.

Nella tabella 9.2. sono riportate le rilevazioni relative ad un campionamento di n=100 tempi(X), distribuiti esponenzialmente con parametro $\lambda = 0.01$, e gli stessi valori ordinati in modo crescente (Z).

Supponiamo di effettuare anche un esperimento su n=10 apparecchi.

Se osserviamo solo 10 tempi abbiamo il campione XX, costituito dai primi 10 valori di X, con valore medio e scarto standard dati rispettivamente da MX e SX e stima di massima verosimiglianza per λ data da $LAMX = 0.0048$.

Se osserviamo i 10 tempi più piccoli, su un esperimento su n=100 apparecchi, abbiamo il campione ZZ, costituito dai primi 10 valori di Z, con media MZ, deviazione standard SZ e stima di massima verosimiglianza, ottenuta trascurando i dati troncati, data da $LAMZ = 0.1272$.

La stima di massima verosimiglianza per λ, ottenuta considerando anche l'informazione dovuta ai 90 dati troncati, risulta invece $LAMB = 0.0089$.

Risulta quindi evidente che l'esperimento XX è meno informativo dell'esperimento ZZ, se si considera che tali tempi sono i primi 10 di un esperimento su 100 elementi, mentre, trascurando tale informazione, si ha una evidente distorsione della stima basata sui dati ZZ, che risulta di almeno un ordine di grandezza superiore al vero valore.

Dall'analisi del campione di 100 tempi si ottengono invece i seguenti valori per la media e la stima di λ :

M=96.8 (valore vero 100), LAMBDA=0.0103.

È evidente che la stima di λ ottenuta utilizzando i 100 tempi è migliore di quella ottenuta sulla base dei primi 10 e dell'informazione sul troncamento.

Per ottenere tale miglioramento, abbastanza lieve, si devono però sacrificare 100 apparecchi (o cavie) e attendere circa 530 unità di tempo.

Nella realtà si sacrificano invece solo 10 apparecchi e, per condurre l'esperimento, sono necessarie solo 12 unità di tempo circa. La riduzione di costo di un simile piano sperimentale è evidente.

Osserviamo inoltre che si sarebbero attese 530 unità di tempo anche effet-

Tabella 9.2. Tempi di guasto (X) relativi a 100 apparecchi con distribuzione esponenziale ($\lambda = 0.01$). Campione ordinato (Z). Primi 10 valori di X (XX) e primi 10 valori di Z (ZZ). Medie ed errori standard di XX(MX, SX) e ZZ (MZ, SZ). Stime di λ ottenute sulla base di XX (LAMX), sulla base di ZZ (LAMZ) e sulla base di ZZ e dell'informazione relativa al troncamento (LAMB).

X	Z	X	Z	X	Z
*********	*********	*********	*********	*********	*********
114.58	1.4349	233.85	32.335	241.3	133.8
322.05	5.6536	145.24	35.386	113.95	139.43
68.275	5.6665	35.386	37.453	240.26	143.1
220.81	6.4507	133.8	37.489	145.74	145.24
309.92	8.2868	15.83	42.741	31.506	145.74
103.67	9.3221	230.8	46.958	64.06	148.69
9.4049	9.4049	9.3221	60.261	305.86	167.45
371.99	9.8468	19.358	60.882	46.958	168.28
529.73	10.924	19.079	63.623	18.488	185.42
26.924	11.648	37.489	64.06	222.81	192.19
95.452	13.14	37.453	64.563	148.69	220.81
16.722	13.15	20.081	67.516	360.35	221.99
13.15	14.505	97.731	68.275	5.6536	222.81
32.335	15.83	14.505	69.14	63.623	228.94
18.985	15.966	86.858	73.54	300.56	230.8
15.966	16.722	9.8468	80.4	10.924	233.85
6.4507	17.203	342.73	82.769	82.769	240.26
73.54	17.42	192.19	86.369	143.1	241.3
289.81	18.488	80.4	86.858	114	243.33
120.58	18.985	286.81	87.699	17.203	253.61
11.648	19.079	87.699	93.505	60.882	286.81
475.72	19.083	168.28	95.452	185.42	289.81
86.369	19.358	29.497	96.078	221.99	300.56
104.13	20.081	99.291	97.731	243.33	305.86
31.534	23.992	93.505	99.291	167.45	309.92
24.203	24.203	351.04	103.67	253.61	322.05
42.741	25.117	67.516	104.13	17.42	323.34
25.117	25.768	228.94	112.28	323.34	342.73
64.563	26.924	112.28	113.95	8.2868	351.04
30.617	27.493	69.14	114	13.14	360.35
23.992	29.497	60.261	114.58	5.6665	371.99
27.493	30.617	139.43	118.62	19.083	475.72
1.4349	31.506	118.62	120.58	96.078	529.73
25.768	31.534				

XX	ZZ
********	*******
114.58	1.4349
322.05	5.6536
68.275	5.6665
220.81	6.4507
309.92	8.2868
103.67	9.3221
9.4049	9.4049
371.99	9.8468
529.73	10.924
26.924	11.648

MX	SX	MZ	SZ
******	*****	******	******
207.74	171.7	7.8638	3.0792

SUMX	LAMX	SUMZ	LAMZ
******	********	******	******
2077.4	.0048138	78.638	.12717

LAMB = .0088738

tuando l'esperimento con n=10 apparecchi e osservando tutti i tempi di guasto (dati XX).

9.4.3 Troncamento aleatorio.

Il tipo più generale di troncamento è quello aleatorio, che si verifica soprattutto in campo medico.

Si ha uno schema sperimentale che comporta un troncamento aleatorio quando il periodo di osservazione è fissato (di lunghezza L) e, in più, gli individui entrano in osservazione in istanti aleatori compresi in tale periodo.

È chiaro, quindi, che uno schema simile comporta l'aleatorietà sia della numerosità campionaria, non è noto a priori quali e quanti individui entreranno a far parte del campione, sia dei tempi di troncamento, che non sono più fissi e uguali ad L, ma sono variabili e non superiori ad L.

Tutte le analisi sui tempi di sopravvivenza di pazienti sono legati a questo tipo di troncamento in quanto, evidentemente, non è possibile pianificare l'ingresso contemporaneo di tutti i pazienti nel campione, ma si ha l'ingresso di un individuo in osservazione non appena questo si presenta, per esempio per la diagnosi, l'uscita o al momento della morte o al termine del periodo pianificato per la sperimentazione.

Nell'ipotesi, non troppo irrealistica, che per ogni individuo il tempo di ingresso nel campione sia indipendente dal tempo di morte, è ragionevole operare una traslazione dei tempi per ogni individuo e considerare il campione come costituito da individui presenti (tutti) all'istante iniziale e uscenti, per morte o in vita, in istanti aleatori. In questa formulazione anche la numerosità campionaria viene considerata nota.

A questo schema appartiene la rilevazione dei dati relativi ai pazienti affetti da tumore gliale, che abbiamo ampiamente esaminato nei capitoli precedenti.

L'informazione fornita dal campione si può schematizzare come segue:

$$(t, \delta) = (t_1, \delta_1; t_2, \delta_2; \ldots t_n, \delta_n)$$

e la funzione di verosimiglianza risulta:

$$f(t,\delta) = \prod_{i=1}^{n} f(t_i)^{\delta_i} [S(t_i)]^{1-\delta_i}.$$

È opportuno notare che l'espressione precedente è formalmente identica a quella relativa al caso di troncamento di I tipo, con tempi di troncamento diversi (L_i).

9.4.4 Troncamento doppiamente aleatorio.

In tempi recenti molti sforzi vengono compiuti per ottenere stime affidabili della distribuzione del tempo di incubazione della sindrome da immuno deficienza acquisita (A.I.D.S. o S.I.D.A.).

. Una migliore conoscenza di tale misura aleatoria (in termini di distribuzione o di parametri sintetici) permetterebbe infatti migliori previsioni in merito all'andamento futuro dell'epidemia e interventi più mirati in termini di prevenzione e di controllo farmaceutico durante il periodo di sieropositività.

I tempi di insorgenza, in questo problema, sono assimilabili a tempi di sopravvivenza, ma, i campioni su cui basare i procedimenti di stima sono, nel senso che preciseremo, doppiamente aleatori.

Consideriamo, infatti, alcuni dati disponibili su tali tempi.

Nella tabella 9.3. sono riportati i dati analizzati da Lui, Peterman, Lawrence e Allen (1988) relativi a tempi di insorgenza (in anni) osservati in bambini, contagiati per trasfusione.

Tabella 9.3. Tempi di incubazione osservati (in anni) per pazienti pediatrici di A.I.D.S. contagiati per trasfusione.

ANNI	0	1	2	3	4	5	E(T)=1.625
FREQUENZE ASSOLUTE	4	13	9	4	1	1	TOTALE=32

In merito a tali dati c'è da osservare che:

1) non è noto il numero di bambini contagiati per trasfusione che non abbia ancora sviluppato la malattia, anzi, nessun bambino che non abbia ancora sviluppato la malattia viene identificato;

2) non sono noti i valori dei dati troncati, cioè non sono noti i tempi trascorsi dal momento dell'infezione per tutti gli individui che non hanno già sviluppato la malattia al momento dell'analisi.

Il nostro campione risulta quindi costituito dai "primi" tempi di guasto osservati su un campione di tempi di cui è incognita la numerosità.

In base a quanto osservato nell'esempio del paragrafo 9.4.2., le stime effettuate solo su tali tempi risultano certamente distorte, qualunque sia il modello utilizzato e qualunque sia il parametro da stimare.

In particolare la stima del tempo medio o mediano di incubazione risulta certamente approssimata per difetto.

Questo fatto è ben noto agli epidemiologi che si occupano di questo problema. Si è osservato infatti uno spostamento dei valori delle stime al crescere del periodo di osservazione e, quindi, della numerosità dei campioni osservati. In altre parole, man'mano che si osservano anche i tempi di insorgenza più alti si ottengono stime meno distorte, e quindi più affidabili, per i tempi medio (o mediano) di insorgenza, che risultano anche molto diverse (maggiori) di quelle osservate in precedenza.

Per quantificare meglio questo problema schematizziamo la nostra situazione sperimentale come segue:

- faremo uso ancora del modello esponenziale per semplicità;

- prenderemo in considerazione, come potenzialmente appartenenti al nostro campione, oltre ai 32 valori riportati nella tabella 9.3., anche tutti i tempi trascorsi dal momento della trasfusione per quei bambini che hanno subito una trasfusione nello stesso anno in cui si è verificato il primo contagio tra i 32 bambini della tabella (in una certa città, stato, Ospedale).

Sia N il numero delle trasfusioni operate su bambini nell'anno fissato e sia p la probabilità che il sangue utilizzato fosse infetto. Se N è abbastanza grande e p abbastanza piccolo, si può pensare che il numero di pazienti infettato sia distribuito secondo una distribuzione di Poisson di parametro $\mu' = Np$. Il nostro campione è quindi costituito di un numero aleatorio di individui con tale distribuzione, oltre a quelli relativi ai tempi di insorgenza noti, con trasfusione avvenuta in anni diversi. Indichiamo con M il numero di pazienti che non ha ancora sviluppato la malattia.

Sia inoltre L il periodo trascorso dall'anno considerato.

Ne segue che M ha distribuzione di Poisson di parametro $\mu = NpS(L)$.

Condizionatamente ad ogni possibile valore di M (da 0 a ∞) possiamo esprimere la funzione di verosimiglianza come segue, indicando con r il numero di tempi esattamente osservati $(t_1, t_2, \ldots, t_r)$:

$$V(\lambda|M) = \lambda^r \prod_{i=1}^{r} \exp\{-\lambda t_i\} [S(L)]^M$$

da cui si ottiene, come mistura, la distribuzione non condizionata:

$$V(\lambda) = \lambda^r \exp\{-\mu\} \exp\{\mu(\exp\{-\lambda L\})\} \prod_{i=1}^{r} \exp\{-\lambda t_i\}$$

passando al logaritmo possiamo quindi esprimere la funzione di logverosimiglianza come segue:

$$LV(\lambda) = r \log \lambda - \mu - \lambda \sum_{i=1}^{r} t_i + \mu \exp\{-\lambda L\}$$

Derivando rispetto a λ otteniamo la seguente relazione che, risolta (numericamente), fornisce la stima di massima verosimiglianza per il parametro incognito:

$$\lambda = \frac{r}{\sum_{i=1}^{r} t_i + \mu L \exp\{-\lambda L\}} = \frac{r}{\sum_{i=1}^{r} t_i + \mu' L \exp\{-2\lambda L\}}.$$

È possibile determinare un intervallo in cui è contenuta la media del tempo di sopravvivenza (incubazione nel nostro caso) al variare di μ', che è poi la quantità che più interessa stimare.

Si può scrivere:

$$\lambda_o \leq \lambda \leq \lambda_1 \quad con \quad \lambda_o = \frac{r}{\sum_{i=1}^{r} t_i + \mu'L} \quad , \lambda_1 = \frac{r}{\sum_{i=1}^{r} t_i}$$

da cui:

$$E_1(T) = \frac{1}{\lambda_1} \leq E(T) \leq \frac{1}{\lambda_o} = E_o(T)$$

In analogia con quanto fatto nel paragrafo 9.4.1. analizziamo l'andamento di tale stima in relazione a possibili ordini di grandezza di μ'.

Nella tabella 9.4. sono riportati alcuni risultati.

Tabella 9.4. Tempi di incubazione previsti (in base al modello esponenziale) in funzione del numero medio di trasfusioni infette su bambini, stimati sulla base dei dati della tabella 9.2.

$\mu'=100$	$E(T)=1.7$	$\mu'=200$	$E(T)=1.76$	$\mu'=500$	$E(T)=69.3$

Si osserva immediatamente l'effetto del numero atteso di dati troncati da cui il valore di E(T) risulta influenzato.

Osserviamo ancora che, in realtà, avremmo dovuto comprendere nella popolazione potenzialmente a rischio tutti i pazienti provenienti dagli stessi centri trasfusionali dei 32 rilevati, che avessero subito una trasfusione (o più) negli stessi anni.

Si è quindi operata una semplificazione notevole, con relativa approssimazione per i valori stimati. Ma, dato che quello che interessava era solo lo studio dell'influenza del troncamento sul valore di E(T), o meglio sul suo ordine di grandezza, non si è ritenuto opportuno complicare troppo le formule.

Qualora si dovesse procedere ad una stima effettiva occorrerebbe però tener conto di tutti i possibili dati troncati "omogenei" con quelli rilevati e utilizzare per la f(t) un modello più flessibile di quello esponenziale.

Una situazione analoga a questa, in cui si è effettivamente affrontato il problema di stima, riguarda l'età di insorgenza della Chorea di Huntington e verrà trattata nel paragrafo 9.6.

9.5 Metodi di stima non parametrici per tempi di sopravvivenza.

Anche per l'analisi di tempi di sopravvivenza sono stati sviluppati metodi non parametrici di stima, da utilizzare quando non si intendano fare assunzioni particolari, per qualunque motivo, in merito all'andamento, per esempio, della funzione rischio.

In questo caso si procede direttamente alla stima di una delle funzioni di interesse.

9.5.1 Tavole di sopravvivenza

Supponiamo di dover analizzare un campione di tempi di sopravvivenza che sintetizziamo, per generalità, come segue:

$$(t, \delta) = (t_1, \delta_1; t_2, \delta_2; \ldots; t_n, \delta_n)$$

Tale rappresentazione dei dati disponibili permette di trattare tutti i tipi di troncamento con esclusione di quello doppiamente aleatorio. Nel seguito prenderemo in considerazione un esempio di troncamento di questo tipo e utilizzeremo un'opportuna rappresentazione dei dati.

È nostra intenzione stimare la funzione di sopravvivenza relativa al problema cui si riferiscono le informazioni del campione, approssimandola con una funzione a gradini, la cui ampiezza viene fissata a priori.

Il metodo si basa sulla suddivisione dell'asse dei tempi in un certo numero $J+$ 1 di intervalli disgiunti $I_j = [t_{j-1}, t_j)$ con $t_0 = 0, t_J = L$ (valore non superiore al massimo dei tempi di morte che fanno parte del campione) e $t_{J+1} = \infty$.

In genere la lunghezza degli intervalli l_j è costante per i valori di j inferiori a J+1.

Per costruire una tavola di sopravvivenza suddividiamo le osservazioni come segue:

- sia n_j il numero di individui che risulta ancora in osservazione al tempo t_{j-1};

- sia d_j il numero di decessi (guasti o insorgenze) che si verificano nell'intervallo l_j;

- sia c_j il numero di individui che escono in vita (funzionanti o sani) durante l'intervallo l_j;

- sia m_j il numero di individui di cui si è persa notizia nell'intervallo l_j.

Se si suppone che le uscite per cause diverse dal decesso siano distribuite uniformemente negli intervalli in cui si verificano, si ha che il numero medio di individui "a rischio" (di morte) in l_j è dato da:

$$N_j = n_j - \frac{m_j + c_j}{2}$$

Possiamo allora stimare la probabilità di morte nell'intervallo l_j, per un individuo che sia sopravvissuto fino a t_{j-1}, mediante il rapporto:

$$q_j = \frac{d_j}{N_j}$$

Pertanto la probabilità che un individuo, ancora in vita in t_{j-1}, sopravviva per tutto l'intervallo l_j risulta data da:

$$p_j = 1 - q_j.$$

È immediato ora stimare l'intera funzione di sopravvivenza. In particolare si ha, indicata con S_j la probabilità che un individuo (generico) sopravviva fino a t_j :

$$S_j = p_1, p_2, \ldots p_j.$$

È opportuno osservare che, per come è stata costruita, la tavola risulta:

$$S(x) = \text{costante} = S_j \quad \text{per} \quad x \in [t_j, t_{j+1}) j < J;$$

$$S_{j-1} - S_j = S_{j-1}(1 - p_j) = S_{j-1} q_j.$$

Approssimando con una funzione a gradini, costante sugli intervalli definiti, anche la funzione rischio, si può procedere alla sua stima come segue:

- la previsione del numero di morti nell'intervallo l_j è, per le relazioni generali, data da:

$$d_j = N_j[1 - \exp\{-h_j(t_j - t_{j-1})\}]$$

- è possibile ricavare la seguente espressione per h_j :

$$h_j = -\frac{\log p_j}{(t_j - t_{j-1})}$$

Si osservi che il metodo di stima appena riportato non è altro che l'estensione al caso dei tempi di sopravvivenza, con le loro peculiarità dovute al troncamento, del metodo di stima della funzione di distribuzione mediante la distribuzione empirica per dati raggruppati.

Nella tabella 9.5. sono riportati i tempi di sopravvivenza relativi ai dati GLR (X) con l'indicatore dell'esito (morto=1, troncato=0) in Y. Nella tabella 9.6. sono riportate la tavola di sopravvivenza (S) e la funzione rischio (H), assumendo come base per la stima intervalli semestrali (L).

Tabella 9.5. Tempi di sopravvivenza per i dati GLR (X) e indicatore dell'esito (Y).

X	Y	X	Y	X	Y	X	Y	X	Y	X	Y	X	Y	X	Y	X	Y
**	*	**	*	**	*	**	*	**	*	**	*	**	*	**	*	**	*
1	1	3	0	4	0	8	1	12	1	18	1	28	0	41	0	55	0
1	1	3	1	4	1	9	0	12	1	18	0	29	0	41	1	55	0
1	1	3	1	5	1	9	1	12	1	18	0	29	0	42	0	56	1
1	1	3	1	5	1	9	1	13	1	19	1	29	0	43	0	57	0
1	1	3	1	6	0	9	0	13	1	19	1	30	1	43	0	57	0
1	1	3	1	6	1	9	1	14	1	20	1	30	0	43	0	58	0
1	1	3	1	6	1	9	1	14	1	20	1	30	1	44	0	59	1
1	1	3	1	6	1	9	1	14	1	21	1	30	1	44	0	60	0
1	1	4	1	6	0	9	0	14	0	22	1	31	0	44	1	60	1
1	1	4	1	7	1	10	1	14	1	23	0	31	0	45	1	61	0
1	1	4	1	7	1	10	0	14	1	24	1	33	0	46	0	66	0
2	1	4	1	7	1	11	1	14	1	24	0	34	1	46	0	67	1
2	1	4	1	7	0	11	1	15	1	24	0	34	0	47	0	69	0
2	0	4	0	8	1	11	1	15	0	24	1	35	0	47	0	69	0
2	1	4	1	8	0	11	1	15	0	24	1	35	0	48	1	72	0
2	1	4	1	8	1	11	0	16	1	25	1	35	0	48	0	72	1
2	1	4	1	8	1	12	1	17	0	25	1	36	0	48	0	74	0
2	1	4	0	8	1	12	0	17	1	26	1	36	0	49	0	76	0
2	1	4	1	8	1	12	1	18	0	27	1	38	1	53	0	78	0
2	1	4	0	8	1	12	1	18	0	27	0	39	0	53	0	79	0
3	1	4	0	8	1	12	1	18	0	28	0	40	1	54	0	82	0
3	1	4	1	8	1												

Tabella 9.6. Tavola di sopravvivenza (S) per i dati GLR costruita a partire da intervalli semestrali (L) e relativa funzione rischio (H).

L	S	H
**	****	*****
1	1	.04
2	.78	.03
3	.64	.03
4	.53	.01
5	.49	.02
6	.44	.01
7	.41	.01
8	.38	.01
9	.36	.005
10	.35	.02
11	.31	.01
12	.29	.02
13	.26	.04
14	.21	0

È possibile determinare un'approssimazione per la varianza di S_j, che permetta il calcolo di intervalli di confidenza, almeno approssimati.

In particolare è possibile utilizzare le approssimazioni date dalle seguenti espressioni:

$$\sigma^2(S_j) \simeq S_j^2 \sum_{i=1}^{j} \frac{d_i}{N_i(N_i - d_i)}$$

$$\sigma^2(S_j) \simeq \frac{S_j^2(1 - S_j)}{N_j}$$

Per maggiori dattagli si rimanda al testo di Marubini e Valsecchi.

9.5.2 Il metodo di stima di Kaplan-Meier.

Il metodo di stima di Kaplan e Meier, a differenza del metodo precedente, non prevede la suddivisione a priori dell'asse temporale in intervalli e il corrispondente raggruppamento delle misure rilevate. Infatti, in analogia al metodo di costruzione della funzione di ripartizione empirica, già introdotto nel capitolo II, si utilizzano come punti "critici" per la stima della funzione di sopravvivenza, proprio i punti corrispondenti ai tempi (di morte o di troncamento) rilevati.

Sia N il numero totale di rilevazioni e sia $J(J < N)$ il numero di tempi distinti rilevati e siano $T_1 < T_2 < \cdots < T_J$ tali tempi $(T_0 = 0)$.

Per opportunità, qualora in uno stesso istante, diciamo T_k, si verifichino sia decessi che troncamenti assumeremo che in T_k si verifichino i decessi e in $T_k + dt$ (con dt molto piccolo) i troncamenti.

In questo modo viene univocamente definita la popolazione a rischio in ogni intervallo i-esimo come il totale di individui ancora in osservazione fino a $T_i (i = 1, 2, \ldots J)$, indichiamo con N_i tale totale.

Possiamo allora stimare la probabilità che un individuo, sopravvissuto fino a T_i, deceda tra T_i e $T_i + dt$ come segue:

$$q_i = \frac{d_i}{N_i}$$

dove d_i è il numero di decessi osservato in T_i.

Pertanto la probabilità di sopravvivere oltre T_i, essendo sopravvissuto fino a tale istante, risulta:

$$p_i = 1 - q_i$$

da cui si ricava la probabilità di sopravvivere oltre T_i come prodotto delle probabilità di sopravvivenza condizionate relative ad ogni intervallo fino al tempo T_i :

$$\hat{S}(t) = p_1 p_2 \ldots p_i \qquad (T_i < t \le T_{i+1})$$

Si ha pertanto che S(t) è una funzione costante tra due istanti consecutivi in cui si verifichi almeno un decesso, mentre decresce da $\hat{S}(T_i)$ a $\hat{S}(T_i)p_i$ in ogni istante T_i in cui si verifica almeno un decesso.

È opportuno rilevare che la funzione di sopravvivenza $\hat{S}(t)$ non varia in corrispondenza dei tempi di troncamento, ma la presenza di dati troncati interviene nel calcolo della popolazione a rischio in ogni intervallo e, quindi, influisce nella determinazione del "gradino" corrispondente al tempo di morte successivo.

Ne segue che la stima ha valore solo nell'intervallo temporale tra 0 e il massimo dei tempi di morte osservati (dato che oltre tale istante si mantiene costante).

È evidente che il metodo di stima di Kaplan-Meier si ottiene come limite del metodo delle tavole di sopravvivenza, quando l'ampiezza degli intervalli, escluso l'ultimo, sia presa sempre più piccola, al limite infinitesima.

Anche in questo caso è possibile determinare stime approssimate della varianza di $\hat{S}(t)$, in particolare, si può utilizzare la seguente:

$$\sigma^2(\hat{S}(t)) \simeq [\hat{S}(t)]^2 \sum_{j/t_j < t} \frac{d_j}{N_j(N_j - d_j)}.$$

la cui derivazione è riportata nel testo di Marubini e Valsecchi.

Per quanto riguarda il calcolo della funzione rischio h(t), non si può utilizzare la formula introdotta nel precedente paragrafo.

In genere h(t), che risulta nullo negli intervalli in cui la $\hat{S}(t)$ è costante, viene stimato mediante la relazione:

$h(T_i) = q_i$ se T_i è un tempo di morte, $h(t) = 0$ altrimenti.

Per approfondimenti sui metodi non parametrici di stima della funzione di sopravvivenza, si rimanda al testo di Marubini e Valsecchi già citato.

Nella tabella 9.7. è riportata la stima di Kaplan-Meier relativa ai dati della tabella 9.5. Nella tabella 9.8. l'analoga stima ottenuta sulla base dei soli tempi di morte.

Tabella 9.7. Stima di Kaplan-Meier della funzione di sopravvivenza: T=valori dei tempi osservati, S= valore della funzione di sopravvivenza tra due tempi successivi, N=numerosità della popolazione a rischio tra due tempi successivi.

T	S	N	T	S	N
0	1.00	192	30	0.40	58
1	0.94	181	31	0.40	56
2	0.90	172	33	0.40	55
3	0.85	162	34	0.39	53
4	0.79	146	35	0.39	50
5	0.78	144	36	0.39	48
6	0.76	139	38	0.38	47
7	0.74	135	39	0.38	46
8	0.69	125	40	0.36	43
9	0.66	118	42	0.36	42
10	0.65	116	43	0.36	39
11	0.63	111	44	0.35	36
12	0.59	105	45	0.34	35
13	0.58	103	46	0.34	33
14	0.55	96	47	0.34	31
15	0.54	93	48	0.33	28
16	0.53	92	49	0.33	27
17	0.52	90	53	0.33	25
18	0.51	84	54	0.33	24
19	0.50	82	55	0.33	22
20	0.49	80	56	0.31	21
21	0.48	79	57	0.31	19
22	0.47	78	58	0.31	18
23	0.47	77	59	0.29	17
24	0.45	72	60	0.27	15
25	0.44	70	61	0.27	14
26	0.43	69	66	0.27	13
27	0.42	67	67	0.25	12
28	0.42	65	69	0.25	10
29	0.42	62	72	0.22	9

Analogamente a quanto osservato in precedenza per il caso parametrico, anche in questo caso si osserva una differenza sostanziale tra la stima ottenuta sulla base di tutte le informazioni disponibili (tempi di morte e tempi di tron-

Tabella 9.8. Stima della funzione di sopravvivenza con il metodo di Kaplan-Meier sulla base dei soli tempi di morte per i dati GLR: T=tempi di morte, S=funzione di sopravvivenza tra due tempi successivi, N=popolazione a rischio tra due tempi successivi.

T	S	N	T	S	N
0	1.000	113	20	0.210	24
1	0.900	102	21	0.200	23
2	0.830	94	22	0.190	22
3	0.750	85	24	0.160	19
4	0.650	74	25	0.140	17
5	0.630	72	26	0.130	16
6	0.620	69	27	0.120	15
7	0.590	66	30	0.100	12
8	0.510	57	34	0.090	11
9	0.470	52	38	0.080	10
10	0.460	51	40	0.070	9
11	0.420	47	41	0.060	8
12	0.360	40	44	0.050	7
13	0.340	38	45	0.040	6
14	0.290	32	48	0.030	5
15	0.280	31	56	0.020	4
16	0.270	30	59	0.015	3
17	0.260	29	60	0.010	2
18	0.250	28	67	0.005	1
19	0.230	26	72	0.000	0

camento) e quella ottenuta trascurando i tempi di troncamento. Per quanto riguarda i valori mediani, si ottiene MEDIANA=19, per la tabella 9.7., MEDIANA=8.5. per la 9.8., che risultano sostanzialmente diversi.

Ancora una volta si può quindi ribadire l'importanza dell'utilizzo di tutte le informazioni disponibili allo scopo di evitare evidenti distorsioni nelle stime ottenute.

È opportuno osservare che, qualunque sia il metodo adottato, la varianza degli stimatori cresce al decrescere della popolazione a rischio. Le stime della $\hat{S}(t)$ sono pertanto più precise nel tratto iniziale e lo diventano sempre meno mano a mano che gli individui escono dall'osservazione.

9.5.3 Stime smussate della funzione rischio.

È opportuno osservare che, in analogia con la stima di distribuzioni ottenuta tramite la funzione di ripartizione empirica, il metodo di Kaplan-Meier produce una stima tale che, si attribuisce rischio istantaneo di morte diverso da zero solo a quei tempi cui corrispondono dei tempi di morte osservati.

In analogia con quanto visto nel capitolo V, a questo inconveniente si può ovviare utilizzando metodi di smussamento della funzione rischio tipo KER-NEL. Le giustificazioni per l'introduzione di un metodo di smussamento sono analoghe a quelle riportate nel capitolo V.

Lo stimatore Kernel della funzione rischio assume l'aspetto:

$$h_b(t) = \frac{1}{b} \sum_{i=1}^{J} k\left(\frac{t - T_i}{b}\right) q_i$$

con b parametro di smussamento determinabile, per esempio, tramite CROSS-VALIDATION sulla base della funzione di pseudo-verosimiglianza.

Nella tabella 9.9. sono riportati i tempi di sopravvivenza osservati per un campione di pazienti malati di tumore del naso-faringe (X) (dati raccolti presso l'Istituto Tumori "Regina Elena" di Roma), le stime kernel della funzione rischio (in‰ ottenute con diversi valori di b (25, 35, 45) (kernel parabolico) e l'istogramma (#=morto, c=troncato) relativo al campione osservato in corrispondenza del tempo (in mesi). Il valore ottimale di b, valutato mediante CROSS-VALIDATION, risulta b=35.

È evidente l'effetto dello smussamento nell'impedire valori nulli della funzione rischio in intervalli tra due tempi di morte consecutivi.

9.6 Applicazione: stima della distribuzione del tempo di insorgenza per la Chorea di Huntington.

La Chorea di Huntington è una malattia genetica che attacca il sistema nervoso centrale ed è caratterizzata da movimenti involontari e anomalie psichiatriche.

<u>Tabella 9.9</u> - Stime della funzione rischio h_b (in $^o/_{oo}$) relativa ai pazienti affetti da tumore nasofaringe in corrispondenza ai vari tempi in mesi (1° colonna) con diversi valori del parametro di smussamento (25,35,45) con kernel parabolico (2°,3°,4° colonna) e istogramma ($\neq$:tempo di morte,, c:tempo di troncamento).

t	h_b	h_b	h_b	
1	15.00	14.72	13.87	#
2	15.97	15.33	14.20	####
3	16.89	15.91	14.53	#####
4	17.81	16.46	14.83	##
5	18.68	16.99	15.12	#####
6	19.55	17.48	15.40	c###
7	20.33	17.94	15.68	####c###
8	21.06	18.36	15.97	#####
9	21.79	18.77	16.25	######
10	22.51	19.16	16.52	####c#
11	23.18	19.52	16.78	#####
12	23.88	19.84	17.02	cccc###ccc#c#c##cr
13	24.48	20.15	17.24	##c#
14	24.98	20.41	17.46	#
15	25.43	20.64	17.66	#c##
16	25.78	20.83	17.87	####
17	26.03	21.04	18.09	####
18	26.18	21.23	18.30	###
19	26.27	21.41	18.49	#####
20	26.31	21.55	18.64	
21	26.25	21.68	18.83	#####
22	26.08	21.76	18.98	
23	25.85	21.80	19.11	#
24	25.52	21.83	19.21	##c#c#c#cc
25	25.08	21.81	19.29	##
26	24.54	21.82	19.35	###
27	24.01	21.81	19.38	#
28	23.47	21.79	19.39	##
29	22.75	21.72	19.38	c#
30	22.35	21.60	19.35	##
31	21.77	21.48	19.29	
32	21.12	21.31	19.21	#
33	20.47	21.09	19.10	#c#
34	19.86	20.82	18.98	##
35	19.24	20.50	18.83	#
36	18.73	20.13	18.65	###
37	18.28	19.72	18.46	
38	17.95	19.29	18.24	
39	17.59	18.85	18.00	#
40	17.16	18.37	17.73	
41	16.79	17.88	17.45	
42	16.41	17.37	17.13	c
43	16.04	16.87	16.80	#c
44	15.66	16.37	16.45	c#
45	15.33	15.87	16.07	
46	14.92	15.38	15.66	
47	14.57	14.89	15.24	#

48	14.14	14.44	14.81	c
49	13.68	13.99	14.39	
50	13.29	13.51	13.94	
51	12.90	13.04	13.50	##
52	12.56	12.58	13.08	#
53	12.19	12.13	12.67	#
54	11.83	11.69	12.29	
55	11.46	11.29	11.93	#
56	11.11	10.85	11.57	
57	10.71	10.46	11.22	
58	10.30	10.05	10.89	#
59	9.92	9.62	10.57	
60	9.58	9.24	10.23	##c
61	9.24	8.87	9.90	#
62	8.99	8.58	9.58	c#c
63	8.71	8.29	9.27	c
64	8.40	8.06	8.97	c
65	8.09	7.83	8.69	#cc
66	7.75	7.62	8.40	
67	7.38	7.38	8.14	
68	6.98	7.14	7.86	
69	6.59	6.92	7.58	
70	6.22	6.73	7.32	
71	5.82	6.54	7.08	
72	5.49	6.40	6.86	c
73	5.18	6.24	6.63	
74	4.94	6.07	6.42	
75	4.66	5.90	6.20	
76	4.35	5.72	6.00	c
77	4.11	5.53	5.79	
78	3.90	5.32	5.58	
79	3.72	5.12	5.39	
80	3.51	4.93	5.21	
81	3.34	4.72	5.04	
82	3.14	4.51	4.90	
83	2.92	4.30	4.75	
84	2.73	4.09	4.60	
85	2.52	3.86	4.45	
86	2.42	3.61	4.29	
87	2.37	3.41	4.13	
88	2.37	3.23	3.96	
89	2.37	3.07	3.80	
90	2.35	2.90	3.64	
91	2.40	2.74	3.53	c
92	2.45	2.58	3.41	
93	2.48	2.41	3.30	
94	2.51	2.27	3.19	
95	2.53	2.11	3.06	
96	2.55	2.01	2.93	#
97	2.55	1.94	2.83	
98	2.55	1.90	2.73	#
99	2.53	1.86	2.65	
100	2.51	1.81	2.56	
101	2.49	1.88	2.49	
102	2.45	1.94	2.41	
103	2.40	2.00	2.32	cc
104	2.35	2.06	2.25	

105	2.29	2.11	2.17	
106	2.22	2.15	2.13	
107	2.14	2.19	2.10	
108	2.06	2.22	2.09	c
109	1.96	2.25	2.08	
110	1.86	2.27	2.07	
111	1.91	2.29	2.08	
112	1.94	2.30	2.08	c
113	1.96	2.31	2.09	
114	1.96	2.31	2.09	
115	1.95	2.30	2.08	c
116	1.92	2.29	2.08	
117	1.88	2.28	2.07	
118	1.83	2.26	2.06	
119	1.76	2.23	2.14	
120	1.67	2.20	2.22	c
121	1.57	2.17	2.29	
122	1.56	2.13	2.35	
123	1.54	2.08	2.41	
124	1.61	2.03	2.47	
125	1.68	1.97	2.52	
126	1.74	1.91	2.57	
127	1.80	1.84	2.61	c
128	1.84	1.77	2.65	
129	1.88	1.84	2.69	
130	1.92	1.90	2.72	
131	1.95	1.95	2.74	
132	1.97	2.05	2.76	
133	1.99	2.13	2.78	
134	2.00	2.27	2.79	
135	2.00	2.39	2.80	#
136	2.00	2.51	2.80	
137	1.99	2.62	2.80	
138	1.97	2.73	2.79	
139	2.24	2.83	2.78	c
140	2.50	2.92	2.76	
141	2.73	3.01	2.74	c
142	2.95	3.09	2.75	
143	3.15	3.16	2.75	
144	3.32	3.22	2.78	cc
145	3.49	3.28	2.81	cc
146	3.63	3.33	2.83	
147	3.75	3.38	2.85	
148	3.86	3.42	2.87	
149	3.95	3.45	2.89	
150	4.02	3.48	2.90	
151	4.07	3.49	2.91	
152	4.10	3.51	2.91	
153	4.11	3.51	2.91	
154	4.11	3.51	2.91	
155	4.09	3.50	2.91	
156	4.04	3.49	2.90	
157	3.99	3.46	2.89	
158	3.91	3.44	2.88	
159	3.81	3.40	2.86	
160	3.70	3.36	2.84	
161	3.73	3.31	2.82	

<u>Tabella 9.9</u>

162	3.74	3.25	2.79	
163	3.75	3.19	2.76	#
164	3.74	3.12	2.73	
165	3.73	3.05	2.70	
166	3.70	2.97	2.66	
167	3.65	2.88	2.62	
168	3.60	2.78	2.57	c
169	3.53	2.68	2.52	c
170	3.46	2.57	2.47	c
171	3.37	2.54	2.42	
172	3.26	2.50	2.36	c
173	3.15	2.46	2.30	
174	3.02	2.41	2.24	
175	2.89	2.36	2.17	
176	2.74	2.31	2.10	
177	2.57	2.25	2.02	c
178	2.40	2.19	1.95	
179	2.21	2.12	1.87	
180	2.02	2.05	1.79	
181	1.81	1.97	1.75	
182	1.58	1.89	1.71	
183	1.35	1.80	1.67	
184	1.10	1.71	1.63	
185	0.85	1.62	1.59	
186	0.58	1.52	1.54	
187	0.29	1.42	1.49	
188	0.00	1.31	1.44	
189	0.00	1.20	1.39	
190	0.00	1.08	1.33	
191	0.00	0.96	1.28	
192	0.00	0.84	1.22	
193	0.00	0.71	1.16	
194	0.00	0.58	1.09	
195	0.00	0.44	1.03	
196	0.00	0.30	0.96	

Si tratta di una malattia dominante, ovvero un individuo che possiede il gene della malattia è malato e ha probabilità 1/2 di trasmettere la malattia ad ognuno dei suoi figli.

La malattia rimane asintomatica per un certo numero di anni. L'età di insorgenza è variabile da individuo a individuo e il rischio istantaneo di insorgenza dipende dall'età e varia da circa 0 alla nascita a valori molto elevati in età avanzata. Quasi tutti i portatori del gene manifestano la malattia entro i 70 anni di età.

Per gli individui a rischio, ovvero tutti gli appartenenti ad una famiglia in cui si è manifestata la malattia, ma apparentemente non affetti, la probabilità di aver ereditato il gene anormale dipende dalla relazione genetica con il più prossimo antenato affetto.

In particolare, tale probabilità risulta uguale a 1/2 se l'affetto è un genitore, 1/4 se è un nonno, 1/8 se è un bisnonno, e così via.

In uno studio sui tempi di insorgenza di una tale malattia i dati si presentano in forma di campione con troncamento doppiamente aleatorio.

In mancanza di assunzioni sulla forma della funzione rischio è inoltre necessario utilizzare metodi di stima non parametrici.

I dati possono essere schematizzati come segue:

$$(t, \delta, h) = (t_1, \delta_1, h_1; t_2, \delta_2, h_2; \ldots; t_n, \delta_n, h_n)$$

dove t_i è l'età dell'i-esimo individuo preso in considerazione, $\delta_i = 1$ implica che tale età è l'età di insorgenza rilevata per quell'individuo, $\delta_i = 0$ implica che fino all'età t_i l'individuo non ha manifestato sintomi della malattia, $h_i = 1$ implica che l'individuo è portatore del gene della chorea, $h_i = 0$ che l'individuo non possiede tale gene.

Risulta $h = 1$ ogni volta che $\delta = 1$, ma quando $\delta = 0$ non si può stabilire con certezza il valore di h. Infatti non è possibile stabilire la presenza del gene in assenza dei sintomi della malattia.

L'impossibilità di osservare h rende doppiamente aleatorio il troncamento, infatti, non solo non sono noti alcuni tempi di insorgenza, ma non è noto neppure se tali tempi sono troncati (sono maggiori delle età degli individui cui si riferiscono) oppure sono infiniti perchè la malattia non è presente e quindi, per quell'individuo, non può manifestarsi a nessuna età.

Avendo a disposizione un campione di n individui la funzione di verosimiglianza, con qualunque modello parametrico per $\hat{S}(t)$, si scrive nel modo seguente:

$$V = \prod_{i=1}^{n} f(t_i)^{\delta_i} [S(t_i)]^{h_i(1-\delta_i)}.$$

Come si vede tale funzione dipende anche da h che, essendo incognito a priori, è una misura aleatoria (dicotomica).

La funzione di logverosimiglianza si scrive:

$$LV = \sum_{i/\delta_i=1} \log f(t_i) + \sum_{i/\delta_i=0} h_i \log S(t_i)$$

Ogni h_i, essendo aleatorio, possiede un valor medio, che coincide con la probabilità che sia $h_i = 1$.

La massimizzazione della funzione di logverosimiglianza avviene, quindi, dopo aver sostituito ad ogni h_i la sua media. Tale trattamento è analogo a quanto già visto nel caso della stima del periodo di incubazione dell'A.I.D.S. in bambini contagiati per trasfusione.

Qualora si voglia utilizzare un metodo non parametrico di stima occorre invece tener presente che non tutti gli individui con $\delta = 0$ presenti nell'osservazione ad un certo tempo, sono a rischio. In mancanza di informazioni sul valore di h per un certo individuo, questo sarà introdotto nel calcolo della popolazione a rischio con un peso pari alla probabilità che il suo valore di h sia uguale a 1. In

altre parole la popolazione a rischio in un certo istante t si otterrà sommando
tutti gli individui che hanno un tempo rilevato maggiore di t, ognuno moltipli-
cato per la probabilità che il suo h sia uguale ad 1. Se per un particolare
individuo è noto che $h = 1$, allora tale probabilità risulta anch'essa uguale ad
1.

Utilizzando tale metodologia per il trattamento di h, e il metodo di Kaplan-
Meier, è stata stimata $\hat{S}(t)$, sulla base di dati rilevati dall'Istituto di Medicina
sperimentale del C.N.R. di Roma sulla popolazione del Lazio (Brambilla, Frontali, Rossi, 1990).

I dati analizzati riguardano 2026 individui, suddivisi in 98 famiglie, di cui
291 affetti (con tempi di insorgenza rilevati) 3 affetti (con tempi di insorgenza
troncati) 739 apparentemente sani con un genitore affetto, 701 apparentemente
sani con un nonno affetto e 292 apparentemente sani con un bisnonno affetto.

Nella tabella 9.10. è riportata la stima ottenuta per S(t) in corrispondenza
ad alcuni valori di t ($\hat{S}(t)$), i limiti di confidenza al 95% e la stima di $\hat{S}(t)$,
ottenuta sulla base dei soli dati non troncati ($\hat{S}^{(o)}(t)$).

Ancora una volta rileviamo la differenza significativa tra le due stime ottenute con diversa informazione. I due valori mediani risultano pari a 47.5 e 42
rispettivamente.

Fin qui sono stati trattati i metodi dell'analisi di tempi di sopravvivenza
con riferimento a popolazioni omogenee, in cui il problema fosse solo quello
di stimare una delle funzioni equivalenti per tali studi, utilizzando al meglio
tutte le informazioni disponibili, legate ai vari tipi di troncamento e di ipotesi
sull'andamento del fenomeno in esame.

Nel prossimo capitolo prenderemo in considerazione lo studio di popolazioni
eterogenee e, in particolare faremo uso dell'analisi dei tempi di sopravvivenza
allo scopo di meglio identificare e descrivere tale eterogeneità.

Tabella 9.10.Stima della funzione di sopravvivenza relativa all'età di insorgenza della Chorea di Huntington $(\hat{S}(t))$ in corrispondenza alle varie età (t), intervallo di confidenza al 95% e stima ottenuta a partire solo dai dati non troncati $(\hat{S}^{(o)}(t))$.

t	$\hat{S}(t)$	95%	$\hat{S}^{(0)}(t)$	t	$\hat{S}(t)$	95%	$\hat{S}^{(0)}(t)$
0	1	–	1	40	0.679	0.652-0.706	0.633
5	0.998	0.994-1	0.980	45	0.565	0.533-0.597	0.453
10	0.997	0.993-1	0.976	50	0.361	0.325-0.397	0.306
15	0.987	0.978-0.996	0.967	55	0.231	0.196-0.266	0.143
20	0.966	0.953-0.979	0.939	60	0.128	0.096-0.160	0.061
25	0.942	0.926-0.958	0.898	65	0.064	0.037-0.091	0.016
30	0.881	0.861-0.901	0.849	70	0.019	0.001-0.037	0.004
35	0.819	0.796-0.842	0.751	75	0.000	–	0.000

Capitolo X: analisi di tempi di sopravvivenza (popolazioni non omogenee)

10.1 Il problema della determinazione dei fattori prognostici.

L'interesse del ricercatore che si occupa di analisi di tempi di sopravvivenza, sia in campo clinico che in campo ingegneristico, non è solo rivolto alla stima della funzione di sopravvivenza o della funzione rischio, ma anche al confronto dell'esperienza di vita di due o più insiemi di individui, che differiscano tra loro per qualche caratteristica.

In campo medico si è, in generale, interessati all'individuazione di fattori prognostici che "spieghino" nel modo più adeguato eventuali differenze significative nell'esperienza di vita di diversi gruppi di pazienti.

In campo ingegneristico interessa, per esempio, verificare se diverse modalità di utilizzazione (o di fabbricazione) di apparecchiature, portino a diverse prestazioni in quanto a durata di funzionamento.

In campo biomedico, in tali situazioni, è molto difficile avere "a priori" conoscenze sufficienti per ipotizzare la forma delle funzioni di sopravvivenza più adatte al problema in esame; è necessario, quindi, ricorrere spesso a modelli, metodi di stima e test non parametrici.

10.2 Analisi descrittiva di popolazioni stratificate.

Il primo passo da compiere, in tali situazioni, è quello di effettuare un'analisi di tipo descrittivo dei diversi gruppi di pazienti, utilizzando, per esempio, le funzioni di sopravvivenza stimate nei diversi gruppi con il metodo di Kaplan e Meier, e saggiare quindi, con opportuni tipi di test, la significatività delle differenze riscontrate tra gli andamenti delle stime nei diversi gruppi.

In questo tipo di analisi i dati sono, generalmente, affetti da troncamento aleatorio.

Un esempio di tale tipo di analisi preliminare è riportato in Rossi (1990 b), dove si prende in considerazione, tra l'altro, il problema dell'individuazione dei fattori prognostici per il tumore del nasofaringe, sulla base di un insieme di dati raccolti dall'Istituto tumori "Regina Elena" di Roma.

I dati raccolti contengono le seguenti informazioni (opportunamente codificate):

1) sesso del paziente (M=1, F=2);

2) età del paziente (in anni);

3) dimensione del tumore (ordinale in quattro livelli: T1, T2, T3, T4);

4) interessamento linfonodale (ordinale in quattro livelli: N0, N1, N2, N3);

5) istologia (nominale: 3 tipi di istologia);

6) dose (quantità totale di radiazioni impiegata nella terapia);

7) tempo di sopravvivenza (in mesi);

8) esito (1=deceduto, 0=ancora in vita).

Nella figura 10.1 sono riportate le stime di Kaplan-Meier delle funzioni di sopravvivenza relative ai gruppi stratificati per sesso (1), età (2), istologia (3), dimensione del tumore (4) e interessamento linfonodale (5).

Nella figura 10.2 sono riportate le analoghe stime smussate, utilizzando un kernel parabolico. In 10.2.1 e 10.2.2. la stratificazione è effettuata rispetto alla dimensione del tumore e all'interessamento linfonodale, in 10.2.3, 10.2.4, 10.2.5, 10.2.6 si è operata l'ulteriore stratificazione rispetto al sesso: (3) e (5) si riferiscono alla popolazione maschile, (4) e (6) a quella femminile.

Dall'esame dei grafici (cui corrispondono delle stime tabulari non riportate) è possibile rilevare quanto segue:

1) le femmine hanno prognosi migliore dei maschi (il tempo mediano di sopravvivenza femminile è 35 mesi, contro i 22 di quello maschile). Inoltre

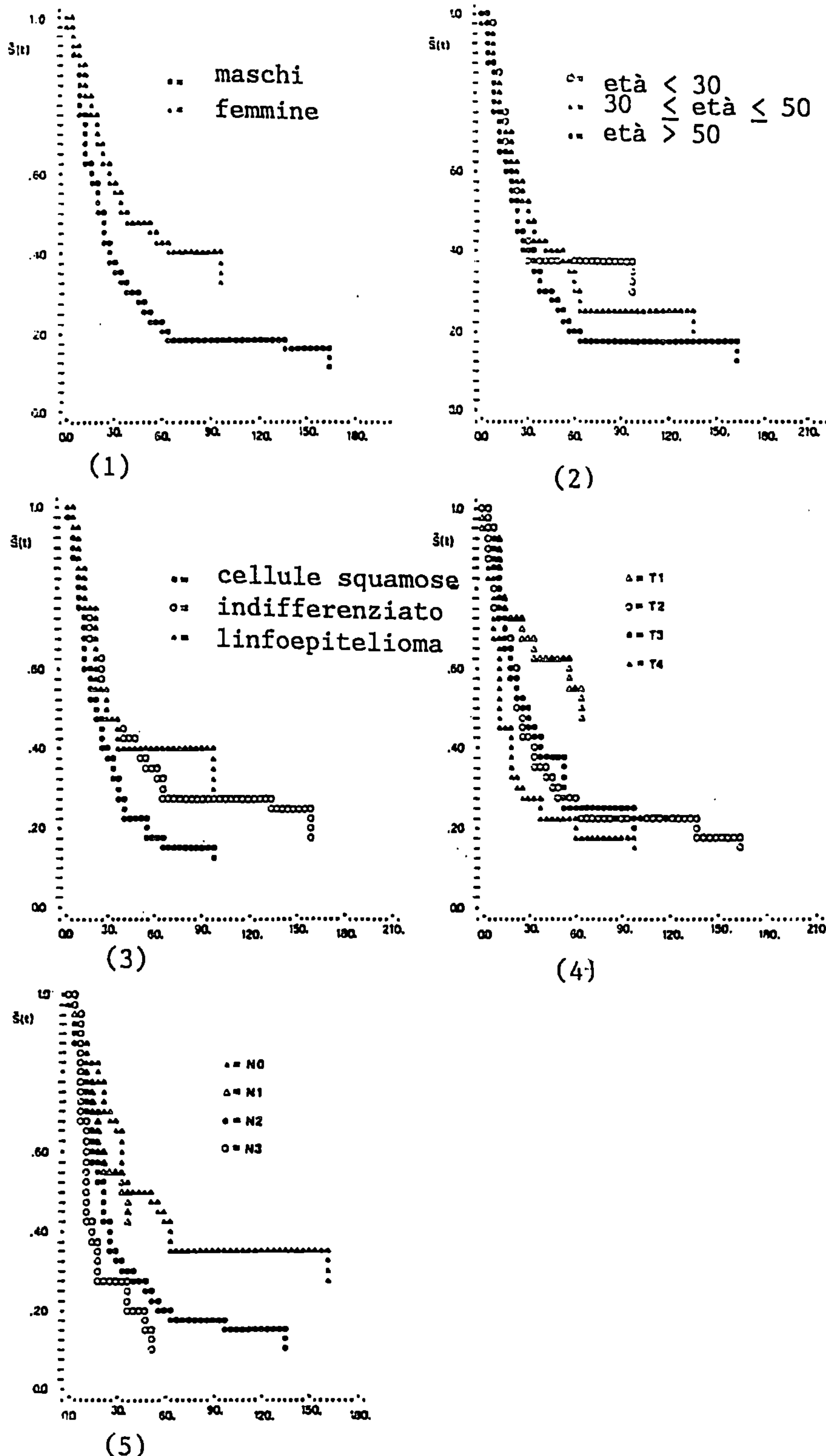

Figura 10.1. Curve di Kaplan-Meier per il campione stratificato rispetto al sesso (1), età (2), istologia (3), T (4), N (5) (dati nasofaringe).

287

la proporzione di maschi che sopravvive almeno 5 anni è 20/100, quella delle femmine è 43/100.

2) Sembra rilevante l'influenza della dimensione del tumore (T) e dell'interessamento linfonodale (N). Quest'ultima quantità sembra tuttavia influenzare maggiormente la prognosi (curve di sopravvivenza maggiormente differenziate per diversi valori di N, rispetto alle analoghe ottenute per i diversi valori di T).

C'è da osservare che dall'analisi delle curve si riscontra quello che è noto ai medici, e cioè la difficoltà di differenziare in modo affidabile tra i livelli T2 e T3 per la dimensione del tumore e tra i livelli N0 e N1 per l'interessamento linfonodale.

Per la verifica delle ipotesi sulle curve di sopravvivenza, comunque stimate, si possono utilizzare diversi tipi di test che possono tutti essere ricondotti al seguente schema teorico.

Si considerino tutti i tempi di morte $t_1 < t_2 < \cdots < t_J$, siano n_i, n_{ki}, le popolazioni a rischio immediatamente prima dell'istante t_i nel campione generale e negli strati introdotti (k=indice dello strato) siano d_i e d_{ki} le morti che si verificano all'istante t_i nel campione generale e negli strati, sia inoltre N_k il numero di individui che entra a far parte dello strato $k(k = 1, 2, \ldots, K)$.

È possibile sottoporre a test l'ipotesi di distribuzione casuale delle morti negli strati.

Sotto tale ipotesi si calcola il numero atteso D_{ki} delle morti in ogni strato k e in ogni istante di morte t_i mediante:

$$D_{ki} = n_{ki} \frac{d_i}{n_i}$$

che ha varianza:

$$\sigma^2(d_{ki}) = \left[n_{ki} \frac{d_i}{n_i} \left(1 - \frac{d_i}{n_i} \right) \right] \cdot \left[\frac{n_i - n_{ki}}{n_i - 1} \right]$$

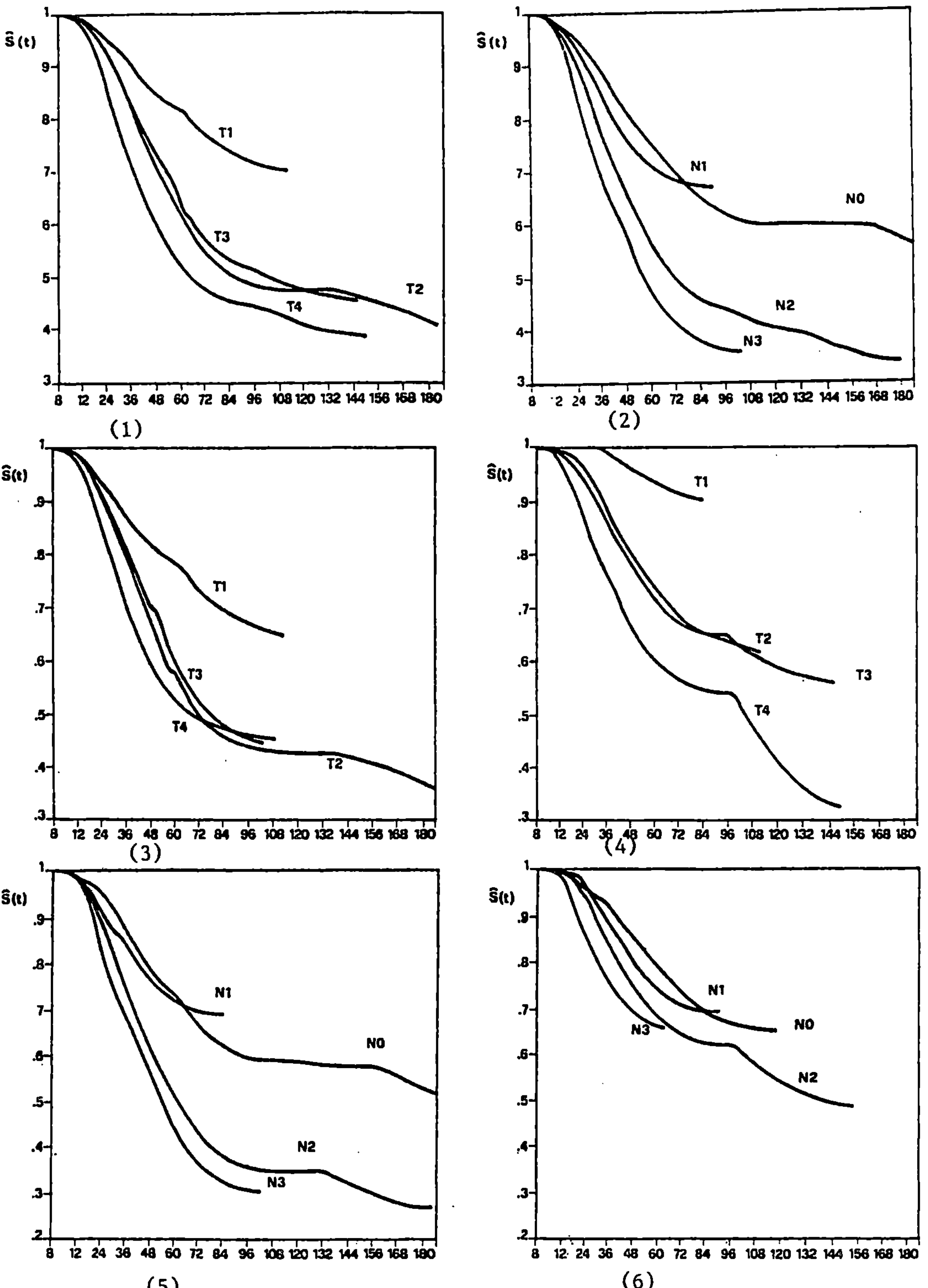

Figura 10.2. Curve di sopravvivenza stimate con il metodo Kernel (parabolico) al variare di T e N, per la popolazione generale (1) e (2); per la popolazione maschile (3) e (5), e per quella femminile (4) e (6).

289

L'espressione della varianza è data dal prodotto di due termini: il primo è la varianza di una distribuzione binomiale con $N = n_{ki}$ e $p = d_i/n_i$, mentre il secondo tiene conto della correzione necessaria, dato che si campiona da una popolazione finita di dimensione n_i.

La statistica che viene utilizzata per il test è la seguente:

$$Q_k = \sum_{j=1}^{J}(d_{kj} - D_{kj})^2 / \sum_{j=1}^{J} \sigma^2(d_{ki})$$

che si dimostra avere una distribuzione χ^2 con 1 grado di libertà e che viene, generalmente, corretta per la continuità sottraendo 1/2 alle differenze positive e aggiungendo 1/2 a quelle negative che appaiono al numeratore (Cap. VII).

Si osservi che questo tipo di approccio permette di sottoporre a test gli strati uno alla volta, considerato a confronto con tutto il resto del campione.

Per effettuare quindi un test sulla differenza, per esempio, tra i pazienti con dimensione del tumore T1 e quelli con dimensione del tumore T3 occorre pertanto preliminarmente ridursi ad un campione totale che contenga solo i pazienti T1 e T3 e procedere quindi alla costruzione della statistica.

Altri tipi di test adottabili nell'ambito dell'analisi di sopravvivenza per popolazioni non omogenee sono descritti nel testo di Marubini e Valsecchi (1987).

Il test descritto, applicato alle stratificazioni considerate per i dati relativi al tumore del nasofaringe, ha evidenziato la significatività delle stratificazioni rispetto al sesso e alle classificazioni T ed N. Mentre la stratificazione introdotta in base all'istologia non è risultata significativa, come pure quella rispetto alle classi di età.

In ogni caso, effettuata la preliminare analisi descrittiva, è opportuno quantificare l'influenza prognostica delle diverse variabili utilizzando un modello adatto, possibilmente flessibile e, nello stesso tempo, trattabile dal punto di vista matematico.

L'utilizzo di un opportuno modello matematico può anche consentire di sottoporre a test l'influenza delle diverse variabili, con un'affidabilità maggiore rispetto al tipo di test non parametrico appena descritto.

10.3 Il modello semiparametrico di Cox.

Il modello di Cox si colloca tra le tecniche note come semiparametriche in quanto non assume alcuna forma parametrica per la distribuzione della variabile tempo di sopravvivenza T, ma modula l'influenza delle variabili prognostiche sulla funzione rischio in modo parametrico.

Il modello di Cox prevede, per la funzione rischio, la seguente formulazione:

$$(10.1) \qquad h(t, x) = h_o(t) \exp(x'b) \quad (h_o(t) = h(t, 0))$$

con $h_o(t)$ funzione rischio arbitraria (detta rischio basale), cui corrisponde funzione di sopravvivenza $S_o(t)$, e funzione modulante parametrizzata in forma esponenziale rispetto alle variabili prognostiche x (x è un vettore di informazioni opportunamente codificate, x' è il vettore trasposto) e al vettore dei parametri b ($x'b$ è il prodotto scalare tra x e b).

Il primo problema che interessa risolvere è quello di stimare i parametri b del modello di regressione e la funzione rischio basale.

Consideriamo dunque il modello dato dalla (10.1). L'analisi statistica e, in particolare, la procedura di stima dei parametri b non può essere basata sulla usuale funzione di verosimiglianza, che risulta dipendente anche da $h_o(t)$ (non specificato).

Occorre pertanto ricercare una formulazione della funzione di verosimiglianza che consenta di isolare la componente dipendente solo dai parametri di interesse.

Questo corrisponde a ricercare una decomposizione dello spazio dei parametri Ω in due sottoinsiemi Ω_1 e Ω_2 tali che $\Omega = \Omega_1 \times \Omega_2$ e che la funzione di verosimiglianza sia fattorizzabile in modo tale che una componente sia definita solo su Ω_1, se $b \in \Omega_1$, permettendo così di isolare l'informazione relativa a b.

Per ottenere questo consideriamo i tempi di morte ordinati $t_1 < t_2 < \cdots < t_J$ e sia x_i il vettore delle variabili di stato corrispondenti a t_i, indichiamo inoltre con R_i l'insieme degli indici degli individui che costituiscono la popolazione a rischio immmediatamente prima di t_i.

L'informazione globale può essere rappresentata dalla sequenza di variabili aleatorie S_1, X_1; $S_2, X_2; \ldots S_J, X_J$, dove S_i specifica il verificarsi o meno di un troncamento nell'intervallo (t_{i-1}, t_i) più l'informazione che una morte si verifica in $t_i (i = 1, 2, \ldots, J)$, mentre X_i identifica il particolare individuo che muore in t_i. Viene così introdotta una sequenza di eventi, ordinati nel tempo, in cui ciò che accade ad un certo istante è condizionato dall'intera storia precedente.

Se si pone $S(i) = (S_1, S_2, \ldots, S_i)$ e $X(i) = (X_1, X_1, \ldots, X_i)$, la funzione di probabilità congiunta di $S_1, X_1, S_2, X_2, \ldots, S_J, X_J$ può essere esplicitata come prodotto di probabilità condizionate:

(10.2)
$$P\left(S(J), X(J)\right) = P(S_1)P(X_1/S_1)P(S_2/X_1, S_1)P(X_2/S(2), X_1)\ldots$$

$$\ldots P(S_i/S(i-1)X(i-1))\,P(X_i/S(i), X(i-1))\ldots P(X_J/S(J), X(J-1))$$

Riordinando i termini della (10.2) si ottiene:

(10.3)
$$P(S(J), X(J)) = \prod_{i=1}^{J} P(S_i/S(i-1), X(i-1)) \cdot$$
$$\cdot \prod_{i=1}^{J} P(X_i/S(i), X(i-1))$$

Il secondo termine della (10.3) è la funzione di verosimiglianza "parziale" che contiene l'informazione sui parametri b e non dipende da $h_o(t)$.

Esplicitiamo allora tale termine.

Consideriamo l'insieme R_i degli indici degli individui a rischio subito prima di t_i. Per ogni t_i la probabilità che si verifichi un decesso nell'intervallo $(t_i - dt, t_i)$ si ottiene, a meno di infinitesimi, come somma di eventi estesa a tutti gli individui dell'insieme a rischio, pertanto è data da:

$$\sum_{k \in R_i} h(t_i, X_k) dt = \sum_{k \in R_i} \exp\{X_k' b\} h_o(t_i) dt$$

considerando ora l'evento $E(X_i) =$"tra tutti gli individui a rischio muore quello di indice i, caratterizzato da X_i", si ha:

$$(10.4) \qquad P(E(X_i)) = \frac{h(t_i, X_i) dt}{\sum_{k \in R_i} h(t_k, X_k) dt} = \frac{\exp\{X_i' b\}}{\sum_{k \in R_i} \exp\{X_k' b\}}$$

L'evento condizionante della (10.4) deve contenere tutta l'informazione sia sui fallimenti che sui troncamenti fino all'i-esimo tempo di morte. Pertanto la (10.4) non è altro che la forma esplicita dell'espressione:

$$P(X_i / S(i), X(i - 1))$$

che dipende quindi solo dai parametri di interesse e permette, tramite prodotto, di costruire la funzione di verosimiglianza parziale, che può essere utilizzata come una qualsiasi funzione di verosimiglianza per costruire metodi di stima per i parametri b, in particolare può essere massimizzata per determinare le stime di massima verosimiglianza dei parametri del modello di regressione.

10.4 Applicazioni e confronti.

10.4.1 Applicazione del modello di Cox ai dati del nasofaringe.

Per quantificare l'influenza delle variabili concomitanti sui tempi di sopravvivenza dei pazienti affetti da tumori del nasofaringe, utilizziamo su tali dati il modello di Cox. Il modello più ampio contiene le variabili: sesso, età, T, N, dosaggio, essendo stata esclusa a priori, anche per suggerimento dei medici, l'informazione relativa all'istologia, che non risultava comunque avere un'influenza significativa, sulla base delle stime di Kaplan-Meier per il campione stratificato.

Nella tabella 10.1 si riportano i valori delle stime dei parametri b, l'errore standard (E.S.) corrispondente, il termine $\exp(\hat{b})$, ovvero il fattore per cui viene moltiplicata la funzione rischio per ogni incremento unitario della corrispondente variabile, e il valore della logverosimiglianza.

Tabella 10.1. Stima di b, errori standard (E.S.) e contributo di ogni variabile alla funzione rischio $\exp(\hat{b})$.

COVARIATA	$\hat{b}$	E.S.	$\exp(\hat{b})$
SESSO	-0.4513	0.2039	0.6368
ETA'	0.0077	0.0057	1.0077
T	0.2400	0.0936	1.2712
N	0.3357	0.0954	1.3989
DOSE	-0.0081	0.0038	0.9920
logverosimiglianza=-573.118			

Nella tabella 10.2 sono riportati i risultati dei test effettuati sui modelli parziali che si ottengono escludendo alcune delle variabili dal modello di regressione iniziale e i relativi valori della funzione di logverosimiglianza.

Tabella 10.2. Confronti tra il modello completo e i diversi modelli parziali ottenuti escludendo alcune covariate. L'influenza delle esclusioni è misurata anche dal decremento della funzione di logverosimiglianza $(DL(\hat{b}))$ corrispondente alle diverse esclusioni delle covariate.

MODELLO (covariata esclusa)	$\log L(\hat{b})$	$DL(\hat{b})$	g.l.	P
NESSUNA	-573.118	0		
SESSO	-575.705	2.58	1	0.023
ETA'	-574.031	0.92	1	0.177
DOSE	-575.196	2.05	1	0.042
T	-576.370	3.25	1	0.012
N	-579.606	6.59	1	0.000
ETA',DOSE	-576.937	3.81	2	0.020
ETA',DOSE,SESSO	-579.950	6.82	3	0.029

Dai confronti si desume che T ed N sono le variabili che possiedono il più alto valore prognostico.

A partire dal modello più "economico", che contiene solo T ed N come variabili esplicative $(\hat{b}: 0.2329, 0.3355)$, sono state stimate le mediane del tempo di sopravvivenza al variare di T ed N. I risultati sono riportati nella tabella 10.3.

Nella figura 10.3 sono infine riportate le curve di sopravvivenza stimate al variare di N (1) e di T (2).

Tabella 10.3. Mediane dei tempi di sopravvivenza stimate al variare di T ed N dal modello di Cox.

	T1	T2	T3	T4
N0	135.0	55.8	37.8	28.8
N1	55.0	32.4	27.0	18.0
N2	30.6	25.2	18.5	12.8
N3	21.6	16.2	13.6	10.8

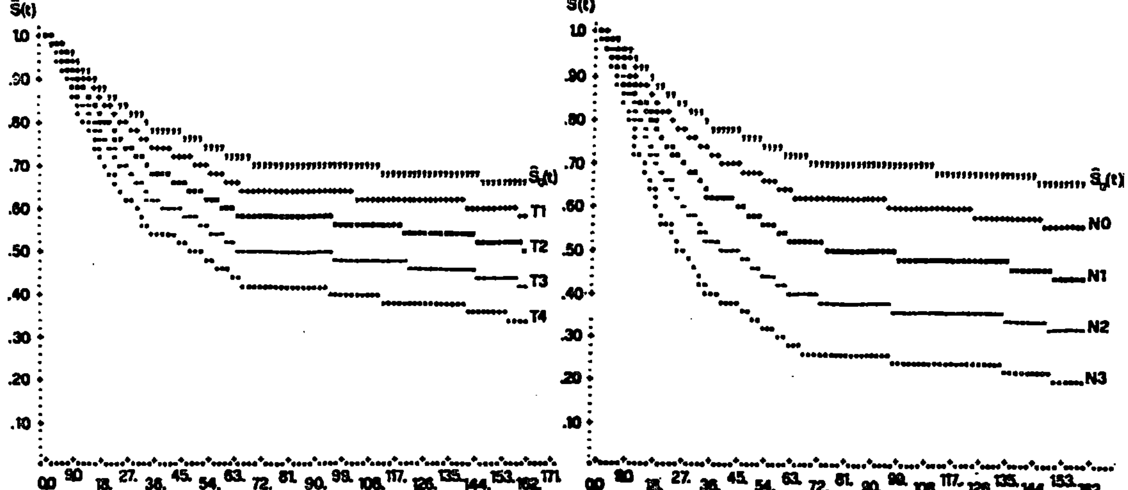

Figura 10.3. Curve di sopravvivenza stimate del modello di Cox al variare di T ed N (nasofaringe).

I risultati fin qui ottenuti aiutano a mettere in piena luce le ipotesi che permettono la corretta applicazione del modello di Cox e suggeriscono una possibile generalizzazione che ne consenta un'utilizzazione più ampia.

Dal confronto delle figure 10.1 e 10.2 da una parte e 10.3 dall'altra è infatti evidente che il modello di Cox, applicato al problema attuale, non riproduce nelle funzioni di sopravvivenza stimate gli andamenti qualitativi riscontrati sui dati, mediante le funzioni stimate con il metodo di Kaplan-Meier e le analoghe smussate con il metodo kernel. Viene infatti introdotta una "regolarità" negli andamenti, non presente nei dati, che trascura anche quanto già messo in luce in merito alla difficoltà di discriminare tra livelli N0 e N1 per l'interessamento linfonodale e tra T2 e T3 per la dimensione del tumore.

Consideriamo di nuovo la formulazione del modello di Cox e, in particolare, il rapporto tra le funzioni rischio relative a due individui con valori delle covariate x e y rispettivamente. Tale rapporto risulta dato da:

$$Rap(x,y,t) = \exp(x'b)/\exp(y'b) = Rap\ (x,y)$$

che è indipendente da t.

Si può pertanto concludere che, perchè il modello di Cox sia applicabile, occorre che il rapporto tra le funzioni rischio di due individui con diversi valori delle covariate si mantenga costante nel tempo. In altre parole occorre che la funzione rischio corrispondente agli individui appartenenti ad un certo strato sia proporzionale alle funzioni rischio di tutti gli altri strati e il fattore di proporzionalità non dipenda dal tempo.

Tale condizione produce gli andamenti regolari delle funzioni di sopravvivenza corrispondenti a diversi strati, già osservati in figura 10.3.

Prima di utilizzare il modello di Cox nella forma vista occorre pertanto assicurarsi che le funzioni di sopravvivenza, stimate con metodi non parametrici, presentino quegli stessi andamenti.

Un altro problema che si presenta con il modello di Cox nella forma attuale è legato al fatto che non si consente ad una covariata di influenzare la funzione rischio in modo diverso al variare del tempo.

Accade invece, nella pratica, che l'importanza prognostica di alcune variabili sia molto rilevante in un primo periodo di tempo e perda quindi valore per quegli individui che presentano tempi di sopravvvivenza elevati.

È possibile ovviare a questi due inconvenienti generalizzando il modello di Cox in modo opportuno.

10.4.2 Una generalizzazione del modello di Cox.

La più semplice generalizzazione, che consenta di ovviare ai due problemi appena ricordati, consiste nel prevedere la seguente formulazione per la funzione rischio h(t), avendo suddiviso l'asse temporale in intervalli disgiunti $T_1, T_2, \ldots, T_n$:

$$h(t, x) = h_j \exp(x' b_j) \quad \text{per t nell'intervallo } T_j.$$

In altre parole la funzione rischio basale viene approssimata con una funzione costante a tratti ($h(t) = h_j$ sull'intervallo T_j) mentre il termine che modula l'influenza delle variabili concomitanti è ancora esponenziale, ma i valori dei parametri possono variare da un intervallo all'altro.

È evidente che tale generalizzazione consente l'approssimazione di funzioni di sopravvivenza che abbiano andamenti qualsiasi (si prevede la proporzionalità dei rischi su ogni intervallo, ma il fattore di proporzionalità è diverso per i diversi intervalli). Si tiene conto dell'influenza diversa che le variabili concomitanti possono avere al variare del tempo consentendo ai parametri valori diversi sui diversi intervalli.

10.4.3 Applicazione ai dati del nasofaringe.

Il modello generalizzato è stato utilizzato per l'analisi dei dati di sopravvivenza relativi ai pazienti affetti da tumore del nasofaringe.

La suddivisione dell'asse temporale che si è rivelata la più efficace (in quanto a bontà del fit rispetto ai dati) è quella che prevede intervalli di quattro mesi fino alla fine del quinto anno e di dodici mesi successivamente.

In analogia con quanto fatto per i dati GLR l'età e la dose sono state preliminarmente standardizzate per riportarle a ordini di grandezza simili a quelli relativi ai codici delle altre informazioni.

Avendo, per semplicità di calcolo, espresso ogni h_i in forma esponenziale ($h_i = \exp(a_i)$), si ottengono i valori dei parametri riportati graficamente nella figura 10.4, in cui tratteggiate sono le curve relative al valore stimato $\pm$ 2 volte il corrispondente errore standard.

Nella figura 10.5 sono invece riportate le funzioni sopravvivenza e di rischio al variare di T e di N, che, anche in questa formalizzazione, si rivelano le informazioni con il più rilevante valore prognostico.

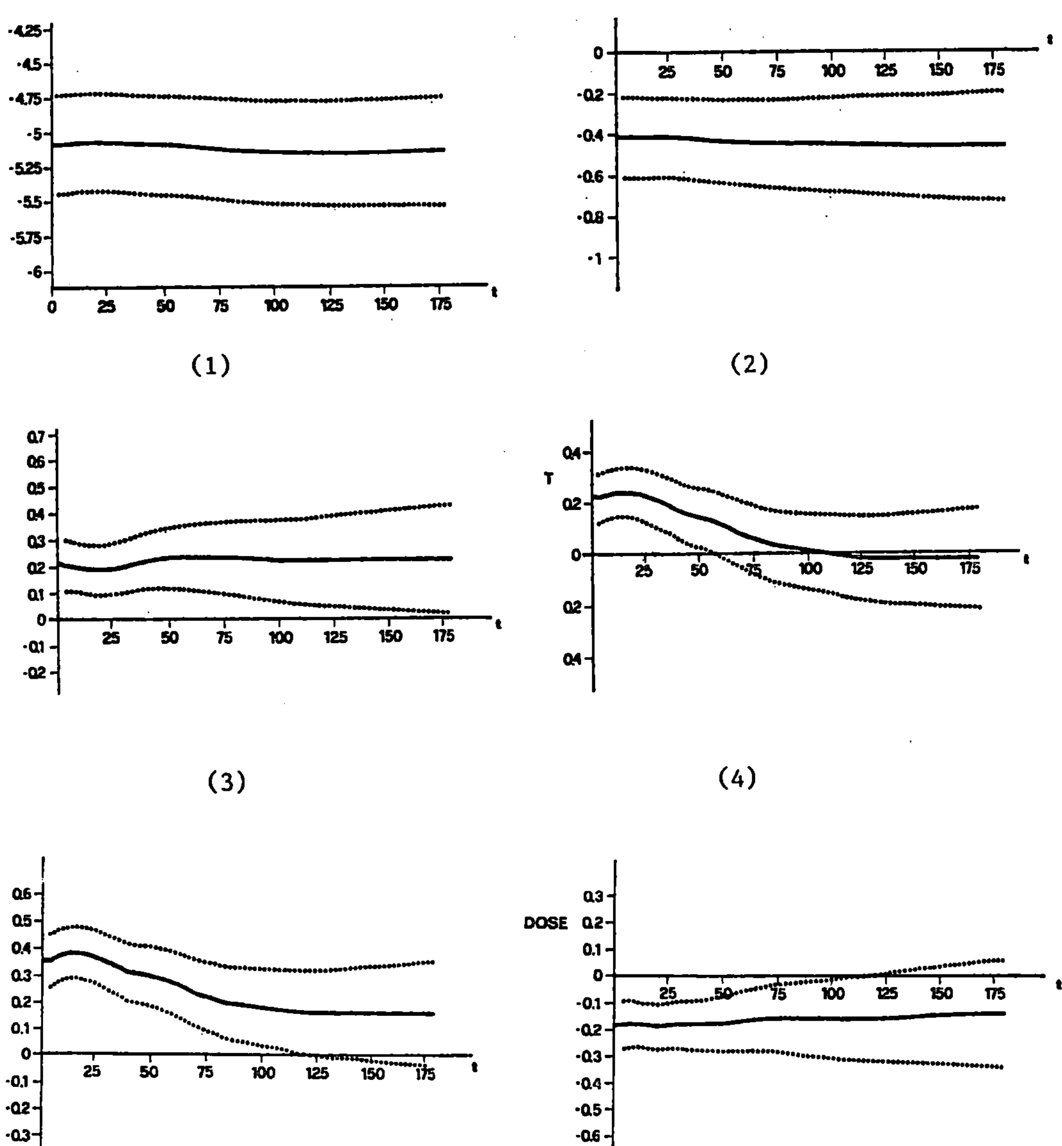

Figura 10.4. Valori dei parametri delle covariate in funzione del tempo e, tratteggiato, il valore ± 2 volte l'errore standard: $(1) \Leftrightarrow a, (i) \Leftrightarrow b_{i-1}(i > 1)$.

298

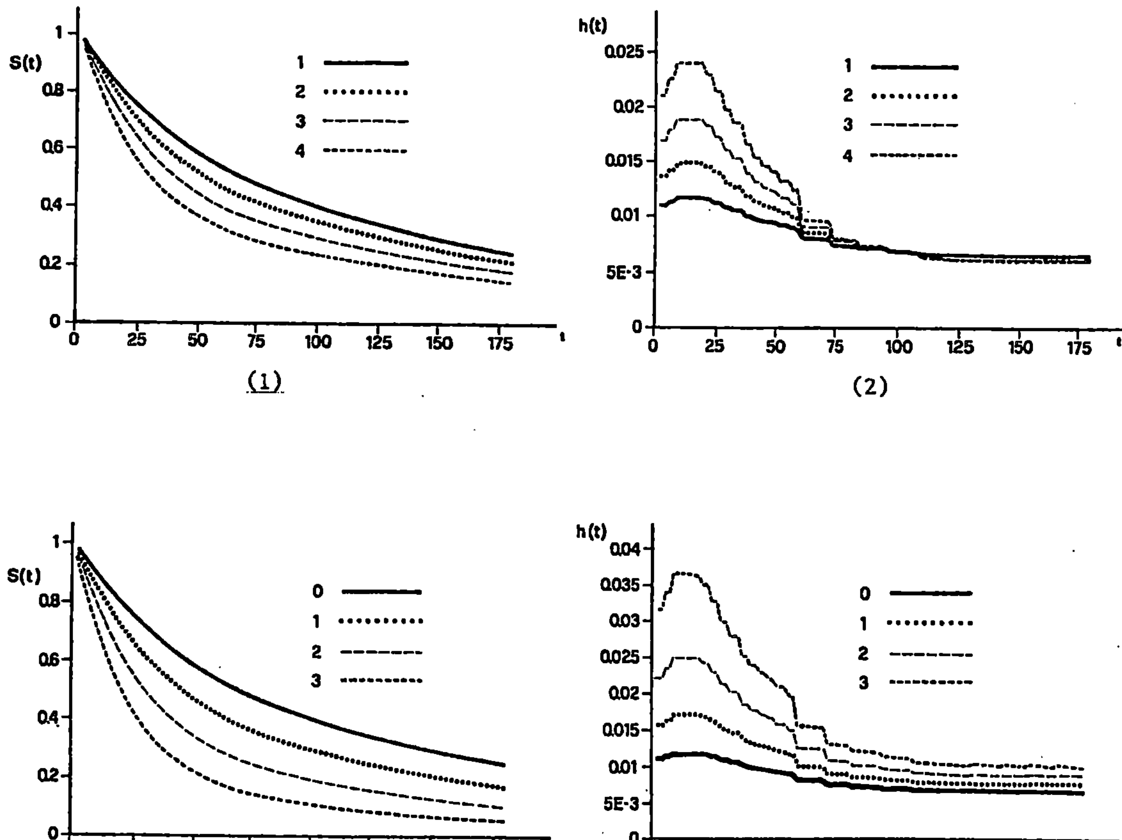

Figura 10.5. Curve di sopravvivenza e di rischio al variare di T (1), (2) ed N (3), (4) (nasofaringe).

Tabella 10.4. Mediane dei tempi di sopravvivenza stimate al variare di T, N e del sesso mediante il modello generalizzato.

	MASCHI				FEMMINE			
	T1	T2	T3	T4	T1	T2	T3	T4
N0	69	53	41	31	124	100	76	54
N1	45	34	27	21	80	60	44	32
N2	29	23	18	14	49	37	28	22
N3	20	16	12	10	31	24	19	15

Nella tabella 10.4 si riportano i valori mediani previsti dal modello al variare di T, N e del sesso.

Dall'analisi delle tabelle e delle figure è possibile rilevare che, anche se le variabili con maggiore valore prognostico identificate dal modello generalizzato sono le stesse già identificate dal modello di Cox, tale valore non si può considerare costante nel tempo, infatti i coefficienti di T e di N sono decrescenti e praticamente nulli dopo sei anni ad indicare che, trascorso tale periodo, l'informazione legata ai livelli di T ed N risulta praticamente irrilevante ai fini della prognosi.

I coefficienti delle altre variabili sono praticamente costanti su tutto l'asse temporale. Il loro valore assoluto, avendo ridotto le variabili ad uno stesso ordine di grandezza, fornisce immediatamente un'idea della diversa importanza prognostica delle covariate. In particolare è interessante notare che tutti i coefficienti sono positivi (al crescere del valore delle covariate peggiora la prognosi) ad esclusione di quelli relativi alla dose e al sesso. Ricordando che un codice maggiore per quest'ultima covariata corrisponde al sesso femminile, che ha una prognosi migliore, ritroviamo, attraverso i coefficienti, quelle informazioni già evidenziate dalle curve di Kaplan-Meier per il campione stratificato.

L'effetto prognostico del sesso, già rilevato dalle curve di Kaplan-Meier è evidente anche dall'analisi della tabella 10.4 relativa ai tempi mediani di sopravvivenza stimati per i due sessi.

Per un'analisi più approfondita della presente applicazione si rinvia al lavoro citato.

10.4.4 Applicazione ai dati GLR.

L'analisi precedentemente svolta, e altri risultati riportati in letteratura, mettono in luce la capacità del modello di Cox di discriminare tra le covariate, identificando quelle con il maggior valore prognostico, anche quando le ipotesi di base del modello (rischi proporzionali, influenza costante nel tempo delle covariate) non siano soddisfatte. Tale modello semplice può quindi essere utilizzato efficacemente per ridurre la complessità del problema identificando il modello prognostico più "economico", anche quando non sia utilizzabile con scopi previsivi, dati i vincoli che impone sulle funzioni di sopravvivenza stimate. C'è inoltre da notare che tutti i pacchetti statistici più in uso prevedono una routine per la stima dei parametri e i tests parziali per il modello di Cox, il cui utilizzo risulta quindi molto accessibile.

Tale modello è stato utilizzato da Commenges e Dartigues (1989) per l'analisi dei dati relativi ai 192 pazienti affetti da tumori gliali, ed ha permesso, tra tutte le informazioni inizialmente disponibili, di identificare quelle sei che abbiamo preso in considerazione nel data base considerato nel presente volume. Si rimanda al lavoro citato di Commenges e Dartigues (1989) per gli approfondimenti su tale fase dell'analisi; ricordiamo qui solo che il numero iniziale delle covariate era pari a 13, contro le sei con più alto valore prognostico identificate dal modello di Cox.

Utilizzando il modello generalizzato, a partire dal data base ridotto (6 covariate), è possibile procedere ad analisi più approfondite (l'età e il diametro sono stati preliminarmente standardizzati per ridurne l'ordine di grandezza a valori confrontabili con gli altri codici) (Rossi, 1989 c).

La tabella 10.5 riporta i risultati relativi alle stime dei parametri insieme ai valori degli errori standard.

Per il problema in esame non si è riscontrata una variazione nel tempo del valore prognostico delle variabili e anche il rischio basale si mantiene pressochè

Tabella 10.5.Stime ed errori standard dei coefficienti delle covariate.

	ETA.	EPIL.	IND.F.	LOC.	DIAM.	NEOV.
STIME DI b	.5465	-.6404	.5982	.2140	.2392	.2973
ERRORI STANDARD	.1383	.2863	.1899	.2787	.1119	.2338

costante; questo permette di concludere per l'applicabilità del modello di Cox, nella sua forma originale, ai dati GLR.

Un tipo di analisi interessante che è stata effettuata riguarda la previsione sulla sopravvivenza ad un anno dalla diagnosi.

Si è proceduto nel seguente modo.

Sono state considerate le possibili combinazioni dei valori delle covariate (per quelle continue si sono presi in considerazione i valori di riferimento -1,0,1) e, in corrispondenza od ogni combinazione della prime tre informazioni, che sono relative allo stato generale del paziente (età, indice funzionale, presenza di crisi epilettica) e delle altre tre, che riguardano le caratteristiche del tumore (localizzazione, diametro, neovascolarizzazione), riportate nella tabella 10.6, è stato calcolato il valore della funzione di sopravvivenza stimato per t=12.

Tabella 10.6.Codifica dei vari tipi di caratteristiche del tumore.

A	B1	B2	B3	C1	C2	C3	C4	D1	D2	D3	E
0	1	0	0	1	0	1	0	1	1	0	1
-1	-1	0	-1	0	1	-1	0	1	0	1	1
0	0	0	1	0	0	1	1	0	1	1	1

I risultati sono riportati nella tabella 10.7.

Dall'analisi di tale tabella è possibile rilevare quanto segue:

1) la tabella 10.7 è ordinata; infatti ogni valore è superiore a quello immediatamente successivo sia sulle righe che sulle colonne;

2) è quindi possibile ottenere un ordinamento sia dei possibili stati del pa-

Tabella 10.7. Sopravvivenza a un anno (moltiplicata per 1000) in funzione delle covariate, stimata in base al modello di Cox.

STATO CHT	A	B1	B2	B3	C1	C2	C3	C4	D1	D2	D3	E
-1,1,0	956	945	944	941	931	929	927	925	913	908	906	885
0,1,0	924	907	905	900	884	881	877	874	855	847	843	809
-1,2,0	921	903	900	895	878	875	871	868	848	839	835	800
-1,1,1	917	899	896	890	873	870	866	863	842	833	829	793
1,1,0	873	845	842	833	808	803	797	793	762	750	745	694
0,2,0	867	838	834	825	799	794	788	783	752	737	733	681
0,1,1	861	831	827	818	791	786	780	775	742	729	723	669
-1,3,0	860	830	826	817	789	784	778	773	740	727	721	667
-1,2,1	855	823	819	809	781	776	770	765	731	717	711	655
1,2,0	781	737	731	717	678	671	663	656	611	593	585	515
1,1,1	773	727	721	707	667	660	651	644	598	580	572	500
0,3,0	771	725	719	705	664	657	648	641	595	577	569	497
0,2,1	762	715	709	694	653	646	636	629	582	563	555	482
-1,4,0	760	712	706	692	650	643	633	626	579	560	552	479
-1,3,1	752	702	696	681	638	631	621	612	565	546	538	464
1,3,0	638	573	565	546	493	485	473	464	408	386	377	299
1,2,1	626	560	552	532	479	470	458	449	392	371	362	284
0,4,1	623	557	548	529	475	466	455	445	389	367	358	280
0,3,1	611	543	534	515	460	451	439	430	373	352	343	265
-1,4,1	595	526	517	497	442	433	421	411	354	333	324	247
1,4,0	442	364	354	333	277	268	356	247	195	177	170	111
1,3,1	427	348	339	318	262	253	242	233	182	165	157	101
0,4,1	408	329	320	299	244	235	224	216	166	150	142	89
1,4,1	212	147	140	124	87	82	75	71	45	38	35	15

ziente, sia delle possibili caratteristiche del tumore nel senso che, per esempio,

un paziente con caratteristiche di tipo C ha una probabilità di sopravvivenza

ad un anno inferiore a quella di un paziente con caratteristiche di tipo B (o A);

3) le differenze all'interno dei rettangoli indicati nella tabella sono inferiori

rispetto a quelle tra rettangoli adiacenti;

4) ogni rettangolo è caratterizzato dalla somma costante dei tre codici di

stato e caratteristiche;

5) al crescere di tali somme si hanno prognosi piu sfavorevoli.

Sembra possibile quindi pervenire ad un modello più "economico" utiliz-

zando come covariate lo STATO e la CARATTERISTICA (CHT) del tumore,

ottenute semplicemente dalla somma dei codici delle tre informazioni che li

compongono.

La rappresentazione grafica riportata nella figura 10.6, relativa a diverse

curve di sopravvivenza, mostra come le curve relative a valori dello stato o

delle caratteristiche corrispondenti ad uno stesso rettangolo della tabella 10.7

(variabili STATO e CHT costanti su ogni rettangolo) tendano a confondersi

tra loro, mentre siano significativamente diverse quelle corrispondenti a diversi

rettangoli.

È stato quindi stimato il modello di regressione con le uniche variabili espli-

cative date dallo STATO e dalla CARATTERISTICA.

I risultati relativi alle stime dei parametri sono riportati nella tabella 10.8,

le previsioni relative al valore della funzione di sopravvivenza ad un anno nella

tabella 10.9.

Tabella 10.8. Stime ed errori standard dei coefficienti delle covariate.

	BASALE	STATO	CARATTERISTICA
STIME DI b	-5.1820	0.5591	0.2749
ERRORI STANDARD	0.2744	0.0769	0.0964

Nella figura 10.7 sono riportate le curve corrispondenti alle funzioni rischio

e alle funzioni di sopravvivenza della seconda colonna della tabella 10.9. Dal-

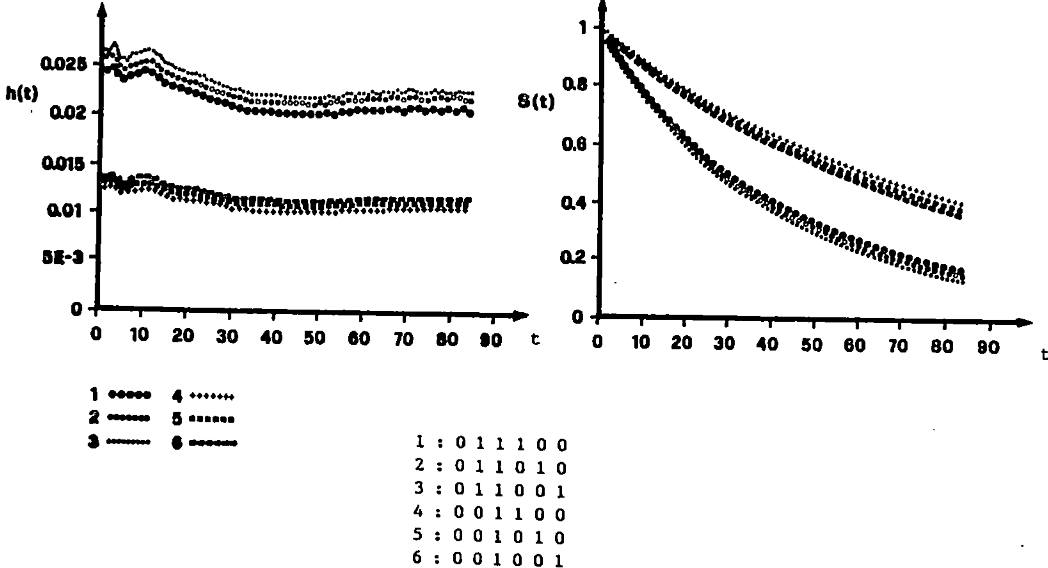

Figura 10.6. Funzioni di rischio e di sopravvivenza corrispondenti ai valori indicati delle covariate (età, crisi epilettica, indice funzionale, localizzazione, diametro, neovascolarizzazione) per i dati GLR.

Tabella 10.9. Sopravvivenza a un anno (moltiplicata per 1000) in funzione dello stato del paziente (Y) e della CARATTERISTICA del tumore (Z).

Z \ Y	-1	0	1	2	3
0	950	935	915	890	857
1	914	889	856	815	764
2	855	814	762	670	625
3	760	697	622	535	439
4	619	532	436	335	237
5	432	332	234	148	81
6	231	145	79	35	12

l'analisi dei grafici e dai valori dei parametri si deduce immediatamente che l'informazione legata allo stato del paziente ha un valore prognostico molto più rilevante rispetto all'informazione legata alla caratteristica del tumore (il corrispondente coefficiente stimato è circa il doppio).

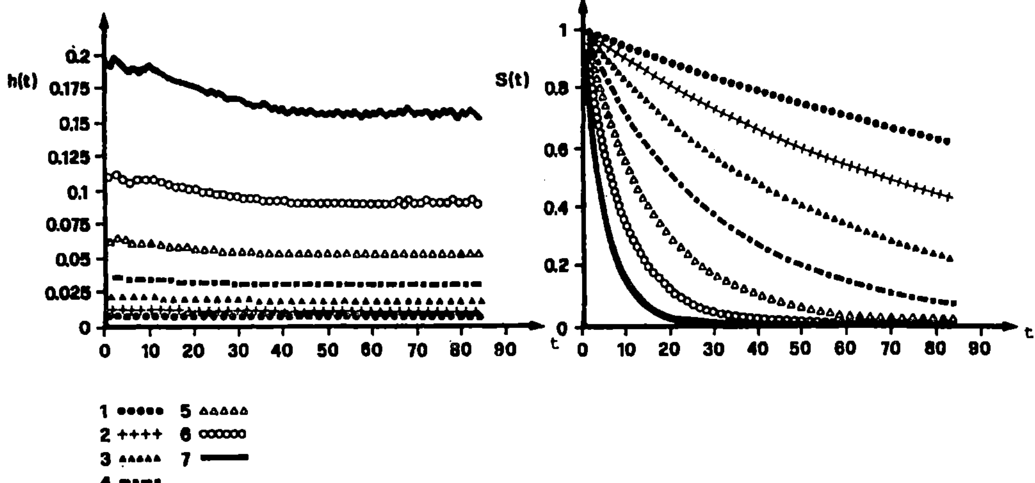

Figura 10.7. Funzioni di rischio di sopravvivenza corrispondenti alla seconda colonna della Tabella 10.9, per i dati GLR.

Si rimanda al lavoro citato (Rossi, 1989 c) per ulteriori approfondimenti.

I risultati dell'analisi di sopravvivenza effettuati fin qui sui dati GLR saranno utilizzati nel successivo capitolo per mostrare come sia possibile pervenire ad un sistema automatico di consultazione per scopi prognostici e diagnostici.

Parte Quarta

DECISIONI CLINICHE

Nella quarta parte vengono introdotti alcuni concetti basilari della teoria delle decisioni: *funzione di perdita, valore di una informazione, costo di una informazione*. La metodologia è utilizzata per proporre un sistema decisionale per un problema prognostico, che permette di tratteggiare gli aspetti principali di un *sistema esperto*, di tipo diagnostico o prognostico, basato sul trattamento probabilistico (bayesiano) dell'incertezza.

Capitolo XI: decisioni cliniche in condizioni di incertezza.

11.1 Valutare l'incertezza.

Ogni medico, in ogni situazione diagnostica o prognostica, ha la necessità di quantificare dei processi decisionali che operano largamente in condizioni di incertezza.

Per far questo utilizza, inconsciamente o no, la probabilità e la teoria delle decisioni.

Effettuare una diagnosi (o una prognosi) corrisponde a classificare un paziente in una classe A_j, di un insieme di possibilità $A_1, A_2, \ldots, A_k$ incompatibili ed esaustive; il processo avviene in condizioni di incertezza in quanto nessun sintomo è condizione necessaria di una malattia, nessuna malattia è condizione necessaria di un sintomo.

Se poi si parla di problemi prognostici l'incertezza aumenta, essendo la prognosi dipendente dalla diagnosi (incerta) e dal tempo di "sopravvivenza" aleatorio.

Il processo induttivo che porta il medico alla classificazione, per essere quantificato in modo coerente, deve essere basato sull'utilizzazione del teorema di Bayes, che consente di operare la sintesi tra i risultati delle informazioni raccolte sullo stato di un particolare paziente, e l'informazione "a priori" che il medico possiede in merito alle classi possibili (prevalenza delle diverse malattie, distribuzione dei tempi di sopravvivenza in popolazioni non omogenee ecc.).

È evidente che ottenere il miglior risultato possibile in un processo diagnostico (o prognostico) dipende molto dalla capacità del medico di richiedere le informazioni più appropriate in ogni momento, trascurando quanto inessenziale ai fini della più corretta classificazione. C'è da notare, infatti, che la richiesta di informazioni inessenziali, non solo non aiuta ad effettuare la migliore classificazione, ma produce una dilazione nel tempo della conclusione che può provocare effetti molto dannosi.

Per "razionalizzare" tutto questo processo di acquisizione di informazioni
e di classificazione, ci si baserà sulle idee riportate in de Finetti (1964), che
permettono sia una valutazione delle informazioni, che una quantificazione delle
conseguenze di ogni possibile decisione.

La procedura proposta è di tipo sequenziale e si basa essenzialmente su due
tipi di passi elementari:

- passi inferenziali, che consistono nell'aggiornamento delle probabilità mediante l'utilizzo del teorema di Bayes;

- passi decisionali, che consistono nel pesare ogni possibile decisione (richiesta di nuove informazioni, classificazione) mediante un'opportuna funzione di
perdita e nell'applicare un criterio di ottimizzazione stabilito a priori per la
scelta della decisione "ottima".

11.2 Incertezza e informazione.

Per iniziare il processo di classificazione occorre specificare le fonti di incertezza e schematizzare tutte le possibili informazioni che si possiedono sul
problema in esame.

Da tale schema è derivabile l'informazione a priori, che non è legata alla
situazione di un particolare paziente, ma a tutta la popolazione potenzialmente
interessata alla classificazione ed è costituita da:

- classi possibili;

- distribuzione di probabilità delle classi;

- tipi di eventi o misure che possono essere legate alle classi;

- distribuzioni di probabilità di tali tipi di informazioni all'interno delle classi
specificate;

- funzione di perdita, che quantifica le conseguenze di ogni possibile classificazione errata;

- costi delle informazioni aggiuntive che possono essere richieste.

11.2.1 Come scegliere le classi.

La partizione $(A_1, A_2, \ldots, A_k)$ deve essere MINIMALE: se $L(i, m) = L(i, n)$ per ogni $i = 1, 2, \ldots, k$, dove L è la funzione di perdita già definita nel capitolo III, allora A_n e A_m devono essere considerate equivalenti e non è opportuno discriminare tra individui delle due classi. In questo caso è più conveniente utilizzare un'unica classe $A_n \cup A_m$ invece delle due classi separatamente.

È opportuno osservare che è cruciale la scelta della funzione di perdita che deve quantificare tutte le conseguenze dei possibili errori di classificazione, sia economici, sia psicologici, sia fisici per il paziente che viene erroneamente classificato, occorre quindi essere certi che la condizione di equivalenza riportata sopra si verifichi solo quando le due classi siano effettivamente equivalenti dal punto di vista medico (prevedono uno stesso trattamento, una stessa prognosi ecc.). Quando sia possibile unificare due o più classi si ottiene una consistente riduzione della complessità computazionale del problema.

11.2.2 La distribuzione di probabilità delle classi.

La distribuzione di probabilità delle classi può essere stimata utilizzando, per esempio, il metodo di massima verosimiglianza, sulla base dei casi già classificati registrati nelle basi di dati eventualmente disponibili.

È anche possibile utilizzare stime riportate in letteratura, anche combinandole con quelle ottenibili dalle basi di dati, come visto nel capitolo V.

11.2.3 Altre informazioni.

È importante identificare le informazioni più rilevanti per il problema in esame, sia effettuando preliminarmente un'analisi statistica sui dati disponibili, sia raccogliendo i risultati riportati in letteratura, sia richiedendo il parere di medici esperti del problema.

A titolo di esempio si può far riferimento ad analisi di basi di dati quali quelle riportate nel precedente capitolo per l'identificazione delle variabili con più alto valore prognostico, che consentono di ridurre la complessità del problema di previsione mediante l'utilizzo del modello più "economico".

11.2.4 Funzioni di verosimiglianza.

Per poter utilizzare convenientemente le informazioni sui dati classificati è necessario stimare le distribuzioni di probabilità delle informazioni rilevanti nelle diverse classi stabilite.

Facendo riferimento alle precedenti esemplificazioni, nel caso del diabete mellito sono state stimate le distribuzioni del tasso glicemico (a digiuno e a due ore) da utilizzare per procedere alla classificazione di un generico paziente sulla base di una delle due misure possibili.

Il metodo di stima può essere scelto tra quelli, parametrici o non, riportati nel capitolo V.

11.3 Valore e costo di un'informazione.

È opportuno osservare che esistono diverse classi di informazioni.

Alcune informazioni sono immediatamente disponibili al momento della prima visita e si possono considerare a costo zero. Tali informazioni sono, per esempio, il sesso, l'età, la sintomatologia ecc..

Altre informazioni possono essere richieste e devono essere valutate sulla base del loro contenuto informativo e del loro costo. Quest'ultima quantità, in analogia con la funzione di perdita, deve tener conto di tutti i tipi di costo: economico, tempo richiesto per la risposta, invasività dell'esame ecc..

Come la funzione di perdita, anche la funzione costo deve essere proposta dagli esperti che richiedono le informazioni e procedono, alla fine del processo informativo, alla classificazione del paziente. Inoltre, sempre in analogia con la funzione di perdita, anche i costi delle diverse informazioni sono forniti a meno di un fattore di proporzionalità.

Per poter decidere circa l'opportunità di richiedere un particolare tipo di esame occorre quindi valutare sia il valore informativo sia il costo.

Il valore (informativo) di un'informazione può essere calcolato seguendo de Finetti (1964).

Consideriamo quindi in dettaglio il processo di classificazione di un generico paziente.

Se indichiamo con H_o l'informazione totale disponibile, a costo zero, al momento della prima visita, e con h_o il valore di H_o per il paziente in esame, possiamo calcolare la distribuzione di probabilità delle classi, condizionata ad h_o, che costituisce, in un certo senso, la distribuzione a priori delle classi per quel particolare paziente, utilizzando il teorema di Bayes.

Supponiamo quindi di poter richiedere altre informazioni: $H_1, H_2, \ldots, H_n$.

La situazione iniziale per il paziente in esame può essere schematizzata, come riportato nella tabella 11.1, dove $Fi(h/A_j)$ è la stima della funzione di distribuzione dell'informazione H_i nella classe A_j e c_i è il costo di tale informazione.

Tabella 11.1.Base di conoscenza relativa ad un paziente con informazione iniziale h_o e possibili informazioni ulteriori $H_i(i = 1, 2 \ldots, n)$.

```
CLASSI    PROBABILITA'                  INFORMAZIONI
                                H1      H2 ........Hi.........Hn

  A1      P(A1/ho)      F1(h/A1) F2(h/A1)..Fi(h/A1)..Fn(h/A1)
  A2      P(A2/ho)      F1(h/A2) F2(h/A2)..Fi(h/A2)..Fn(h/A2)
  ...............................................................

  Ak      P(Ak/ho)      F1(h/Ak) F2(h/Ak)..Fi(h/Ak)..Fn(h/Ak)


  Marginali-------------F1(h)    F2(h).....Fi(h).....Fn(h)
  costi-----------------c1       c2.........ci........ck
```

Per calcolare il valore di un'informazione, diciamo H_m, partiamo dalla perdita attesa effettuando la classificazione senza la richiesta di ulteriori informazioni. Per far questo calcoliamo la perdita attesa di ogni possibile classificazione:

$$L(A_i/h_o) = \sum_{j=1}^{k} L(i,j)P(A_j/h_o) \qquad i = 1,2,\ldots k$$

Pertanto la perdita attesa di una classificazione senza richiedere ulteriori informazioni è data da:

$$L(h_o) = \min_{i=1,2,\ldots k} L(A_i/h_o)$$

Calcoliamo ora la perdita attesa dopo l'acquisizione dell'informazione H_m ($m = 1,2,\ldots,n$).

Supponiamo che sia $\mathcal{H}_m$ l'insieme dei valori assumibili da H_m e indichiamo con h_m un generico elemento di $\mathcal{H}_m$.

Mediante il teorema di Bayes è possibile aggiornare la valutazione della distribuzione di probabilità delle classi, data l'informazione ulteriore h_m, per ogni possibile $h_m \in \mathcal{H}_m$.

È quindi possibile calcolare la perdita attesa di ogni classificazione dato h_m :

$$L(A_j/h_o, h_m) = \sum_{i=1}^{k} L(j,i)P(A_i/h_o, h_m) \quad j = 1,2,\ldots k$$

Pertanto la perdita attesa di classificazione, data l'acquisizione di h_m, risulta:

$$L(h_o, h_m) = \min_{i=1,2,\ldots k} L(A_i/h_o, h_m)$$

e la perdita attesa, dato H_m :

$$L(h_o, H_m) = \int_{\mathcal{H}_m} L(h_o, h_m) dF_m(h_m)$$

La differenza tra tale valore e quello della perdita attesa della classificazione senza l'acquisizione di H_m, viene definito "valore dell'informazione H_m".

11.4 Decisioni ammissibili, criteri per la scelta di una decisione.

Un'informazione H_m si dice ammissibile se $L(h_o, H_m) < L(h_o)$.

Generalizzando ad un passo p generico del processo informativo, si dirà che un'informazione H_m è ammissibile se $L(h_p, H_m) < L(h_p)$.

Tutto il processo può essere allora sintetizzato nei seguenti passi:

1) data la distribuzione $P(A_i)$ $i = 1, 2, \ldots, k$;

2) data l'informazione h_p (tutte le notizie raccolte fino al p-esimo passo) $p = 0, 1, \ldots,$;

3) si calcola $P(A_i/h_p)$ $i = 1, 2, \ldots, k$;

4) si calcola $L(h_p)$;

5) si calcola $L(h_p, H_j)$ per ogni informazione H_j non compresa in h_p;

6) dati i costi c_j di ogni informazione non compresa in h_p, si richiede l'informazione H_m che risulta ottimale secondo uno dei seguenti criteri, fissato a priori:

a) $L(h_p) - L(h_p, H_m) = v(H_m)$ è massimo;

b) $v(H_m) - c_m = w(H_m)$ è massimo;

c) $v(H_m)$ è massimo ed è superiore ad un valore prefissato v_o;

d) $w(H_m)$ è massimo ed è superiore ad un valore prefissato w_o.

È opportuno osservare che si possono adottare altri criteri di ottimalità diversi da quelli sopra elencati e che, comunque, la scelta del criterio da adottare spetta al medico che provvede alla classificazione.

È inoltre utile notare che le eventuali informazioni da richiedere possono comprendere anche i pareri di esperti che, dal punto di vista matematico, sono trattabili in modo formalmente identico a qualunque altro tipo di misura legata al problema di classificazione che si vuole risolvere (Lindley, 1988).

Qualora, ad un certo passo p, non sia più possibile richiedere ulteriori informazioni soddisfacenti il criterio di ottimalità scelto, si procede alla classificazione del paziente.

Avendo schematizzato in modo algoritmico tutto il processo è possibile pensare di scrivere un programma automatico di consultazione, che richieda in modo interattivo l'informazione più opportuna ad ogni passo.

A tale programma vanno forniti inizialmente i dati generali elencati in 11.2 e, dinamicamente, le informazioni che si acquisiscono sul paziente in esame. Il programma fornisce via via l'indicazione su quale sia l'informazione ottimale da richiedere e la classe ottimale da scegliere per il suddetto paziente.

11.5 Applicazione ad un problema prognostico.

Consideriamo il problema prognostico consistente nel classificare un (generico) paziente affetto da tumore gliale in una delle classi già analizzate nel presente volume: GLR1, GLR2, GLR3, GLR4.

L'analisi della base dei dati classificati è stata effettuata nei capitoli precedenti ed ha permesso di identificare le variabili concomitanti con il più alto valore prognostico (cap. X), delle sintesi di tali variabili (combinazioni lineari) che contengono la stessa informazione dei vettori di covariate (STATO e CARATTERISTICA), le distribuzioni di probabilità delle covariate nelle quattro classi, stimate con il metodo di massima verosimiglianza per i dati raggruppati (età e diametro del tumore) o con smussamento mediante kernel parabolico (capitolo V).

Anche la distribuzione di probabilità delle classi è stata stimata mediante il metodo della massima verosimiglianza:

$$P(GLR1) = 0.38, \quad P(GLR2) = 0.21, \quad P(GLR3) = 0.09, \quad P(GLR4) = 0.32.$$

L'informazione H_o è, in questo caso costituita dal vettore H0=(età (H1), crisi epilettica come primo sintomo (H2), indice funzionale di salute (H3)) che, in base all'analisi di sopravvivenza riportata nel capitolo X risulta equivalente all'unico valore STATO (H4) ottenuto dalla somma dei codici delle tre variabili, una volta standardizzata l'età. Nella tabella 11.2 sono riportate le distribuzioni statistiche di queste prime quattro informazioni nelle classi.

Le ulteriori informazioni che possono essere richieste comprendono:

H5= diametro del tumore;

H6= localizzazione;

H7= neovascolarizzazione;

H8= CARATTERISTICA (diametro del tumore standardizzato + localizzazione + neovascolarizzazione);

Nella tabella 11.3 sono riportate le distribuzioni statistiche di tali informazioni nelle classi e un esempio di possibili costi delle informazioni stesse.

Nella tabella 11.4 è invece riportata la funzione di perdita che verrà utilizzata nella successiva esemplificazione.

Supponiamo ora di voler classificare un nuovo paziente che presenta le seguenti caratteristiche:

H1= età tra 24 e 29 anni;

H2=indice funzionale di salute "1";

H3=crisi epilettica come primo sintomo "1";

che portano a calcolare un valore H4=stato compreso tra 0.59 e 1.09.

Nella tabella 11.5 sono riportati i valori delle probabilità delle classi aggiornati subordinatamente ad ognuna delle possibili informazioni.

Utilizzando H4 come informazione sintetica, si ottiene per la perdita attesa di classificazione il valore L(h4)=0.657, corrispondente a classificare il paziente in GLR4.

Tabella 11.2. Distribuzioni statistiche delle informazioni iniziali delle classi.

		CLASSI		
VALORI	GLR1	GLR2	GLR3	GLR4
H1				
-9	1	0	1	2
10-14	3	1	1	4
15-19	0	0	0	4
20-24	0	1	1	2
25-29	1	4	1	9
30-34	3	3	1	10
35-39	2	8	1	10
40-44	5	5	2	10
45-49	7	2	2	3
50-54	8	4	0	3
55-59	16	4	3	1
60-64	10	2	0	1
65-69	13	5	3	2
70-74	4	0	1	1
75-	0	1	0	0
H2				
0	13	21	5	45
1	60	19	12	17
H3				
1	7	21	4	43
2	35	17	11	16
3	27	2	2	3
4	4	0	0	0
H4				
/-0.92	0	0	1	2
-0.92/-0.42	0	0	0	5
-0.42/ 0.09	0	3	1	7
0.09/ 0.59	1	5	1	13
0.59/ 1.09	2	7	1	10
1.09/ 1.59	3	4	1	6
1.59/ 2.09	3	2	1	6
2.09/ 2.59	6	4	0	5
2.59/ 3.10	8	4	4	3
3.10/ 3.60	5	3	1	3
3.60/ 4.10	15	3	2	1
4.10/ 4.60	12	3	2	1
4.60/ 5.10	6	1	0	0
5.10/ 5.61	7	1	2	0
5.61/ 6.11	2	0	0	0
6.11/	3	0	0	0
TOTALI	73	40	17	62

Tabella 11.3. Distribuzioni delle informazioni ulteriori nelle classi e loro costi.

VALORI	CLASSI			
	GLR1	GLR2	GLR3	GLR4
H5				
-19	6	2	0	8
20-29	3	10	1	10
30-39	13	4	5	18
40-49	11	5	3	7
50-59	17	8	7	10
60-69	15	4	1	3
70-79	3	3	0	3
80-89	4	2	0	2
90-	1	2	0	1
H6				
0	49	33	11	49
1	24	7	6	13
H7				
0	28	21	7	46
1	45	19	10	16
H8				
/-1.68	1	0	0	0
-1.68/-1.16	1	3	0	3
-1.16/-0.65	3	5	1	6
-0.65/-0.13	6	2	2	13
-0.13/ 0.39	18	7	3	7
0.39/ 0.91	8	2	3	18
0.91/ 1.43	13	10	1	6
1.43/ 1.95	11	6	4	3
1.95/ 2.46	5	4	1	4
2.46/ 2.98	6	0	2	1
2.98/	1	1	0	1
TOTALI	73	40	17	62
COSTI	0.01	0.01	0.01	0.03

Tabella 11.4. Funzione di perdita utilizzata per l'applicazione.

CLASSIFICATIONE	CLASSI	FUNZIONE DI PERDITA: $L(i,j)$			
		GLR1	GLR2	GLR3	GLR4
GLR1		0	2	1	3
GLR2		1	0	1	2
GLR3		2	2	0	1
GLR4		2	1	2	0

Tabella 11.5. Probabilità a posteriori delle classi, condizionate alle diverse informazioni, per il paziente in esame.

CLASSI	GLR1	GLR2	GLR3	GLR4
h1				
probabilita'	0.07	0.27	0.07	0.59
h2				
probabilita'	0.09	0.28	0.06	0.57
h3				
probabilita'	0.55	0.18	0.12	0.18
h4				
probabilita'	0.10	0.35	0.05	0.50

Nella tabella 11.6 sono riportati i valori della funzione perdita, subordinatamente ad ogni possibile informazione ulteriore e ogni possibile valore di tale informazione.

Tabella 11.6. Valori attesi della funzione di perdita, condizionati alle diverse informazioni e ai possibili valori corrispondenti.

	CLASSI	GLR1	GLR2	GLR3	GLR4
H5					
	-19	2.53	1.51	1.29	0.38*
	20-29	2.40	0.96	1.50	0.58*
	30-39	2.46	1.53	1.17	0.46*
	40-49	2.14	1.09	1.41	0.74*
	50-59	2.06	1.05	1.37	0.82*
	60-69	1.76	0.86*	1.65	0.99
	70-79	2.28	0.96	1.56	0.64*
	80-89	2.13	0.96	1.59	0.73*
	90-	2.20	0.65*	1.70	0.75
H6					
	0	2.28	1.13	1.42	0.63*
	1	2.10	1.19	1.36	0.75*
H7					
	0	2.44	1.30	1.32	0.52*
	1	1.93	0.90*	1.51	0.91
H8					
	/-1.68	2.35	0.95	1.55	0.60*
	-1.16/-0.65	2.37	1.03	1.46	0.59*
	-0.65/-0.13	2.59	1.63	1.14	0.35*
	-0.13/ 0.39	1.99	0.96	1.51	0.85*
	0.39/ 0.91	2.62	1.69	1.11	0.32*
	0.91/ 1.43	2.07	0.75*	1.65	0.82
	1.43/ 1.95	1.82	0.71*	1.53	1.01
	1.95/ 2.46	2.19	0.95	1.51	0.72*
	2.46/ 2.98	1.35	1.36	1.10*	1.28
	2.98/	2.30	0.75	1.56	0.65*

Dalla tabella possiamo quindi valutare la perdita attesa di classificazione, condizionatamente ad ognuna delle informazioni possibili:

$$L(h4, H5) = 0.63, \quad L(h4, H6) = 0.656, \quad L(h4, H7) = 0.667, \quad L(h4, H8) = 0.606.$$

Dall'esame di tali valori si rilevano alcuni fatti interessanti:

1) il diametro è più informativo delle altre due variabili;

2) H7 non è ammissibile come informazione singola secondo il criterio stabilito prima;

3) H8 è, ovviamente, superiore ad ogni altra informazione e, come componente di H8 anche H7 è ammissibile;

4) anche se il costo di H8 fosse dato dalla somma degli altri tre, sarebbe comunque più conveniente avere tale informazione globale che non una singola.

Per completare l'esempio, supponiamo che il paziente in esame abbia H8 = -0.5, in tal caso si avrebbe una perdita a posteriori L(h4,h8)=0.35, che corrisponde ad una classificazione in GLR4, che è anche la classe cui corrisponde il valore massimo della probabilità a posteriori. Infatti la distribuzione di probabilità a posteriori delle classi risulta:

$$P(GLR1/h4, h8) = 0.063, \quad P(GLR2/h4, h8) = 0.133,$$
$$P(GLR3/h4, h8) = 0.023, \quad P(GLR4/h4, h8) = 0.781.$$

È importante osservare che i risultati sono, in generale, influenzati dalle scelte operate riguardo alla funzione di perdita, ai costi delle informazioni e al criterio di ottimizzazione: non è detto, in particolare, che la perdita minima corrisponda sempre alla classe di probabilità massima.

È inoltre opportuno rilevare quanto il problema di classificazione sia stato semplificato dall'identificazione di H4 e H8, che sono variabili scalari di informatività pari a quella di vettori tridimensionali, la stima delle cui distribuzioni avrebbe comportato un notevole aggravio di calcolo e sarebbe risultata meno affidabile, data la non eccessiva numerosità della base di dati utilizzabile.

Per ulteriori approfondimenti dei problemi decisionali in medicina clinica, si rimanda la testo di Weinstein e Fineberg (1984) e a Fabi eRossi (1989).

Per concludere si può ancora osservare che, come un problema di classificazione può essere interpretato come un test di ipotesi e trattato come tale, così un problema di test di ipotesi può essere interpretato come un problema di classificazione, o più in generale come un problema di decisione in condizioni di incertezza, ed è, quindi, suscettibile di una trattazione decisionista di tipo bayesiano, rientrante nelle linee del presente capitolo.

Per ulteriori approfondimenti si rinvia al testo di Press (1989).

321

APPENDICI

Appendice 1.

Supponiamo che X e Y siano due v.a. indipendenti aventi rispettivamente distribuzione $N(\theta_1, \theta_3)$ e $N(\theta_2, \theta_3)$ dove le medie θ_1, θ_2 e la comune varianza θ_3 sono incognite.

Siano X_1, X_2, ... X_n ed Y_1, Y_2, ... Y_m due campioni indipendenti rispettivamente per X ed Y.

Vogliamo verificare l'ipotesi

$$H_0: \theta_1 = \theta_2$$

$$\theta_3 \text{ incognito}$$

contro tutte le alternative mediante il test del rapporto di verosomiglianza.

Consideriamo il campione congiunto $X_1, ... X_n$, Y_1, ... Y_m di dimensione $n + m > 2$.

Le funzioni di verosomiglianza ad esso associate sono:

$$L(\omega) = \left(\frac{1}{2\pi\theta_3}\right)^{\frac{n+m}{2}} \exp\left[-\frac{1}{2\theta_3}\left(\sum_{i=1}^{n}(x_i - \theta_1)^2 + \sum_{j=1}^{m}(y_j - \theta_1)^2\right)\right]$$

$$L(\Omega) = \left(\frac{1}{2\pi\theta_3}\right)^{\frac{n+m}{2}} \exp\left[-\frac{1}{2\theta_3}\left(\sum_{i=1}^{n}(x_i - \theta_1)^2 + \sum_{j=1}^{m}(y_j - \theta_2)^2\right)\right]$$

Derivando rispetto a θ_1, θ_2, θ_3 si ottengono i punti di massimo per $L(\omega)$ e $L(\Omega)$ dati da :

$$\hat{\theta}_1 = \frac{\sum_{i=1}^{n} x_i + \sum_{j=1}^{m} y_j}{n + m} \quad ; \quad \hat{\theta}_2 = \hat{\theta}_1$$

$$\hat{\theta}_3 = \frac{\sum_{i=1}^{n} (x_i - \hat{\theta}_1)^2 + \sum_{j=1}^{m} (y_j - \hat{\theta}_1)}{n + m}$$

in ω, e da :

$$\hat{\hat{\theta}}_1 = \frac{1}{n} \sum_{i=1}^{n} x_i = \bar{x} \quad ; \quad \hat{\hat{\theta}}_2 = \frac{1}{m} \sum_{j=1}^{m} y_j = \bar{y}$$

$$\hat{\hat{\theta}}_3 = \frac{\sum_{i=1}^{n} (x_i - \hat{\hat{\theta}}_1)^2 + \sum_{j=1}^{m} (y_j - \hat{\hat{\theta}}_2)}{n + m}$$

in Ω . Per cui

$$L(\hat{\omega}) = \left(\frac{e^{-1}}{2 \pi \hat{\theta}_3} \right)^{\frac{n+m}{2}}$$

$$L(\hat{\Omega}) = \left(\frac{e^{-1}}{2 \pi \hat{\hat{\theta}}_3} \right)^{\frac{n+m}{2}}$$

Da cui

$$\lambda = \lambda(x,y) = \frac{L(\hat{\omega})}{L(\hat{\Omega})} = \left(\frac{\hat{\hat{\theta}}_3}{\hat{\theta}_3} \right)^{\frac{n+m}{2}} \quad \longrightarrow \quad \lambda^{2/(n+m)} = \frac{\hat{\hat{\theta}}_3}{\hat{\theta}_3}$$

Si osservi che

$$\sum_{i=1}^{n} (x_i - \frac{n \bar{x} + m \bar{y}}{n + m})^2 = \sum_{i=1}^{n} (x_i - \bar{x})^2 + n (\bar{x} - \frac{n \bar{x} + m \bar{y}}{n + m})^2$$

$$= \sum_{i=1}^{n} (x_i - \bar{x})^2 + \frac{m^2 n}{(n + m)^2} (\bar{x} - \bar{y})^2$$

e che

$$\sum_{j=1}^{m} (y_j - \frac{n\,\bar{x} + m\,\bar{y}}{n + m})^2 = \sum_{j=1}^{m} (y_j - \bar{y})^2 + m\,(\bar{y} - \frac{n\,\bar{x} + m\,\bar{y}}{n + m})^2$$

$$= \sum_{j=1}^{m} (y_j - \bar{y})^2 + \frac{n^2 m}{(n + m)^2}\,(\bar{x} - \bar{y})^2$$

per cui

$$\lambda^{2/(n+m)} = \frac{\displaystyle\sum_{i=1}^{n} (x_i - \bar{x})^2 + \sum_{j=1}^{m} (y_j - \bar{y})^2}{\displaystyle\sum_{i=1}^{n} (x_i - \frac{n\,\bar{x} + m\,\bar{y}}{n + m})^2 + \sum_{j=1}^{m} (y_j - \frac{n\,\bar{x} + m\,\bar{y}}{n + m})^2}$$

$$= \frac{\displaystyle\sum_{i=1}^{n} (x_i - \bar{x})^2 + \sum_{j=1}^{m} (y_j - \bar{y})^2}{\displaystyle\sum_{i=1}^{n} (x_i - \bar{x})^2 + \sum_{j=1}^{m} (y_j - \bar{y})^2 + \frac{n\,m}{n + m}\,(\bar{x} - \bar{y})^2}$$

$$= \frac{1}{1 + \dfrac{\dfrac{n\,m}{n + m}\,(\bar{x} - \bar{y})^2}{\displaystyle\sum_{i=1}^{n} (x_i - \bar{x})^2 + \sum_{j=1}^{m} (y_j - \bar{y})^2}}$$

Consideriamo :

$$T = \frac{\sqrt{\dfrac{n\,m}{n + m}}\,(\bar{x} - \bar{y})}{\sqrt{\dfrac{\displaystyle\sum_{i=1}^{n} (x_i - \bar{x})^2 + \sum_{j=1}^{m} (y_j - \bar{y})^2}{n + m - 2}}}$$

Se H_0 e' vera , $\theta_1 = \theta_2$

allora

$(\bar{x} - \bar{y})$ ha una distribuzione $N(0, \theta_3(\frac{1}{n} + \frac{1}{m}))$

e quindi

$\sqrt{\dfrac{n\,m}{n + m}}\ \dfrac{(\bar{x} - \bar{y})}{\sqrt{\theta_3}}$ ha una distribuzione $N(0,1)$.

Inoltre

$\dfrac{\displaystyle\sum_{i=1}^{n} (x_i - \bar{x})^2}{\theta_3}$ ha una distribuzione χ^2_{n-1}

cosi'

$$\frac{\sum_{j=1}^{m} (y_j - \bar{y})^2}{\theta_3} \qquad \text{ha una distribuzione} \quad \chi^2_{m-1}$$

quindi

$$\frac{\sum_{i=1}^{n} (x_i - \bar{x})^2 + \sum_{j=1}^{m} (y_j - \bar{y})^2}{\theta_3} \qquad \text{sara'} \quad \chi^2_{n+m-2}$$

per cui

T ha distribuzione t-Student con $n + m - 2$ gradi di liberta'.

Infine

$$\lambda^{2/(n+m)} = \frac{1}{1 + (n + m - 2) T^2}$$

è la statistica su cui basare il test. Inoltre secondo il principio del rapporto di verosomiglianza rigetteremo H_0 con un livello di significatività del test dato da

$$\alpha = P \left[\lambda(x_1,\ldots,x_n) \leq \lambda_0 \mid H_0 \right]$$

Operando le sostituzioni nel nostro caso abbiamo:

$$\alpha = P \left[\left(\frac{1}{1 + (n + m - 2) T^2} \right)^{\frac{n+m}{2}} \leq \lambda_0 \mid H_0 \right]$$

$$= P \left[\frac{1}{\lambda_0} \leq (1 + (n + m - 2) T^2)^{\frac{n+m}{2}} \mid H_0 \right]$$

$$= P \left[\left(\frac{1}{\lambda_0} \right)^{2/(n+m)} \leq 1 + (n + m - 2) T^2 \mid H_0 \right]$$

$$= P \left[\frac{\left(\frac{1}{\lambda_0} \right)^{2/(n+m)} - 1}{n + m - 2} \leq T^2 \mid H_0 \right]$$

$$= P \left(\mid T \mid \geq c \mid H_0 \right)$$

Pertanto fissato un livello di significatività α si ricava c. L'ipotesi nulla si rifiuta se il valore della $|T|$ calcolato sui dati risulta maggiore di quello trovato sulle tavole t- Student al fissato α con gradi di libertà $n + m - 2$.

Appendice 2.

Tavola I

La distribuzione di Poisson

Fonte: Fisz M. "Probability Theory, and Mathematical Statistics"- Wiley, 1963.

$$P(X = r) = \frac{\lambda^r}{r!} e^{-\lambda}$$

r	λ							
	0.1	0.2	0.3	0.4	0.5	0.6	0.7	0.8
0	0.904837	0.818731	0.740818	0.670320	0.606531	0.548812	0.496585	0.449329
1	0.090484	0.163746	0.222245	0.268128	0.303265	0.329287	0.347610	0.359463
2	0.004524	0.016375	0.033337	0.053626	0.075816	0.098786	0.121663	0.143785
3	0.000151	0.001092	0.003334	0.007150	0.012636	0.019757	0.028388	0.038343
4	0.000004	0.000055	0.000250	0.000715	0.001580	0.002964	0.004968	0.007669
5	—	0.000002	0.000015	0.000057	0.000158	0.000356	0.000696	0.001227
6	—	—	0.000001	0.000004	0.000013	0.000036	0.000081	0.000164
7	—	—	—	—	0.000001	0.000003	0.000008	0.000019
8	—	—	—	—	—	—	0.000001	0.000002

r	λ							
	0.9	1.0	1.5	2.0	2.5	3.0	3.5	4.0
0	0.406570	0.367879	0.223130	0.135335	0.082085	0.049787	0.030197	0.018316
1	0.365913	0.367879	0.334695	0.270671	0.205212	0.149361	0.105691	0.073263
2	0.164661	0.183940	0.251021	0.270671	0.256516	0.224042	0.184959	0.146525
3	0.049398	0.061313	0.125510	0.180447	0.213763	0.224042	0.215785	0.195367
4	0.011115	0.015328	0.047067	0.090224	0.133602	0.168031	0.188812	0.195367
5	0.002001	0.003066	0.014120	0.036089	0.066801	0.100819	0.132169	0.156293
6	0.000300	0.000511	0.003530	0.012030	0.027834	0.050409	0.077098	0.104196
7	0.000039	0.000073	0.000756	0.003437	0.009941	0.021604	0.038549	0.059540
8	0.000004	0.000009	0.000142	0.000859	0.003106	0.008102	0.016865	0.029770
9	—	0.000001	0.000024	0.000191	0.000863	0.002701	0.006559	0.013231
10	—	—	0.000004	0.000038	0.000216	0.000810	0.002296	0.005292
11	—	—	—	0.000007	0.000049	0.000221	0.000730	0.001925
12	—	—	—	0.000001	0.000010	0.000055	0.000213	0.000642
13	—	—	—	—	0.000002	0.000013	0.000057	0.000197
14	—	—	—	—	—	0.000003	0.000014	0.000056
15	—	—	—	—	—	0.000001	0.000003	0.000015
16	—	—	—	—	—	—	0.000001	0.000004
17	—	—	—	—	—	—	—	0.000001

r	λ						
	4.5	5.0	6.0	7.0	8.0	9.0	10.0
0	0.011109	0.006738	0.002479	0.000912	0.000335	0.000123	0.000045
1	0.049990	0.033690	0.014873	0.006383	0.002684	0.001111	0.000454
2	0.112479	0.084224	0.044618	0.022341	0.010735	0.004998	0.002270
3	0.168718	0.140374	0.089235	0.052129	0.028626	0.014994	0.007567
4	0.189808	0.175467	0.133853	0.091226	0.057252	0.033737	0.018917
5	0.170827	0.175467	0.160623	0.127717	0.091604	0.060727	0.037833
6	0.128120	0.146223	0.160623	0.149003	0.122138	0.091090	0.063055
7	0.082363	0.104445	0.137677	0.149003	0.139587	0.117116	0.090079
8	0.046329	0.065278	0.103258	0.130377	0.139587	0.131756	0.112599
9	0.023165	0.036266	0.068838	0.101405	0.124077	0.131756	0.125110
10	0.010424	0.018133	0.041303	0.070983	0.099262	0.118580	0.125110
11	0.004264	0.008242	0.022529	0.045171	0.072190	0.097020	0.113736
12	0.001599	0.003434	0.011264	0.026350	0.048127	0.072765	0.094780
13	0.000554	0.001321	0.005199	0.014188	0.029616	0.050376	0.072908
14	0.000178	0.000472	0.002228	0.007094	0.016924	0.032384	0.052077
15	0.000053	0.000157	0.000891	0.003311	0.009026	0.019431	0.034718
16	0.000015	0.000049	0.000334	0.001448	0.004513	0.010930	0.021699
17	0.000004	0.000014	0.000118	0.000596	0.002124	0.005786	0.012764
18	0.000001	0.000004	0.000039	0.000232	0.000944	0.002893	0.007091
19	—	0.000001	0.000012	0.000085	0.000397	0.001370	0.003732
20	—	—	0.000004	0.000030	0.000159	0.000617	0.001866
21	—	—	0.000001	0.000010	0.000061	0.000264	0.000889
22	—	—	—	0.000003	0.000022	0.000108	0.000404
23	—	—	—	0.000001	0.000008	0.000042	0.000176
24	—	—	—	—	0.000003	0.000016	0.000073
25	—	—	—	—	0.000001	0.000006	0.000029
26	—	—	—	—	—	0.000002	0.000011
27	—	—	—	—	—	0.000001	0.000004
28	—	—	—	—	—	—	0.000001
29	—	—	—	—	—	—	0.000001

$$\phi(x)=\frac{1}{\sqrt{2\pi}}\,\exp\{-\frac{1}{2}x^2\}$$

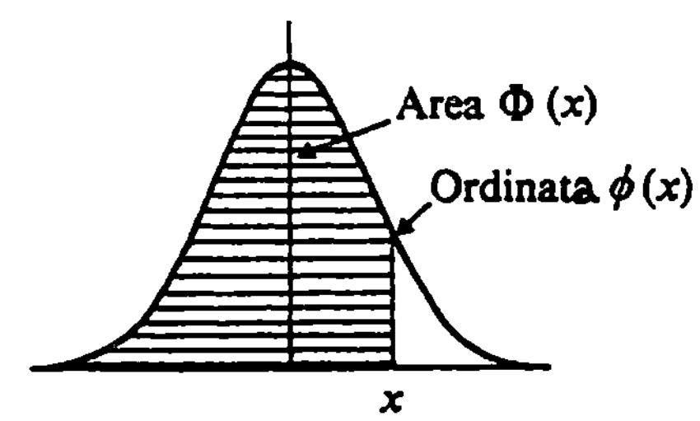

x	$\phi(x)$	$\Phi(x)$	x	$\phi(x)$	$\Phi(x)$	x	$\phi(x)$	$\Phi(x)$
0.00	.398 94	.500 00	0.15	.394 48	.559 62	0.30	.381 39	.617 91
0.01	.398 92	.503 99	0.16	.393 87	.563 56	0.31	.380 23	.621 72
0.02	.398 86	.507 98	0.17	.393 22	.567 49	0.32	.379 03	.625 52
0.03	.398 76	.511 97	0.18	.392 53	.571 42	0.33	.377 80	.629 30
0.04	.398 62	.515 95	0.19	.391 81	.575 35	0.34	.376 54	.633 07
0.05	.398 44	.519 94	0.20	.391 04	.579 26	0.35	.375 24	.636 83
0.06	.398 22	.523 92	0.21	.390 24	.583 17	0.36	.373 91	.640 58
0.07	.397 97	.527 90	0.22	.389 40	.587 06	0.37	.372 55	.644 31
0.08	.397 67	.531 88	0.23	.388 53	.590 95	0.38	.371 15	.648 03
0.09	.397 33	.535 86	0.24	.387 62	.594 83	0.39	.369 73	.651 73
0.10	.396 95	.539 83	0.25	.386 67	.598 71	0.40	.368 27	.655 42
0.11	.396 54	.543 80	0.26	.385 68	.602 57	0.41	.366 78	.659 10
0.12	.396 08	.547 76	0.27	.384 66	.606 42	0.42	.365 26	.662 76
0.13	.395 59	.551 72	0.28	.383 61	.610 26	0.43	.363 71	.666 40
0.14	.395 05	.555 67	0.29	.382 51	.614 09	0.44	.362 13	.670 03

Tavola II - Continuazione

x	$\phi(x)$	$\Phi(x)$	x	$\phi(x)$	$\Phi(x)$	x	$\phi(x)$	$\Phi(x)$
0.45	.360 53	.673 64	0.85	.277 98	.802 34	1.25	.182 65	.894 35
0.46	.358 89	.677 24	0.86	.275 62	.805 11	1.26	.180 37	.896 17
0.47	.357 23	.680 82	0.87	.273 24	.807 85	1.27	.178 10	.897 96
0.48	.355 53	.684 39	0.88	.270 86	.810 57	1.28	.175 85	.899 73
0.49	.353 81	.687 93	0.89	.268 48	.813 27	1.29	.173 60	.901 47
0.50	.352 07	.691 46	0.90	.266 09	.815 94	1.30	.171 37	.903 20
0.51	.350 29	.694 97	0.91	.263 69	.818 59	1.31	.169 15	.904 90
0.52	.348 49	.698 47	0.92	.261 29	.821 21	1.32	.166 94	.906 58
0.53	.346 67	.701 94	0.93	.258 88	.823 81	1.33	.164 74	.908 24
0.54	.344 82	.705 40	0.94	.256 47	.826 39	1.34	.162 56	.909 88
0.55	.342 94	.708 84	0.95	.254 06	.828 94	1.35	.160 38	.911 49
0.56	.341 05	.712 26	0.96	.251 64	.831 47	1.36	.158 22	.913 09
0.57	.339 12	.715 66	0.97	.249 23	.833 98	1.37	.156 08	.914 66
0.58	.337 18	.719 04	0.98	.246 81	.836 46	1.38	.153 95	.916 21
0.59	.335 21	.722 40	0.99	.244 39	.838 91	1.39	.151 83	.917 74
0.60	.333 22	.725 75	1.00	.241 97	.841 34	1.40	.149 73	.919 24
0.61	.331 21	.729 07	1.01	.239 55	.843 75	1.41	.147 64	.920 73
0.62	.329 18	.732 37	1.02	.237 13	.846 14	1.42	.145 56	.922 20
0.63	.327 13	.735 65	1.03	.234 71	.848 50	1.43	.143 50	.923 64
0.64	.325 06	.738 91	1.04	.232 30	.850 83	1.44	.141 46	.925 07
0.65	.322 97	.742 15	1.05	.229 88	.853 14	1.45	.139 43	.926 47
0.66	.320 86	.745 37	1.06	.227 47	.855 43	1.46	.137 42	.927 86
0.67	.318 74	.748 57	1.07	.225 06	.857 69	1.47	.135 42	.929 22
0.68	.316 59	.751 75	1.08	.222 65	.859 93	1.48	.133 44	.930 56
0.69	.314 43	.754 90	1.09	.220 25	.862 14	1.49	.131 47	.931 89
0.70	.312 25	.758 04	1.10	.217 85	.864 33	1.50	.129 52	.933 19
0.71	.310 06	.761 15	1.11	.215 46	.866 50	1.51	.127 58	.934 48
0.72	.307 85	.764 24	1.12	.213 07	.868 64	1.52	.125 66	.935 74
0.73	.305 63	.767 30	1.13	.210 69	.870 76	1.53	.123 76	.936 99
0.74	.303 39	.770 35	1.14	.208 31	.872 86	1.54	.121 88	.938 22
0.75	.301 14	.773 37	1.15	.205 94	.874 93	1.55	.120 01	.939 43
0.76	.298 87	.776 37	1.16	.203 57	.876 98	1.56	.118 16	.940 62
0.77	.296 59	.779 35	1.17	.201 21	.879 00	1.57	.116 32	.941 79
0.78	.294 31	.782 30	1.18	.198 86	.881 00	1.58	.114 50	.942 95
0.79	.292 00	.785 24	1.19	.196 52	.882 98	1.59	.112 70	.944 08
0.80	.289 69	.788 14	1.20	.194 19	.884 93	1.60	.110 92	.945 20
0.81	.287 37	.791 03	1.21	.191 86	.886 86	1.61	.109 15	.946 30
0.82	.285 04	.793 89	1.22	.189 54	.888 77	1.62	.107 41	.947 38
0.83	.282 69	.796 73	1.23	.187 24	.890 65	1.63	.105 67	.948 45
0.84	.280 34	.799 55	1.24	.184 94	.892 51	1.64	.103 96	.949 50

x	$\phi(x)$	$\Phi(x)$	x	$\phi(x)$	$\Phi(x)$	x	$\phi(x)$	$\Phi(x)$
1.65	.102 26	.950 53	2.05	.048 79	.979 82	2.45	.019 84	.992 86
1.66	.100 59	.951 54	2.06	.047 80	.980 30	2.46	.019 36	.993 05
1.67	.098 93	.952 54	2.07	.046 82	.980 77	2.47	.018 89	.993 24
1.68	.097 28	.953 52	2.08	.045 86	.981 24	2.48	.018 42	.993 43
1.69	.095 66	.954 49	2.09	.044 91	.981 69	2.49	.017 97	.993 61
1.70	.094 05	.955 43	2.10	.043 98	.982 14	2.50	.017 53	.993 79
1.71	.092 46	.956 37	2.11	.043 07	.982 57	2.51	.017 09	.993 96
1.72	.090 89	.957 28	2.12	.042 17	.983 00	2.52	.016 67	.994 13
1.73	.089 33	.958 18	2.13	.041 28	.983 41	2.53	.016 25	.994 30
1.74	.087 80	.959 07	2.14	.040 41	.983 82	2.54	.015 85	.994 46
1.75	.086 28	.959 94	2.15	.039 55	.984 22	2.55	.015 45	.994 61
1.76	.084 78	.960 80	2.16	.038 71	.984 61	2.56	.015 06	.994 77
1.77	.083 29	.961 64	2.17	.037 88	.985 00	2.57	.014 68	.994 92
1.78	.081 83	.962 46	2.18	.037 06	.985 37	2.58	.014 31	.995 06
1.79	.080 38	.963 27	2.19	.036 26	.985 74	2.59	.013 94	.995 20
1.80	.078 95	.964 07	2.20	.035 47	.986 10	2.60	.013 58	.995 34
1.81	.077 54	.964 85	2.21	.034 70	.986 45	2.61	.013 23	.995 47
1.82	.076 14	.965 62	2.22	.033 94	.986 79	2.62	.012 89	.995 60
1.83	.074 77	.966 38	2.23	.033 19	.987 13	2.63	.012 56	.995 73
1.84	.073 41	.967 12	2.24	.032 46	.987 45	2.64	.012 23	.995 85
1.85	.072 06	.967 84	2.25	.031 74	.987 78	2.65	.011 91	.995 98
1.86	.070 74	.968 56	2.26	.031 03	.988 09	2.66	.011 60	.996 09
1.87	.069 43	.969 26	2.27	.030 34	.988 40	2.67	.011 30	.996 21
1.88	.068 14	.969 95	2.28	.029 65	.988 70	2.68	.011 00	.996 32
1.89	.066 87	.970 62	2.29	.028 98	.988 99	2.69	.010 71	.996 43
1.90	.065 62	.971 28	2.30	.028 33	.989 28	2.70	.010 42	.996 53
1.91	.064 39	.971 93	2.31	.027 68	.989 56	2.71	.010 14	.996 64
1.92	.063 16	.972 57	2.32	.027 05	.989 83	2.72	.009 87	.996 74
1.93	.061 95	.973 20	2.33	.026 43	.990 10	2.73	.009 61	.996 83
1.94	.060 77	.973 81	2.34	.025 82	.990 36	2.74	.009 35	.996 93
1.95	.059 59	.974 41	2.35	.025 22	.990 61	2.75	.009 09	.997 02
1.96	.058 44	.975 00	2.36	.024 63	.990 86	2.76	.008 85	.997 11
1.97	.057 30	.975 58	2.37	.024 06	.991 11	2.77	.008 61	.997 20
1.98	.056 18	.976 15	2.38	.023 49	.991 34	2.78	.008 37	.997 28
1.99	.055 08	.976 70	2.39	.022 94	.991 58	2.79	.008 14	.997 36
2.00	.053 99	.977 25	2.40	.022 39	.991 80	2.80	.007 92	.997 44
2.01	.052 92	.977 78	2.41	.021 86	.992 02	2.81	.007 70	.997 52
2.02	.051 86	.978 31	2.42	.021 34	.992 24	2.82	.007 48	.997 60
2.03	.050 82	.978 82	2.43	.020 83	.992 45	2.83	.007 27	.997 67
2.04	.049 80	.979 32	2.44	.020 33	.992 66	2.84	.007 07	.997 74

x	$\phi(x)$	$\Phi(x)$	x	$\phi(x)$	$\Phi(x)$	x	$\phi(x)$	$\Phi(x)$
2.85	.006 87	.997 81	3.25	.002 03	.999 42	3.65	.000 51	.999 87
2.86	.006 68	.997 88	3.26	.001 96	.999 44	3.66	.000 49	.999 87
2.87	.006 49	.997 95	3.27	.001 90	.999 46	3.67	.000 47	.999 88
2.88	.006 31	.998 01	3.28	.001 84	.999 48	3.68	.000 46	.999 88
2.89	.006 13	.998 07	3.29	.001 78	.999 50	3.69	.000 44	.999 89
2.90	.005 95	.998 13	3.30	.001 72	.999 52	3.70	.000 42	.999 89
2.91	.005 78	.998 19	3.31	.001 67	.999 53	3.71	.000 41	.999 90
2.92	.005 62	.998 25	3.32	.001 61	.999 55	3.72	.000 39	.999 90
2.93	.005 45	.998 31	3.33	.001 56	.999 57	3.73	.000 38	.999 90
2.94	.005 30	.998 36	3.34	.001 51	.999 58	3.74	.000 37	.999 91
2.95	.005 14	.998 41	3.35	.001 46	.999 60	3.75	.000 35	.999 91
2.96	.004 99	.998 46	3.36	.001 41	.999 61	3.76	.000 34	.999 92
2.97	.004 85	.998 51	3.37	.001 36	.999 62	3.77	.000 33	.999 92
2.98	.004 71	.998 56	3.38	.001 32	.999 64	3.78	.000 31	.999 92
2.99	.004 57	.998 61	3.39	.001 27	.999 65	3.79	.000 30	.999 92
3.00	.004 43	.998 65	3.40	.001 23	.999 66	3.80	.000 29	.999 93
3.01	.004 30	.998 69	3.41	.001 19	.999 68	3.81	.000 28	.999 93
3.02	.004 17	.998 74	3.42	.001 15	.999 69	3.82	.000 27	.999 93
3.03	.004 05	.998 78	3.43	.001 11	.999 70	3.83	.000 26	.999 94
3.04	.003 93	.998 82	3.44	.001 07	.999 71	3.84	.000 25	.999 94
3.05	.003 81	.998 86	3.45	.001 04	.999 72	3.85	.000 24	.999 94
3.06	.003 70	.998 89	3.46	.001 00	.999 73	3.86	.000 23	.999 94
3.07	.003 58	.998 93	3.47	.000 97	.999 74	3.87	.000 22	.999 95
3.08	.003 48	.998 97	3.48	.000 94	.999 75	3.88	.000 21	.999 95
3.09	.003 37	.999 00	3.49	.000 90	.999 76	3.89	.000 21	.999 95
3.10	.003 27	.999 03	3.50	.000 87	.999 77	3.90	.000 20	.999 95
3.11	.003 17	.999 06	3.51	.000 84	.999 78	3.91	.000 19	.999 95
3.12	.003 07	.999 10	3.52	.000 81	.999 78	3.92	.000 18	.999 96
3.13	.002 98	.999 13	3.53	.000 79	.999 79	3.93	.000 18	.999 96
3.14	.002 88	.999 16	3.54	.000 76	.999 80	3.94	.000 17	.999 96
3.15	.002 79	.999 18	3.55	.000 73	.999 81	3.95	.000 16	.999 96
3.16	.002 71	.999 21	3.56	.000 71	.999 81	3.96	.000 16	.999 96
3.17	.002 62	.999 24	3.57	.000 68	.999 82	3.97	.000 15	.999 96
3.18	.002 54	.999 26	3.58	.000 66	.999 83	3.98	.000 14	.999 97
3.19	.002 46	.999 29	3.59	.000 63	.999 83	3.99	.000 14	.999 97
3.20	.002 38	.999 31	3.60	.000 61	.999 84			
3.21	.002 31	.999 34	3.61	.000 59	.999 85			
3.22	.002 24	.999 36	3.62	.000 57	.999 85			
3.23	.002 16	.999 38	3.63	.000 55	.999 86			
3.24	.002 10	.999 40	3.64	.000 53	.999 86			

TAVOLA   III
Quantili della distribuzione $\chi^2(\nu)$
Fonte: Pollard J.M. opera citata.

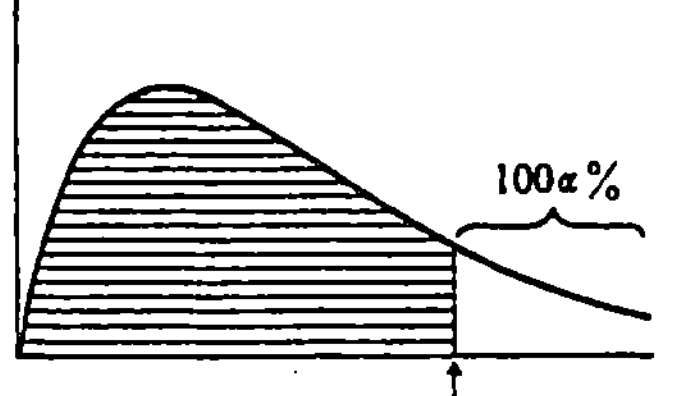

$$f(x)= 2^{-\frac{1}{2}\nu}[\Gamma(\frac{1}{2}\nu)]^{-1}x^{\frac{1}{2}\nu-1}\exp\{-\frac{1}{2}x\}$$

ν	α									
	0.995	0.99	0.975	0.95	0.9	0.1	0.05	0.025	0.01	0.005
1	0.0⁴393	0.0³157	0.0³982	0.0²393	0.0158	2.71	3.84	5.02	6.63	7.88
2	0.0100	0.0201	0.0506	0.103	0.211	4.61	5.99	7.38	9.21	10.60
3	0.072	0.115	0.216	0.352	0.584	6.25	7.81	9.35	11.34	12.84
4	0.207	0.297	0.484	0.711	1.064	7.78	9.49	11.14	13.28	14.86
5	0.412	0.554	0.831	1.145	1.61	9.24	11.07	12.83	15.09	16.75
6	0.676	0.872	1.24	1.64	2.20	10.64	12.59	14.45	16.81	18.55
7	0.989	1.24	1.69	2.17	2.83	12.02	14.07	16.01	18.48	20.28
8	1.34	1.65	2.18	2.73	3.49	13.36	15.51	17.53	20.09	21.96
9	1.73	2.09	2.70	3.33	4.17	14.68	16.92	19.02	21.67	23.59
10	2.16	2.56	3.25	3.94	4.87	15.99	18.31	20.48	23.21	25.19
11	2.60	3.05	3.82	4.57	5.58	17.28	19.68	21.92	24.73	26.76
12	3.07	3.57	4.40	5.23	6.30	18.55	21.03	23.34	26.22	28.30
13	3.57	4.11	5.01	5.89	7.04	19.81	22.36	24.74	27.69	29.82
14	4.07	4.66	5.63	6.57	7.79	21.06	23.68	26.12	29.14	31.32
15	4.60	5.23	6.26	7.26	8.55	22.31	25.00	27.49	30.58	32.80
16	5.14	5.81	6.91	7.96	9.31	23.54	26.30	28.85	32.00	34.27
17	5.70	6.41	7.56	8.67	10.09	24.77	27.59	30.19	33.41	35.72
18	6.26	7.01	8.23	9.39	10.86	25.99	28.87	31.53	34.81	37.16
19	6.84	7.63	8.91	10.12	11.65	27.20	30.14	32.85	36.19	38.58
20	7.43	8.26	9.59	10.85	12.44	28.41	31.41	34.17	37.57	40.00
21	8.03	8.90	10.28	11.59	13.24	29.62	32.67	35.48	38.93	41.40
22	8.64	9.54	10.98	12.34	14.04	30.81	33.92	36.78	40.29	42.80
23	9.26	10.20	11.69	13.09	14.85	32.01	35.17	38.08	41.64	44.18
24	9.89	10.86	12.40	13.85	15.66	33.20	36.42	39.36	42.98	45.56
25	10.52	11.52	13.12	14.61	16.47	34.38	37.65	40.65	44.31	46.93
26	11.16	12.20	13.84	15.38	17.29	35.56	38.89	41.92	45.64	48.29
27	11.81	12.88	14.57	16.15	18.11	36.74	40.11	43.19	46.96	49.64
28	12.46	13.56	15.31	16.93	18.94	37.92	41.34	44.46	48.28	50.99
29	13.12	14.26	16.05	17.71	19.77	39.09	42.56	45.72	49.59	52.34
30	13.79	14.95	16.79	18.49	20.60	40.26	43.77	46.98	50.89	53.67
40	20.71	22.16	24.43	26.51	29.05	51.81	55.76	59.34	63.69	66.77
50	27.99	29.71	32.36	34.76	37.69	63.17	67.50	71.42	76.15	79.49
60	35.53	37.48	40.48	43.19	46.46	74.40	79.08	83.30	88.38	91.95
70	43.28	45.44	48.76	51.74	55.33	85.53	90.53	95.02	100.4	104.2
80	51.17	53.54	57.15	60.39	64.28	96.58	101.9	106.6	112.3	116.3
90	59.20	61.75	65.65	69.13	73.29	107.6	113.1	118.1	124.1	128.3
100	67.33	70.06	74.22	77.93	82.36	118.5	124.3	129.6	135.8	140.2

Quantili della distribuzione t(ν)
Fonte: Pollard J.H. opera citata.

$$f(x)=\frac{\Gamma(\frac{\nu+1}{2})}{\sqrt{\nu\pi}\Gamma(\frac{\nu}{2})}\;(1+\frac{x^2}{\nu})^{\frac{-\nu+1}{2}}$$

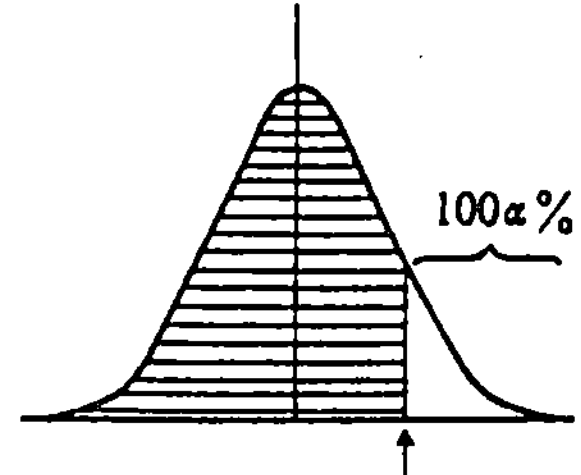

ν	α					
	0.005	0.01	0.025	0.05	0.1	0.15
1	63.657	31.821	12.706	6.314	3.078	1.963
2	9.925	6.965	4.303	2.920	1.886	1.386
3	5.841	4.541	3.182	2.353	1.638	1.250
4	4.604	3.747	2.776	2.132	1.533	1.190
5	4.032	3.365	2.571	2.015	1.476	1.156
6	3.707	3.143	2.447	1.943	1.440	1.134
7	3.499	2.998	2.365	1.895	1.415	1.119
8	3.355	2.896	2.306	1.860	1.397	1.108
9	3.250	2.821	2.262	1.833	1.383	1.100
10	3.169	2.764	2.228	1.812	1.372	1.093
11	3.106	2.718	2.201	1.796	1.363	1.088
12	3.055	2.681	2.179	1.782	1.356	1.083
13	3.012	2.650	2.160	1.771	1.350	1.079
14	2.977	2.624	2.145	1.761	1.345	1.076
15	2.947	2.602	2.131	1.753	1.341	1.074
16	2.921	2.583	2.120	1.746	1.337	1.071
17	2.898	2.567	2.110	1.740	1.333	1.069
18	2.878	2.552	2.101	1.734	1.330	1.067
19	2.861	2.539	2.093	1.729	1.328	1.066
20	2.845	2.528	2.086	1.725	1.325	1.064
21	2.831	2.518	2.080	1.721	1.323	1.063
22	2.819	2.508	2.074	1.717	1.321	1.061
23	2.807	2.500	2.069	1.714	1.319	1.060
24	2.797	2.492	2.064	1.711	1.318	1.059
25	2.787	2.485	2.060	1.708	1.316	1.058
26	2.779	2.479	2.056	1.706	1.315	1.058
27	2.771	2.473	2.052	1.703	1.314	1.057
28	2.763	2.467	2.048	1.701	1.313	1.056
29	2.756	2.462	2.045	1.699	1.311	1.055
30	2.750	2.457	2.042	1.697	1.310	1.055
∞	2.576	2.326	1.960	1.645	1.282	1.036

TAVOLA V
P-quantili della distribuzione $F_{m,n}$ (p=0,95)
Fonte: Pollard J.H. opera citata

$$f(x)= \frac{m^{\frac{m}{2}}\, n^{\frac{n}{2}}\,\Gamma\!\left(\frac{m+n}{2}\right)\, x^{\frac{m}{2}-1}}{\Gamma\!\left(\frac{m}{2}\right)\Gamma\!\left(\frac{n}{2}\right)(mx+n)^{\frac{m+n}{2}}}$$

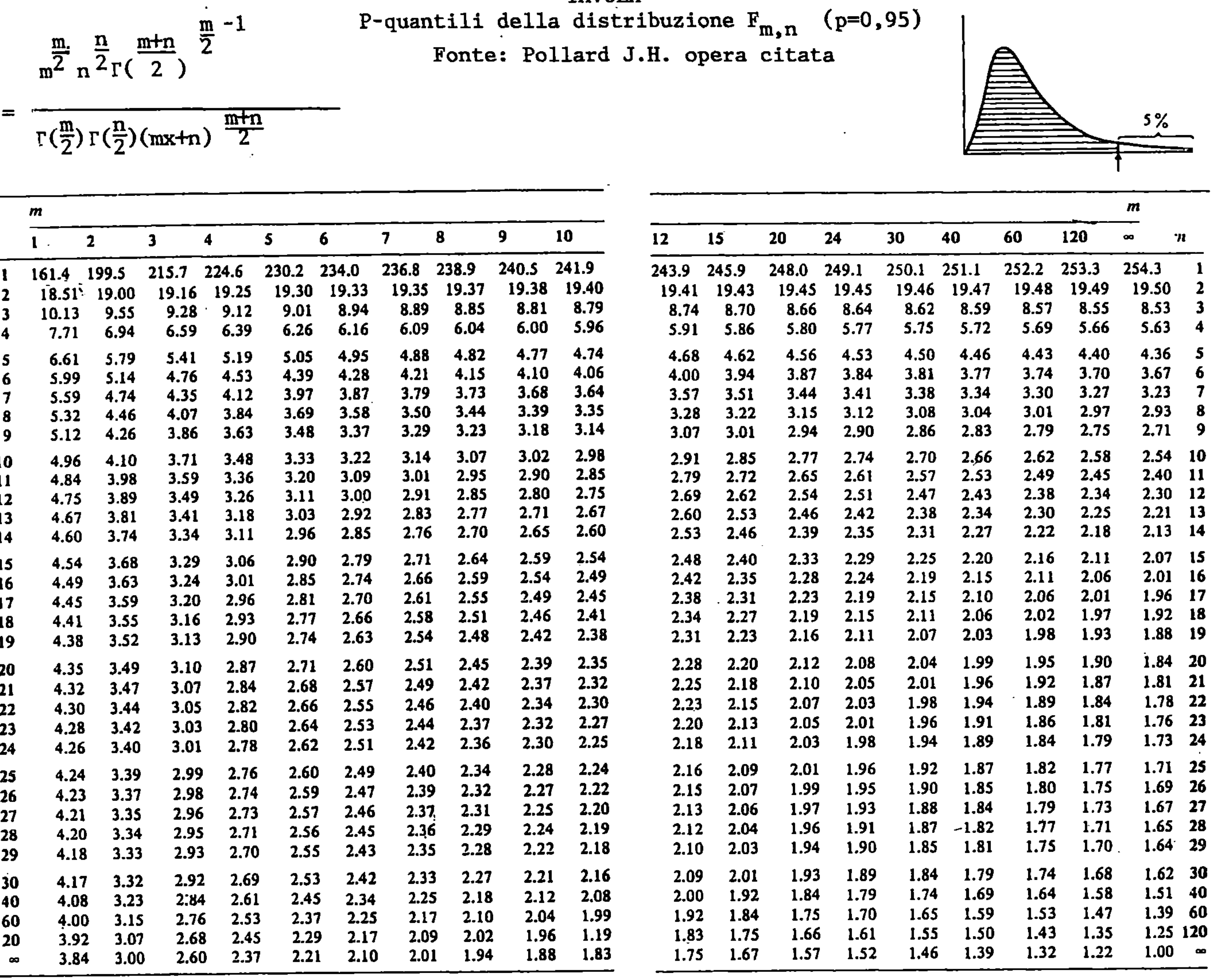

n	m=1	2	3	4	5	6	7	8	9	10	12	15	20	24	30	40	60	120	∞
1	161.4	199.5	215.7	224.6	230.2	234.0	236.8	238.9	240.5	241.9	243.9	245.9	248.0	249.1	250.1	251.1	252.2	253.3	254.3
2	18.51	19.00	19.16	19.25	19.30	19.33	19.35	19.37	19.38	19.40	19.41	19.43	19.45	19.45	19.46	19.47	19.48	19.49	19.50
3	10.13	9.55	9.28	9.12	9.01	8.94	8.89	8.85	8.81	8.79	8.74	8.70	8.66	8.64	8.62	8.59	8.57	8.55	8.53
4	7.71	6.94	6.59	6.39	6.26	6.16	6.09	6.04	6.00	5.96	5.91	5.86	5.80	5.77	5.75	5.72	5.69	5.66	5.63
5	6.61	5.79	5.41	5.19	5.05	4.95	4.88	4.82	4.77	4.74	4.68	4.62	4.56	4.53	4.50	4.46	4.43	4.40	4.36
6	5.99	5.14	4.76	4.53	4.39	4.28	4.21	4.15	4.10	4.06	4.00	3.94	3.87	3.84	3.81	3.77	3.74	3.70	3.67
7	5.59	4.74	4.35	4.12	3.97	3.87	3.79	3.73	3.68	3.64	3.57	3.51	3.44	3.41	3.38	3.34	3.30	3.27	3.23
8	5.32	4.46	4.07	3.84	3.69	3.58	3.50	3.44	3.39	3.35	3.28	3.22	3.15	3.12	3.08	3.04	3.01	2.97	2.93
9	5.12	4.26	3.86	3.63	3.48	3.37	3.29	3.23	3.18	3.14	3.07	3.01	2.94	2.90	2.86	2.83	2.79	2.75	2.71
10	4.96	4.10	3.71	3.48	3.33	3.22	3.14	3.07	3.02	2.98	2.91	2.85	2.77	2.74	2.70	2.66	2.62	2.58	2.54
11	4.84	3.98	3.59	3.36	3.20	3.09	3.01	2.95	2.90	2.85	2.79	2.72	2.65	2.61	2.57	2.53	2.49	2.45	2.40
12	4.75	3.89	3.49	3.26	3.11	3.00	2.91	2.85	2.80	2.75	2.69	2.62	2.54	2.51	2.47	2.43	2.38	2.34	2.30
13	4.67	3.81	3.41	3.18	3.03	2.92	2.83	2.77	2.71	2.67	2.60	2.53	2.46	2.42	2.38	2.34	2.30	2.25	2.21
14	4.60	3.74	3.34	3.11	2.96	2.85	2.76	2.70	2.65	2.60	2.53	2.46	2.39	2.35	2.31	2.27	2.22	2.18	2.13
15	4.54	3.68	3.29	3.06	2.90	2.79	2.71	2.64	2.59	2.54	2.48	2.40	2.33	2.29	2.25	2.20	2.16	2.11	2.07
16	4.49	3.63	3.24	3.01	2.85	2.74	2.66	2.59	2.54	2.49	2.42	2.35	2.28	2.24	2.19	2.15	2.11	2.06	2.01
17	4.45	3.59	3.20	2.96	2.81	2.70	2.61	2.55	2.49	2.45	2.38	2.31	2.23	2.19	2.15	2.10	2.06	2.01	1.96
18	4.41	3.55	3.16	2.93	2.77	2.66	2.58	2.51	2.46	2.41	2.34	2.27	2.19	2.15	2.11	2.06	2.02	1.97	1.92
19	4.38	3.52	3.13	2.90	2.74	2.63	2.54	2.48	2.42	2.38	2.31	2.23	2.16	2.11	2.07	2.03	1.98	1.93	1.88
20	4.35	3.49	3.10	2.87	2.71	2.60	2.51	2.45	2.39	2.35	2.28	2.20	2.12	2.08	2.04	1.99	1.95	1.90	1.84
21	4.32	3.47	3.07	2.84	2.68	2.57	2.49	2.42	2.37	2.32	2.25	2.18	2.10	2.05	2.01	1.96	1.92	1.87	1.81
22	4.30	3.44	3.05	2.82	2.66	2.55	2.46	2.40	2.34	2.30	2.23	2.15	2.07	2.03	1.98	1.94	1.89	1.84	1.78
23	4.28	3.42	3.03	2.80	2.64	2.53	2.44	2.37	2.32	2.27	2.20	2.13	2.05	2.01	1.96	1.91	1.86	1.81	1.76
24	4.26	3.40	3.01	2.78	2.62	2.51	2.42	2.36	2.30	2.25	2.18	2.11	2.03	1.98	1.94	1.89	1.84	1.79	1.73
25	4.24	3.39	2.99	2.76	2.60	2.49	2.40	2.34	2.28	2.24	2.16	2.09	2.01	1.96	1.92	1.87	1.82	1.77	1.71
26	4.23	3.37	2.98	2.74	2.59	2.47	2.39	2.32	2.27	2.22	2.15	2.07	1.99	1.95	1.90	1.85	1.80	1.75	1.69
27	4.21	3.35	2.96	2.73	2.57	2.46	2.37	2.31	2.25	2.20	2.13	2.06	1.97	1.93	1.88	1.84	1.79	1.73	1.67
28	4.20	3.34	2.95	2.71	2.56	2.45	2.36	2.29	2.24	2.19	2.12	2.04	1.96	1.91	1.87	-1.82	1.77	1.71	1.65
29	4.18	3.33	2.93	2.70	2.55	2.43	2.35	2.28	2.22	2.18	2.10	2.03	1.94	1.90	1.85	1.81	1.75	1.70	1.64
30	4.17	3.32	2.92	2.69	2.53	2.42	2.33	2.27	2.21	2.16	2.09	2.01	1.93	1.89	1.84	1.79	1.74	1.68	1.62
40	4.08	3.23	2.84	2.61	2.45	2.34	2.25	2.18	2.12	2.08	2.00	1.92	1.84	1.79	1.74	1.69	1.64	1.58	1.51
60	4.00	3.15	2.76	2.53	2.37	2.25	2.17	2.10	2.04	1.99	1.92	1.84	1.75	1.70	1.65	1.59	1.53	1.47	1.39
120	3.92	3.07	2.68	2.45	2.29	2.17	2.09	2.02	1.96	1.19	1.83	1.75	1.66	1.61	1.55	1.50	1.43	1.35	1.25
∞	3.84	3.00	2.60	2.37	2.21	2.10	2.01	1.94	1.88	1.83	1.75	1.67	1.57	1.52	1.46	1.39	1.32	1.22	1.00

TAVOLA VI

p-quantili della distribuzione $F_{m,n}$ (p=0,975)

Fonte: Pollard J.H. opera citata.

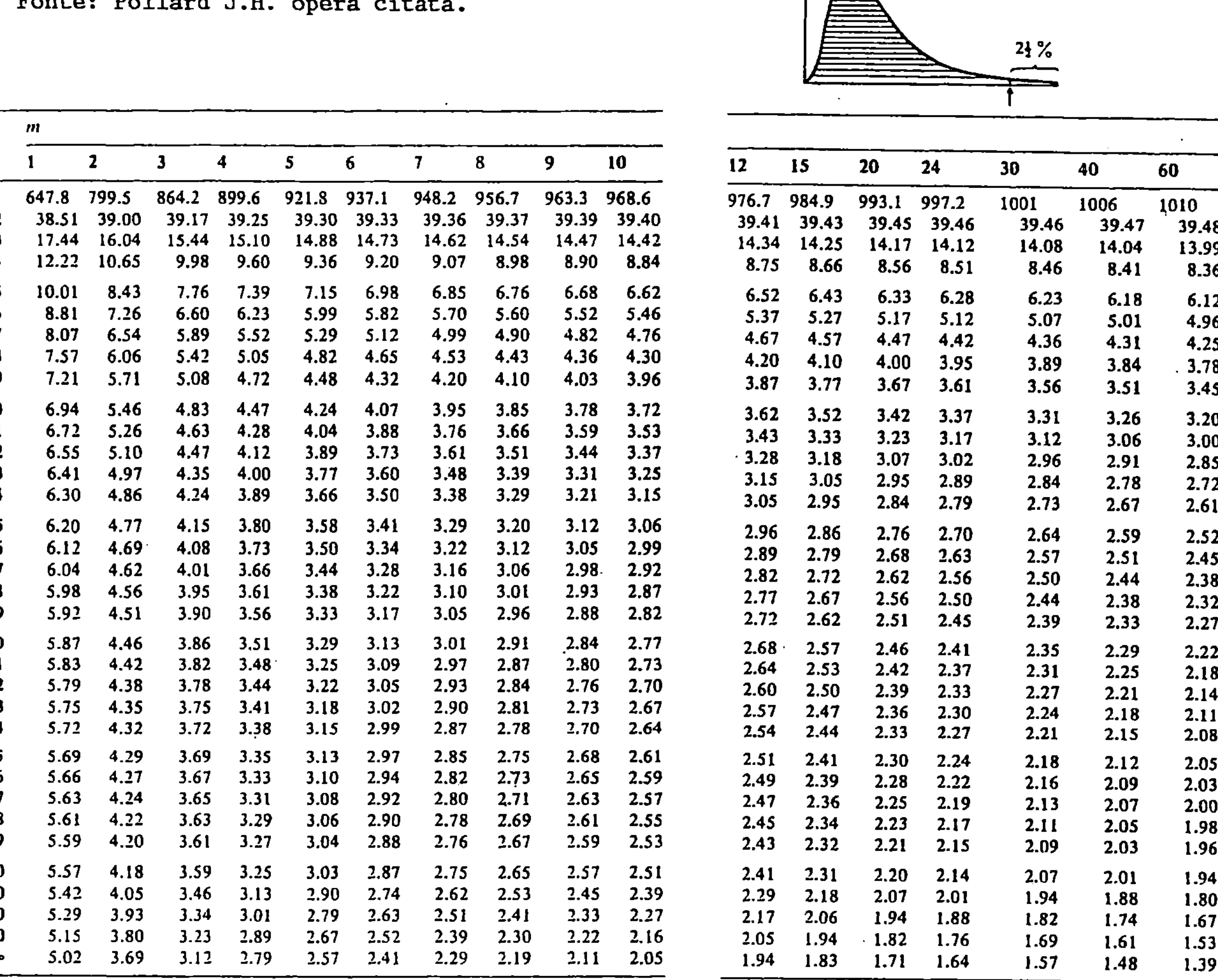

n	m=1	2	3	4	5	6	7	8	9	10	12	15	20	24	30	40	60	120	∞
1	647.8	799.5	864.2	899.6	921.8	937.1	948.2	956.7	963.3	968.6	976.7	984.9	993.1	997.2	1001	1006	1010	1014	1018
2	38.51	39.00	39.17	39.25	39.30	39.33	39.36	39.37	39.39	39.40	39.41	39.43	39.45	39.46	39.46	39.47	39.48	39.49	39.50
3	17.44	16.04	15.44	15.10	14.88	14.73	14.62	14.54	14.47	14.42	14.34	14.25	14.17	14.12	14.08	14.04	13.99	13.95	13.90
4	12.22	10.65	9.98	9.60	9.36	9.20	9.07	8.98	8.90	8.84	8.75	8.66	8.56	8.51	8.46	8.41	8.36	8.31	8.26
5	10.01	8.43	7.76	7.39	7.15	6.98	6.85	6.76	6.68	6.62	6.52	6.43	6.33	6.28	6.23	6.18	6.12	6.07	6.02
6	8.81	7.26	6.60	6.23	5.99	5.82	5.70	5.60	5.52	5.46	5.37	5.27	5.17	5.12	5.07	5.01	4.96	4.90	4.85
7	8.07	6.54	5.89	5.52	5.29	5.12	4.99	4.90	4.82	4.76	4.67	4.57	4.47	4.42	4.36	4.31	4.25	4.20	4.14
8	7.57	6.06	5.42	5.05	4.82	4.65	4.53	4.43	4.36	4.30	4.20	4.10	4.00	3.95	3.89	3.84	3.78	3.73	3.67
9	7.21	5.71	5.08	4.72	4.48	4.32	4.20	4.10	4.03	3.96	3.87	3.77	3.67	3.61	3.56	3.51	3.45	3.39	3.33
10	6.94	5.46	4.83	4.47	4.24	4.07	3.95	3.85	3.78	3.72	3.62	3.52	3.42	3.37	3.31	3.26	3.20	3.14	3.08
11	6.72	5.26	4.63	4.28	4.04	3.88	3.76	3.66	3.59	3.53	3.43	3.33	3.23	3.17	3.12	3.06	3.00	2.94	2.88
12	6.55	5.10	4.47	4.12	3.89	3.73	3.61	3.51	3.44	3.37	3.28	3.18	3.07	3.02	2.96	2.91	2.85	2.79	2.72
13	6.41	4.97	4.35	4.00	3.77	3.60	3.48	3.39	3.31	3.25	3.15	3.05	2.95	2.89	2.84	2.78	2.72	2.66	2.60
14	6.30	4.86	4.24	3.89	3.66	3.50	3.38	3.29	3.21	3.15	3.05	2.95	2.84	2.79	2.73	2.67	2.61	2.55	2.49
15	6.20	4.77	4.15	3.80	3.58	3.41	3.29	3.20	3.12	3.06	2.96	2.86	2.76	2.70	2.64	2.59	2.52	2.46	2.40
16	6.12	4.69	4.08	3.73	3.50	3.34	3.22	3.12	3.05	2.99	2.89	2.79	2.68	2.63	2.57	2.51	2.45	2.38	2.32
17	6.04	4.62	4.01	3.66	3.44	3.28	3.16	3.06	2.98	2.92	2.82	2.72	2.62	2.56	2.50	2.44	2.38	2.32	2.25
18	5.98	4.56	3.95	3.61	3.38	3.22	3.10	3.01	2.93	2.87	2.77	2.67	2.56	2.50	2.44	2.38	2.32	2.26	2.19
19	5.92	4.51	3.90	3.56	3.33	3.17	3.05	2.96	2.88	2.82	2.72	2.62	2.51	2.45	2.39	2.33	2.27	2.20	2.13
20	5.87	4.46	3.86	3.51	3.29	3.13	3.01	2.91	2.84	2.77	2.68	2.57	2.46	2.41	2.35	2.29	2.22	2.16	2.09
21	5.83	4.42	3.82	3.48	3.25	3.09	2.97	2.87	2.80	2.73	2.64	2.53	2.42	2.37	2.31	2.25	2.18	2.11	2.04
22	5.79	4.38	3.78	3.44	3.22	3.05	2.93	2.84	2.76	2.70	2.60	2.50	2.39	2.33	2.27	2.21	2.14	2.08	2.00
23	5.75	4.35	3.75	3.41	3.18	3.02	2.90	2.81	2.73	2.67	2.57	2.47	2.36	2.30	2.24	2.18	2.11	2.04	1.97
24	5.72	4.32	3.72	3.38	3.15	2.99	2.87	2.78	2.70	2.64	2.54	2.44	2.33	2.27	2.21	2.15	2.08	2.01	1.94
25	5.69	4.29	3.69	3.35	3.13	2.97	2.85	2.75	2.68	2.61	2.51	2.41	2.30	2.24	2.18	2.12	2.05	1.98	1.91
26	5.66	4.27	3.67	3.33	3.10	2.94	2.82	2.73	2.65	2.59	2.49	2.39	2.28	2.22	2.16	2.09	2.03	1.95	1.88
27	5.63	4.24	3.65	3.31	3.08	2.92	2.80	2.71	2.63	2.57	2.47	2.36	2.25	2.19	2.13	2.07	2.00	1.93	1.85
28	5.61	4.22	3.63	3.29	3.06	2.90	2.78	2.69	2.61	2.55	2.45	2.34	2.23	2.17	2.11	2.05	1.98	1.91	1.83
29	5.59	4.20	3.61	3.27	3.04	2.88	2.76	2.67	2.59	2.53	2.43	2.32	2.21	2.15	2.09	2.03	1.96	1.89	1.81
30	5.57	4.18	3.59	3.25	3.03	2.87	2.75	2.65	2.57	2.51	2.41	2.31	2.20	2.14	2.07	2.01	1.94	1.87	1.79
40	5.42	4.05	3.46	3.13	2.90	2.74	2.62	2.53	2.45	2.39	2.29	2.18	2.07	2.01	1.94	1.88	1.80	1.72	1.64
60	5.29	3.93	3.34	3.01	2.79	2.63	2.51	2.41	2.33	2.27	2.17	2.06	1.94	1.88	1.82	1.74	1.67	1.58	1.48
120	5.15	3.80	3.23	2.89	2.67	2.52	2.39	2.30	2.22	2.16	2.05	1.94	1.82	1.76	1.69	1.61	1.53	1.43	1.31
∞	5.02	3.69	3.12	2.79	2.57	2.41	2.29	2.19	2.11	2.05	1.94	1.83	1.71	1.64	1.57	1.48	1.39	1.27	1.00

Valori critici del test della somma dei ranghi nel confronto di due campioni indipendenti (questa tabella dà, per la somma dei ranghi nel minore dei due campioni indipendenti, i valori richiesti per raggiungere la significatività nel test dell'ipotesi nulla di nessuna differenza tra le popolazioni)

n_1, n_2	Livello di significatività a due code			n_1, n_2	Livello di significatività a due code		
	0.05	0.01	0.001		0.05	0.01	0.001
2. 8	3. 19			4. 9	15. 41	11. 45	
2. 9	3. 21			4. 10	15. 45	12. 48	
2. 10	3. 23			4. 11	16. 48	12. 52	
2. 11	4. 24			4. 12	17. 51	13. 55	
2. 12	4. 26			4. 13	18. 54	14. 58	10. 62
2. 13	4. 28			4. 14	19. 57	14. 62	10. 66
2. 14	4. 30			4. 15	20. 60	15. 65	10. 70
2. 15	4. 32			4. 16	21. 63	15. 69	11. 73
2. 16	4. 34			4. 17	21. 67	16. 72	11. 77
2. 17	5. 35			4. 18	22. 70	16. 76	11. 81
2. 18	5. 37			4. 19	23. 73	17. 79	12. 84
2. 19	5. 39	3. 41		4. 20	24. 76	18. 82	12. 88
2. 20	5. 41	3. 43		4. 21	25. 79	18. 86	12. 92
2. 21	6. 42	3. 45		4. 22	26. 82	19. 89	13. 95
2. 22	6. 44	3. 47		4. 23	27. 85	19. 93	13. 99
2. 23	6. 46	3. 49		4. 24	28. 88	20. 96	13. 103
2. 24	6. 48	3. 51		4. 25	28. 92	20. 100	14. 106
2. 25	6. 50	3. 53					
				5. 5	17. 38	15. 40	
3. 5	6. 21			5. 6	18. 42	16. 44	
3. 6	7. 23			5. 7	20. 45	17. 48	
3. 7	7. 26			5. 8	21. 49	17. 53	
3. 8	8. 28			5. 9	22. 53	18. 57	15. 60
3. 9	8. 31	6. 33		5. 10	23. 57	19. 61	15. 65
3. 10	9. 33	6. 36		5. 11	24. 61	20. 65	16. 69
3. 11	9. 36	6. 39		5. 12	26. 64	21. 69	16. 74
3. 12	10. 38	7. 41		5. 13	27. 68	22. 73	17. 78
3. 13	10. 41	7. 44		5. 14	28. 72	22. 78	17. 83
3. 14	11. 43	7. 47		5. 15	29. 76	23. 82	18. 87
3. 15	11. 46	8. 49		5. 16	31. 79	24. 86	18. 92
3. 16	12. 48	8. 52		5. 17	32. 83	25. 90	19. 96
3. 17	12. 51	8. 55		5. 18	33. 87	26. 94	19. 101
3. 18	13. 53	8. 58		5. 19	34. 91	27. 98	20. 105
3. 19	13. 56	9. 60		5. 20	35. 95	28. 102	20. 110
3. 20	14. 58	9. 63		5. 21	37. 98	29. 106	21. 114
3. 21	14. 61	9. 66	6. 69	5. 22	38. 102	29. 111	21. 119
3. 22	15. 63	10. 68	6. 72	5. 23	39. 106	30. 115	22. 123
3. 23	15. 66	10. 71	6. 75	5. 24	40. 110	31. 119	23. 127
3. 24	16. 68	10. 74	6. 78	5. 25	42. 113	32. 123	23. 132
3. 25	19. 71	11. 76	6. 81				
				6. 6	26. 52	23. 55	
4. 4	10. 26			6. 7	27. 57	24. 60	
4. 5	11. 29			6. 8	29. 61	25. 65	21. 69
4. 6	12. 32	10. 34		6. 9	31. 65	26. 70	22. 74
4. 7	13. 35	10. 38		6. 10	32. 70	27. 75	23. 79
4. 8	14. 38	11. 41		6. 11	34. 74	28. 80	23. 85

Fonte

Colton T. (1979) - Statistica in Medicina
Piccin - Padova.

Continuazione

n_1, n_2	Livello di significatività a due code		
	0.05	0.01	0.001
6, 12	35. 79	30. 84	24. 90
6, 13	37. 83	31. 89	25. 95
6, 14	38. 88	32. 94	26. 100
6, 15	40. 92	33. 99	26. 106
6, 16	42. 96	34. 104	27. 111
6, 17	43. 101	36. 108	28. 116
6, 18	45. 105	37. 113	29. 121
6, 19	46. 110	38. 118	29. 127
6, 20	48. 114	39. 123	30. 132
6, 21	50. 118	40. 128	31. 137
6, 22	51. 123	42. 132	32. 142
6, 23	53. 127	43. 137	33. 147
6, 24	55. 131	44. 142	34. 152
7, 7	36. 69	32. 73	28. 77
7, 8	38. 74	34. 78	29. 83
7, 9	40. 79	35. 84	30. 89
7, 10	42. 84	37. 89	31. 95
7, 11	44. 89	38. 95	32. 101
7, 12	46. 94	40. 100	33. 107
7, 13	48. 99	41. 106	34. 113
7, 14	50. 104	43. 111	35. 119
7, 15	52. 109	44. 117	36. 125
7, 16	54. 114	46. 122	37. 131
7, 17	56. 119	47. 128	38. 137
7, 18	58. 124	49. 133	39. 143
7, 19	60. 129	50. 139	41. 148
7, 20	62. 134	52. 144	42. 154
7, 21	64. 139	53. 150	43. 160
7, 22	66. 144	55. 155	44. 166
7, 23	68. 149	57. 160	45. 172
8, 8	49. 87	43. 93	38. 98
8, 9	51. 93	45. 99	40. 104
8, 10	53. 99	47. 105	41. 111
8, 11	55. 105	49. 111	42. 118
8, 12	58. 110	51. 117	43. 125
8, 13	60. 116	53. 123	45. 131
8, 14	63. 121	54. 130	46. 138
8, 15	65. 127	56. 136	47. 145
8, 16	67. 133	58. 142	49. 151
8, 17	70. 138	60. 148	50. 158
8, 18	72. 144	62. 154	51. 165
8, 19	74. 150	64. 160	53. 171
8, 20	77. 155	66. 166	54. 178
8, 21	79. 161	68. 172	56. 184
8, 22	82. 166	70. 178	57. 191
9, 9	63. 108	56. 115	50. 121
9, 10	65. 115	58. 122	52. 128
9, 11	68. 121	61. 128	53. 136

n_1, n_2	Livello di significatività a due code		
	0.05	0.01	0.001
9, 12	71. 127	63. 135	55. 143
9, 13	73. 134	65. 142	56. 151
9, 14	76. 140	67. 149	58. 158
9, 15	79. 146	70. 155	60. 165
9, 16	82. 152	72. 162	61. 173
9, 17	84. 159	74. 169	63. 180
9, 18	87. 165	76. 176	65. 187
9, 19	90. 171	78. 183	66. 195
9, 20	93. 177	81. 189	68. 202
9, 21	95. 184	83. 196	70. 209
10, 10	78. 132	71. 139	63. 147
10, 11	81. 139	74. 146	65. 155
10, 12	85. 145	76. 154	67. 163
10, 13	88. 152	79. 161	69. 171
10, 14	91. 159	81. 169	71. 179
10, 15	94. 166	84. 176	73. 187
10, 16	97. 173	86. 184	75. 195
10, 17	100. 180	89. 191	77. 203
10, 18	103. 187	92. 198	79. 211
10, 19	107. 193	94. 206	81. 219
10, 20	110. 200	97. 213	83. 227
11, 11	96. 157	87. 166	78. 175
11, 12	99. 165	90. 174	81. 183
11, 13	103. 172	93. 182	83. 192
11, 14	106. 180	96. 190	85. 201
11, 15	110. 187	99. 198	87. 210
11, 16	114. 194	102. 206	90. 218
11, 17	117. 202	105. 214	92. 227
11, 18	121. 209	108. 222	94. 236
11, 19	124. 217	111. 230	97. 244
12, 12	115. 185	106. 194	95. 205
12, 13	119. 193	109. 203	98. 214
12, 14	123. 201	112. 212	100. 224
12, 15	127. 209	115. 221	103. 233
12, 16	131. 217	119. 229	105. 243
12, 17	135. 225	122. 238	108. 252
12, 18	139. 233	125. 247	111. 261
13, 13	137. 214	125. 226	114. 237
13, 14	141. 223	129. 235	116. 248
13, 15	145. 232	133. 244	119. 258
13, 16	150. 240	137. 253	122. 268
13, 17	154. 249	140. 263	125. 278
14, 14	160. 246	147. 259	134. 272
14, 15	164. 256	151. 269	137. 283
14, 16	169. 265	155. 279	140. 294
15, 15	185. 280	171. 294	156. 309

Valori critici del test dei ranghi, con segno, per il confronto di due gruppi in campioni appaiati (questa tabella dà i valori della somma dei ranghi, con segno, richiesta per raggiungere la significatività statistica in un test dell'ipotesi nulla di nessuna differenza nella popolazione)

Numero di differenze	Livello di significatività per test a due code		
	0.05	0.02	0.01
6	0. 21	—	—
7	2. 26	0. 28	—
8	3. 33	1. 35	0. 36
9	5. 40	3. 42	1. 44
10	8. 47	5. 50	3. 52
11	10. 56	7. 59	5. 61
12	13. 65	9. 69	7. 71
13	17. 74	12. 79	9. 82
14	21. 84	15. 90	12. 93
15	25. 95	19. 101	15. 105
16	29. 107	23. 113	19. 117
17	34. 119	28. 125	23. 130
18	40. 131	32. 139	27. 144
19	46. 144	37. 153	32. 158
20	52. 158	43. 167	37. 173
21	58. 173	49. 182	42. 189
22	66. 187	55. 198	48. 205
23	73. 203	62. 214	54. 222
24	81. 219	69. 231	61. 239
25	89. 236	76. 249	68. 257

Fonte: Colton opera citata.

Valori critici del coefficiente di correlazione campionario dei ranghi. r_s, per saggiare l'ipotesi nulla che la correlazione nella popolazione è zero (questa tabella dà valori di r_s richiesti per raggiungere la significatività al livello specificato)

Numero di coppie di osservazioni	Livello di significatività per test a due code	
	0.05	0.01
6	0.886	—
7	0.786	—
8	0.738	0.881
9	0.683	0.833
10	0.648	0.794
11	0.623	0.818
12	0.591	0.780
13	0.566	0.745
14	0.545	0.716
15	0.525	0.689
16	0.507	0.666
17	0.490	0.645
18	0.476	0.625
19	0.462	0.608
20	0.450	0.591
21	0.438	0.576
22	0.428	0.562
23	0.418	0.549
24	0.409	0.537
25	0.400	0.526
26	0.392	0.515
27	0.385	0.505
28	0.377	0.496
29	0.370	0.487
30	0.364	0.478

Fonte: Colton opera citata.

Riferimenti bibliografici

1. Abraham I.L., Rice C.V, *Avoiding the "cook book approach": teaching nurses to be intelligent users of statistics, part II*, International Statistical Education Newsletter 2 (June 1989), p. 9.

2. Arbogast T., Milner F.A., *A finite difference method for a two-sex model of population dynamics*, SIAM J. Numer. Anal. (in stampa). (1989).

3. Armitage P., "Statistica Medica: metodi statistici per la ricerca in medicina," Feltrinelli, Milano, 1986.

4. Brambilla C., Frontali M., Rossi C., *On the estimation of the onset age distribution in Huntington chorea via the E-M algorihtm*, Annals of Human Genetics (in stampa) (1990).

5. Camussi A., Möller F., Ottaviano E., Sari Gorla M., "Metodi statistici per la sperimentazione biologica," Zanichelli, Bologna, 1986.

6. Colton T., "Statistica in medicina," Piccin, Padova, 1979.

7. Commenges D, Dartigues J.F., *Prognostic of glial tumors*, Applied stochastic models and data analysis (in stampa). (1989).

8. Daniel W.W, "Biostatistics: A foundation for analysis in the Health Sciences," Wiley J.& Lous, 1978.

9. de Finetti B., *Teoria delle decisioni*, Lezioni di metodologia statistica per ricercatori (1964), Ed.Ist. Calcolo delle Probab., Ist. Statist. Univ. di Roma.

10. de Finetti B., "Teoria delle probabilità," Einaudi, Torino, 1970.

11. de Finetti, "Lezioni di matematica attuariale," Edizioni Ricerche, Roma, 1957.

12. di Orio F., "Statistica medica," La nuova Italia Scientifica, 1988.

13. Draper N.R., Smith H., "Applied regression analysis," Wiley J., New York, 1981.

14. Fabi F., *Simulazione ed uso integrato dell'informazione statistica*, Metodi

statistici per la ricerca operativa (1986), Ed. Dip. di Statist. Probab. e Statist. Appl. Univ. di Roma "La Sapienza".

15. Fabi F., Rossi C., *Bayesian decisions in medical diagnosis and prognosis*, Atti del II Congresso Naz. Associaz. Ital. Statist. Medica e Programm. Socio-Sanitaria (1989), 323-336.

16. Feinstein A.R., "Clinical epidemiology (the architecture of Clinical research)," Saunders W.B. Company, 1985.

17. Feller I. W., "An introduction to probability theory and its applications," Wiley J., New York, 1968.

18. Friedman G. D., "Epidemiologia per discipline bio-mediche," McGraw-Hill Libri Italia, Milano, 1988.

19. Glanz S. A., "Statistica per discipline bio-mediche," McGraw-Hill Libri Italia, Milano, 1988.

20. Gross A. J., Clark V.A., "Survival distributions: reliability applications in the biomedical sciences," Wiley J., New York, 1975.

21. Hand D.J., "Kernel discriminant analysis," Wiley J., New York, 1982.

22. Ingelfinger J.A., Mosteller F., Thibodeau L.A., Ware J.H., "Biostatistica in Medicina," Raffaello Cortina Ed., 1983.

23. Kalbfleisch J.G., "Probability and statistical inference," Springer-Verlag, New York, 1979.

24. Lindley D.V., *The use of probability statements*; Clarotti C. e Lindley D.V. in "Experts' opinion and accelerated life testing in reliability," North Holland, 1988.

25. Lison L., "Statistica applicata alla biologia sperimentale," Casa editrice Ambrosiana, Milano, 1982.

26. Marubini E., Valsecchi M.G., Collana di monografie del Centro Zambon (1987), "Analisi della sopravvivenza in sperimentazioni cliniche controllate e nelle osservazioni pianificate," Milano,.

27. Neter J., Wassermann W., "Applied linear statistical methods," Irwin R.D., Illinois, 1977.

28. Press S.J., "Bayesian Statistics," Wiley J., New York, 1989.

29. Rossi C., *Modelli matematici in genetica di popolazioni*, Archimede (1983), 60-77.

30. Rossi C., *Classificazione bayesiana: Applicazione alla diagnosi di diabēte mellito relativa ad una indagine epidemiologica nell'isola di Pantelleria*, Rivista di Statistica Applicata (1988), 429-442.

31. Rossi C., *Alcune considerazioni statistiche sulle procedure di screening*, Archimede (in stampa) (1989 a).

32. Rossi C., *Survival analysis and prognosis: A comparison of three approaches (for the analysis of nasopharinx data).*, Computational Statistics and data Analysis (in stampa) 9 (1990 b), 93-111.

33. Rossi C., *Discussion of the paper Prognostic of glial tumors*, Applied stochastic models and data analysis (in stampa) (1989 c).

34. Salvi F., Chiandotto B., "Biometria," Piccin, Padova, 1979.

35. Searle S.R., "Matrix algebra for biological science," Wiley J., New York, 1966.

36. Searle S.R., "Linear models," Wiley J., New York, 1971.

37. Wannacott T.H., Wannacott R.J., "Introductory statistics," Wiley J., New York, 1977.

38. Weinstein M.C., Fineberg H.V., "L'analisi della decisione in medicina clinica," Franco Angeli ed., Milano, 1984.